高 等 职 业 教 育 校 企 合 作 教 材

食品卫生与安全

王 瑞 主编
张 妍 主审

第三版

化学工业出版社

·北京·

内容简介

本书将食品卫生安全基础知识与食品企业安全管理方法融合，内容涵盖基本概念以及生物性污染、化学性污染、物理性污染对食品安全带来的危害及预防措施，重点阐述了粮食、食用油、豆制品、畜禽肉、乳及乳制品、禽蛋、水产品、果蔬、酒类、调味品、冷饮食品、食品厂用水存在的安全卫生问题及品质控制措施。

全书简明扼要、重点突出、内容翔实，既具有一定的理论性又具有较强的实践性，可供高职高专食品智能加工技术、食品质量与安全、食品营养与健康、食品检验检测技术、食品贮运与营销、食品药品监督管理、粮食储运与质量安全相关专业使用，也可供食品生产领域的从业人员参考。

图书在版编目（CIP）数据

食品卫生与安全/王瑞主编. 一3 版. 一北京：化学工业出版社，
2022. 2（2024. 8 重印）
ISBN 978-7-122-40962-1

Ⅰ. ①食… Ⅱ. ①王… Ⅲ. ①食品卫生②食品安全 Ⅳ. ①R155. 5
②TS201. 6

中国版本图书馆 CIP 数据核字（2022）第 039704 号

责任编辑：王　芳　张双进　　　　　　　　装帧设计：关　飞
责任校对：杜杏然

出版发行：化学工业出版社
　　　　　（北京市东城区青年湖南街 13 号　邮政编码 100011）
印　　刷：三河市航远印刷有限公司
装　　订：三河市宇新装订厂
787mm×1092mm　1/16　印张 18½　字数 464 千字
2024 年 8 月北京第 3 版第 4 次印刷

购书咨询：010-64518888　　　　　　　售后服务：010-64518899
网　　址：http://www.cip.com.cn
凡购买本书，如有缺损质量问题，本社销售中心负责调换。

定　　价：49.00 元　　　　　　　　　版权所有　违者必究

前言

　　民以食为天，食以安为先。食品卫生与安全关系到人民群众的身体健康、生命安全及社会经济，因此，强化食品安全管理责任，健全食品安全工作制度，保障人民群众"舌尖上的安全"，是每一位食品从业者的责任和义务。

　　本书在夯实学生食品卫生与安全知识基础上，本着"人才培养市场化、校企合作深度化"原则，收集大量食品企业危害分析及品质控制措施的案例，让学生学会分析不同食品的潜在危害及加工过程中的预防控制措施，实现培养学生可持续发展的教学目标。

　　本次修订更新了食品安全法、国家标准最新要求，增加了食品包材的安全管理及控制措施等内容。同时顺应数字时代发展需求，为拓宽学生思维、加强学习效果，增加了数字教学资源，通过案例分析、延伸阅读、科普视频等引导学生进行深入思考，促进学生全面发展，能更好地运用食品卫生与安全知识解决生产生活中的实际问题。

　　全书共分七章。黑龙江交通职业技术学院李永平编写第一章；黑龙江旅游职业技术学院杨文博编写第二章第一节、第二节、第三节及所有练习题；黑龙江旅游职业技术学院刘丽丽编写第二章第四节～第六节、第六章第一节～第五节；黑龙江旅游职业技术学院王瑞编写第三章、第六章第六节～第十三节；黑龙江农垦职业学院张甡编写第四章；黑龙江飞鹤乳业有限公司王玉君编写第五章、第七章及附录。全书由张妍统稿并审核。

　　本书涉及领域很广，编者水平有限，书中难免有一些不足之处，恳请广大读者提出宝贵意见，以便及时补充。

编者

2022 年 1 月

第一版前言

食品卫生与安全关系到人类身体健康和生存问题，关系到经济发展和社会稳定的问题。面对近几年来出现的食品安全事故，尤其是农药、兽药的大量使用，环境污染的加剧，食品添加剂的滥用，食品新工艺、新技术加工带来的负面影响，新生疫病的大量出现，都说明食品安全存在很多隐患。 2009 年 2 月 28 日第十一届全国人民代表大会常务委员会第七次会议通过《中华人民共和国食品安全法》，进一步说明我国对食品安全的高度重视。

本书从食品安全隐患的角度出发，详尽找出隐患（生物性污染、化学性污染、物理性污染），并从三方面进行详细讲解，提出预防措施。同时对于各类食品进行食品卫生规范的描述。

本书根据教育部有关高职高专教材建设的文件精神，结合高职职业特点，在内容上突出基础性和实用性，同时每章后面附有大量练习题，以利于学生掌握所学的知识。

本书适用于食品营养与检测专业、食品安全与监管专业教学用书，也可作为食品科学与工程专业、食品生物技术专业的教学参考书。

全书共分七章。李永平编写第一章；王玉军编写第二章第一节～第三节；安莹编写第二章第四节～第六节；刘张虎编写第三章第一节～第六节；姜淑荣编写第三章第七节～第十节及附录；张甡编写第四章；张妍编写第五章、第七章及所有练习题；芮怀瑾编写第六章第一节～第五节；王瑞编写第六章第六节～第十二节。全书由张妍、姜淑荣担任主编，王瑞、刘张虎担任副主编，由张妍统稿、张邦建主审。

本书涉及领域很广，限于编者水平有限，书中难免有不足之处，敬请读者批评指正。

编者
2010 年 4 月

第二版前言

近年来，随着人们对食品安全的高度重视，食品安全控制措施的不断增强，对原书的修订就显得十分必要，本书在保留原有内容的基础上，增加了各类食品加工过程的危害分析及品质控制的内容，使学习者更加直观地看到安全管理的关键控制点。同时还增加了食品企业中物理性污染的内容，从实际出发，系统地分析物理性污染的来源、种类、控制措施。

本书从教学和生产实际出发，概述了与食品安全有关的科学问题。分别介绍了生物性污染对食品安全的影响、化学性污染对食品安全的影响、动植物中的天然有毒物质、包装材料与容器对食品安全的影响、物理性污染对食品安全的影响、食品生产企业安全管理等，重点阐述了各类食品的安全管理等。

全书简明扼要，重点突出，既具有一定的理论性，又具有较强的实践性，可供高职高专食品科学与工程、包装工程、食品质量与安全、生物工程、生物技术、商品学、营养学及相关专业使用，也可供对食品安全的影响技术管理及生产领域的从业人员参考。

全书共分七章。李永平编写第一章；王玉军编写第二章第一节、第二节、第三节；王建平编写第二章第四节、第五节、第六节；刘张虎编写第三章第一节~第六节；姜淑荣编写第三章第七节~第十节及附录，张甦编写第四章；王玉君编写第五章；芮怀瑾编写第六章第一节~第五节；王瑞编写第六章第六节~第十二节；张妍编写第七章及所有课后练习题。本书由张妍、姜淑荣担任主编，王瑞、刘长虎担任副主编。全书由张妍统稿，张邦建主审。

本书涉及领域很广，编者水平有限，书中难免有不足之处，恳请提出宝贵意见，以便及时补充。

编者

2014 年 4 月

目 录

第三章 食品的化学性污染 —————— 061

第四章　食品的物理性污染 ━━━━━ 113

第五章　食品企业的安全管理 ━━━━━ 124

第六章　各类食品的安全管理 　　　141

第七章　食品安全性评价概述与毒理学基本知识　242

二维码目录

第一章
绪 论

近几年，由于相继发生的全球性食品安全恶性事件，从政府到消费者对食品安全问题都给予了高度重视。如欧洲食品中的二噁英污染，日本、美国、欧洲的 O_{157} ： H_7 大肠埃希菌食物中毒以及疯牛病。中国的食品安全问题也频频发生，2006 年以来，北京的福寿螺事件、武汉的人造蜂蜜事件、台州毒猪油事件、南京"口水油"沸腾鱼事件、上海瘦肉精中毒事件、河北的"苏丹红"鸭蛋事件、"嗑药"的多宝鱼事件等食品安全事件频频发生，蔬菜中农药残留超过国家标准也时有报道。食品安全形势依然严峻，这些已经引起了中国政府的高度重视。

保障食品安全是建设健康中国、增进人民福祉的重要内容，是以人民为中心发展思想的具体体现。为实施好食品安全战略，加强食品安全治理，根据《中华人民共和国国民经济和社会发展第十四个五年规划纲要》和党中央、国务院有关决策部署，制定《"十四五"食品药品安全发展规划》。牢固树立和贯彻落实创新、协调、绿色、开放、共享的发展理念，坚持最严谨的标准、最严格的监管、最严厉的处罚、最严肃的问责，全面实施食品安全战略，着力推进监管体制机制改革创新和依法治理，着力解决人民群众反映强烈的突出问题，推动食品安全现代化治理体系建设，促进食品产业发展，推进健康中国建设。

"十三五"期间食品安全治理能力、食品安全水平、食品产业发展水平和人民群众满意度明显提升，实现食品安全抽检覆盖全部食品类别、品种；农业源头污染得到有效治理；食品安全现场检查全面加强；食品安全标准更加完善；食品安全监管和技术支撑能力得到明显提升五大目标。

"十四五"发展规划中指出：加强和改进食品药品安全监管制度，完善食品药品安全法律法规和标准体系，探索建立食品安全民事公益诉讼惩罚性赔偿制度。深入实施食品安全战略，加强食品全链条质量安全监管，推进食品安全放心工程建设攻坚行动，加大重点领域食品安全问题联合整治力度。

聚焦"十四五"全面推进食品安全高质量发展：完善食品安全法律法规，完善相关法律法规，使执法人员职责分明，有法可依，执法必严；加强网络食品安全监管，将网络监管和大数据、区块链、云计算、人工智能等新型技术结合，提高食品安全监管能力，实现智慧监管；强化食品安全社会共治，食品安全需要社会各界的监督，消费者、媒体等在监管食品安全方面发挥着重要的作用；提高食品检测技术，食品安全检测是保证食品安全的重要手段，要提高食品安全检测技术，保证人民群众的生命安全；加强风险监管，建立全面系统的风险监控体系，实现"早发现，早处理"，严防风险的发生。

第一节 食品卫生与安全的概念、内容和任务

一、食品卫生与安全的概念

一提食品卫生，人们就与食品安全混在一起，认为食品卫生就是食品安全，其实两者密切相连，但也具有一定的独立性。食品安全体系与食品卫生密不可分，食品卫生是保证食品安全的前提条件。

1984 年世界卫生组织在《食品安全在卫生和发展中的作用》的文件中，曾把"食品卫生"与"食品安全"作为同义语，定义为："生产、加工、贮存、分配和制作食品过程中确保食品安全可靠，有益于健康并且适合人消费的种种必要条件和措施"。

1996 年世界卫生组织和 1997 年《国际食品卫生法典》中将食品卫生和食品安全作为两个概念不同的用语加以区别。食品卫生被解释成为保证食品安全性和适合性在食物链的所有环节必须采取的一切条件和措施。因此，食品卫生就是要保证食品安全，即食品中不含有毒、有害物质，要保证食品始终在清洁的环境中，由身体健康的食品从业人员生产、加工、贮存和销售，减少其在食物链各个阶段所受到的污染，无掺假、伪造，保证食品应有的营养价值和色、香、味等感官性状，符合食品的安全卫生要求。食品卫生具有食品安全的基本特征，包括结果安全（无毒无害，符合应有的营养等）和过程安全（即保障结果安全的条件、环境等安全）。

食品安全的概念是 1974 年联合国粮农组织在罗马召开的世界粮食大会上正式提出的，食品安全是指人类一种基本生存权利，应当"保证任何人在任何地方都能得到为了生存与健康所需要的足够食品"。

1996 年世界卫生组织将食品安全解释为"对食品按其原定用途进行制作和食用时不会使消费者身体受到伤害的一种担保"。1997 年《国际食品卫生法典》对食品安全定义是"当根据食品的用途进行烹调或食用时，食品不会对消费者带来损害的保证"。

食品安全和食品卫生的区别如下。一是范围不同，食品安全包括食品（食物）的种植、养殖、加工、包装、贮藏、运输、销售、消费等环节的安全，而食品卫生通常并不包含种植、养殖环节的安全。二是侧重点不同，食品安全是结果安全和过程安全的完整统一。食品卫生虽然也包含上述两项内容，但更侧重于过程安全。所以，《食品工业基本术语》将"食品卫生"定义为"为防止食品在生产、收获、加工、运输、贮藏、销售等各个环节被有害物质污染，使食品有益于人体健康所采取的各项措施"。

由于食品质量、食品卫生、食品安全等在内涵上和外延上存在许多交叉，因此一般在实际运用中这三个概念往往出现混用的情况，因此在这里有必要了解食品质量的内容。

食品质量是指食品满足消费者明确的或者隐含的需要的特性。食品作为商品，其质量也由产品质量、生产质量和服务质量三个方面构成，但食品作为一类特殊商品，在使用和质量上表现出与其他产品不同的特点。

从上面的分析可以看出，食品安全、食品卫生、食品质量的关系，三者之间绝不是相互

平行，也绝不是相互交叉。食品安全包括食品卫生与食品质量，而食品卫生与食品质量之间存在着一定的交叉。以食品安全的概念涵盖食品卫生、食品质量的概念，并不是否定或者取消食品卫生、食品质量的概念，而是在更加科学的体系下，以更加宏观的视角，来看待食品卫生和食品质量工作。

人们对于食品安全的认识还存在着如下一些问题。

（1）所有食品企业的问题都是食品安全问题吗？

世界卫生组织将食品安全界定为"对食品按其原定用途进行制作、食用时不会使消费者健康受到损害的一种担保"，它的核心是"健康"，它和产品的质量或营养是有一定区别的，虽说质量不好或营养不好的食品也可能造成健康问题，但营养不好的食品也可能没健康问题，这之间不能画等号；这里也不讨论商家的经营方式和诚信问题。

（2）食品质量不合格的就一定是有危害的食品吗？

一个产品被判为不合格原因很多，如标签问题、超过保质期、产品质量不符合国家标准等。超过保质期的食品有可能只是风味不佳了，未必就有害；至于产品质量不符合国家标准，因为标准的制定一般都会留"安全余地"，所以只能说不符合国家标准的产品会有引发健康问题的"风险"，但并不绝对致病。

（3）食品安全是能做到零风险的吗？

食品安全没有零风险。零风险只是个美好的愿望——无论你是自己种植还是大规模种植，无论是初级农产品还是深加工，无论谁来生产谁来监管，都没有零风险。所以食品生产不是要承诺零风险，而是要将风险降得越低越好，降到风险可控的范围。

二、食品卫生与安全的内容

食品卫生与安全主要的内容为：食品添加剂及其卫生；食物污染物的来源、性质、对人体危害及其机理、有关的预防措施；食物中毒及其预防；各类食品的安全控制；制定食品企业安全标准及规范；食品的安全评估等。

三、食品卫生与安全的任务

随着工业的发展和科学技术的发展，各种类型的工厂每天都有大量的"三废"排入大气、水体、土壤而污染环境，造成空气浑浊、水质污染，侵蚀着水生生物及农作物，使食品原料遭到污染，对人们的健康造成很大的威胁。同时，食品工业新技术也带来一系列新问题。

（1）食品的污染　食品从农田到餐桌的过程中可能受到各种有毒有害物质的污染，目前以农药残留、畜禽肉残留激素、兽药问题最为突出，可能是21世纪食品污染的重点问题。

（2）食源性疾病　食源性疾病是指通过摄食而进入人体的有毒有害物质（包括生物性病原体）所造成的疾病。一般指感染性和中毒性，包括常见的食物中毒、肠道传染病、人畜共患传染病、寄生虫病及化学性有毒有害物质所引起的疾病。

食源性疾病的发病率居各类疾病发病率的前列，是当前世界上最突出的卫生问题。因食物中毒仅为食源性疾病的一部分，不能真实地反映因食品不卫生或不安全所造成的危害。因此，国际组织或发达国家已很少使用"食物中毒"这个概念，而改为"食源性疾病"。

（3）食品工业新技术所带来的问题　食品工业新技术多数与化工、生物以及其他的生产技术领域相结合，对食品卫生的影响有一个认识过程。例如，有关对微波、辐射等技术对食品安全性的影响一直存在争议。还有转基因食品，其安全性问题是不可能在短时间内彻底弄清楚的。另外，食品生产过程新技术所使用的配剂、介质、添加剂及对食品卫生的影响也不能忽视。总之，食品工业新技术可能带来很多的食品安全新课题。

"十一五"期间，我国进一步强化以食品安全评估为核心的食品安全科技建设。实现食品安全风险评估科学化、食品安全检测技术集约化、食品安全标准体系国际化、食品安全监控体系网络化、食品安全控制标准化的目标，食品安全由被动应付型转变为主动保障型。

根据世界环境污染特点和食品卫生、安全面临的问题，我们近期的任务如下。

1. 加强食品质量安全监督管理体系建设

目前世界各发达国家和地区，例如美国、加拿大、日本、欧盟等均已建立了较为完善的国家食品质量安全监督管理体系，从而保证了政府监管有力，国民能享受到安全、卫生的食品供应。研究和分析发达国家食品安全监督管理体系，将为我国食品安全监督管理体系建设提供可借鉴的经验和教训。目前世界上食品安全监督管理体系模式主要有以下几种。

（1）美国　美国实行立法、执法、司法三权分立的食品安全管理体系。美国的食品安全法律法规体系被公认为是较完备的法律法规体系，目前以《联邦食品、药品和化妆品法》为核心，包括《禽类及禽产品检验法》《联邦肉类检验法》《蛋类产品检验法》《联邦杀虫剂、杀真菌剂和灭鼠剂法》《食品质量保护法》《公共卫生服务法》共七部法令，这些法律从一开始就应用于食品供应的不同领域，法规的制定是以危险性和科学性分析为基础，并有预防性措施。美国采取"以品种监管为主、分环节监管为辅"和多部门协调的监管模式。联邦食品安全监管机构和地方政府食品安全监管机构组成了美国食品安全监管主体。以品种监管为主，按照食品种类进行责任划分，不同种类的产品由不同的部门管理，一个部门负责一个或者数个产品的全程监管工作，各部门分工明确，在总统食品安全管理委员会的统一协调下，对食品安全进行一体化监管。

美国涉及食品安全监管的机构超过 10 个，其中最主要的有 4 个，分别是卫生和公众服务部下属的食品药物管理局（FDA）、美国农业部下属的食品安全检验局（FSIS）、动植物卫生检验局（APHIS）以及环境保护署（EPA）。食品药物管理局执行《联邦食品、药品和化妆品法》《公共卫生服务法》等；农业部执行《联邦肉类检验法》《禽类及禽产品检验法》《蛋类产品检验法》等；环境保护署执行《清洁水法》《安全饮用水法》等。

2011 年 1 月实施的《食品安全现代化法》赋予了食品药物监管局更多权力加强监管食品安全。食品药物监管局由此确定了实施保障食品安全的主要规则，明确食物供应链中每一个环节必须采取的预防措施以保障食品安全措施。这些预防措施包括：经认可的第三方认证，对生产规范以及可能出现危害的分析，并采取风险管理预防，国外供应商验证程序保护食品免受故意掺假，人类食品和动物食品的运输卫生，人类食品的种植、收获、包装和储存标准，自愿性合格进口商计划。新的《食品安全现代化法》实施以来，无论是本土食品还是进口食品都在安全方面得到更严格的把关。

（2）加拿大　加拿大的食品安全法律制度较为完善，加拿大最重要的两部食品法律是《食品药品法》和《食品安全法》，与之对应的两部法规分别是《食品药品条例》和《食品安全条例》。加拿大于 2012 年发布《食品安全法》，为了顺应不断变化的全球食品安全环境、保障加拿大食品安全，《食品安全法》有效执行，2018 年 6 月 13 日，加拿大发布《加拿大食品安全条例》，于 2019 年 1 月 15 日正式实施。加拿大之前对食品的监管更多的是基于单独的商品法和条例，如《肉类检验法》及其条例、《鱼类检验法》及其条例等，而加拿大

《食品安全法》及其条例的出台，则是针对所有食品商品，建立了一种更加坚固的，以预防为主的综合性监管方式。重点是预防和减轻食品安全风险，明确了食品企业应对其生产和销售的食品安全负有责任，反映了国际公认的标准和管理要求。

（3）欧盟　欧盟具有一个较完善的食品安全法规体系，涵盖了"从农田到餐桌"的整个食物链（包括农业生产和工业加工的各个环节）。2000年1月发布了欧盟食品安全白皮书，2002年成立欧洲食品安全局（EFSA）。EFSA成立的主要目的是为欧盟食品安全立法提供科学依据和技术支持，负责食品添加剂、污染物、营养和过敏、转基因食品等领域的风险评估，让欧盟决策单位面对食物链直接与间接相关问题及潜在风险能做出适当的决定，以提供欧洲公民安全、高品质的食物。欧盟委员会健康和消费者保护总司，与各成员国主管机构共同协商制定食品标签有关的立法，而有关法律的实施则由各成员国的主管机构及其分支机构负责。食物链及动物健康常务委员会，分设8个专门委员会，有一定立法权限，包括食品标签在内的食品安全措施。欧盟食品法规标准具有种类多、涉及面广、系统性强、科学性强、可操作性强、时效性强等特点。

① 种类多，涉及面广。欧盟食品法规种类多，涉及了与食品安全有关的所有领域。与法规相关的标准也很多，如欧盟涉及农产品的技术标准有2万多项，这些标准为制定各方面的法规提供技术支撑。

② 系统性强。欧盟特别强调"从农田到餐桌"的连续管理，注重从源头上控制食品安全，抓住了保证食品安全的关键环节。食品安全法规体系的范围包括了农作物的生态环境质量、生长、采收及加工的全过程。整个法规体系形成一条主线，多个分支。各法规间相互补充，系统全面。

③ 科学性强。欧盟要求所有食品安全政策的制定必须建立在风险分析的基础之上，即运用风险评估、风险管理和风险交流3种模式。EFSA下设的8个专门科学小组由独立的学科专家组成，各小组分工明确，为制定食品安全法规提供科学依据。

④ 可操作性强。欧盟将食品安全的行政管理法规和技术要求相融合，对于政府管理具有更强的可操作性。如欧盟的许多食品安全法规标准通常由2部分组成，前部分是政府管理的程序性要求，后部分是具体的技术性要求，操作简便。

⑤ 时效性强。欧盟的许多食品安全法规都经过了多次修改，如欧盟发布的28个农药残留法规，到目前已经进行了50多次的修改。

（4）日本　日本是世界上食品安全监管最严厉的国家之一，食品安全监督管理机构主要包括食品安全委员会、厚生劳动省、农林水产省、消费者厅。

日本已经建立了一套比较完善的食品安全监管体系，最主要的是《食品安全基本法》和《食品卫生法》。2003年，日本政府对《食品安全基本法》作了较大的调整，强调食品企业有义务采取措施确保"从农场到餐桌"各阶段的食品安全。《食品卫生法》也将立法宗旨从"确保公众卫生"向"保护国民健康"转变，即将从以往"社会防护"的概念向以个人为关注点的"国民健康保护"的方向转变。该法除明确政府部门责任义务外，还重点对食品企业的责任进行了规定，将保证食品原料安全、实施自主检查、建立食品生产纪录等义务化。日本厚生劳动省根据需要发布法律修改单，最新一次修改为2020年3月27日发布，6月1日实施。

因为日本与食品有关的法律众多，新日本法规出版株式会社特意编辑了一本《食品卫生小六法》，包含300多部法律，主要包括食品质量卫生、农产品质量、投入品质量、动物防疫、植物保护等5个方面。

综上所述，美国、加拿大、日本、欧盟等发达国家和地区的实践证明，要确保食品的安全与卫生，使食品企业保持强大的竞争力，政府监管有力，其关键在于建立先进的食品质量安全标准体系和检测体系以及完善的监督管理体系。具体而言包括以下四个方面。

（1）食品质量安全监督管理体系应较完备，食品质量安全政策制定与有关法律建设较为成熟。

（2）要建立符合自身特点的食品安全质量监管模式，对机构的设置、职能划分、运行机制、从业人员资质等方面应有明确的规定。

（3）食品质量安全市场监控系统中建立预警系统、可追溯系统、监测系统、应急系统等。对食品生产、加工和流通即"从农田到餐桌"全过程，采用先进的监控手段和方法。

（4）食品安全监管方面采用一系列具体措施，包括实施食品质量安全市场准入制度、食品质量安全认证制度、食品召回制度以及建立可追溯的食品安全数据库等。

发达国家虽与我国社会制度不同，经济发展文化背景也有差异。但他山之石，可以攻玉。他们在食品安全监督管理体系建设方面的具体经验，可以为我国建立健全食品质量安全监管体系提供可借鉴的经验。

2. 加强法制观念，加强食品法规体系建设

一个有效的食品质量保障体系应该以清楚、合理、科学的国家食品法律为基础，法律法规体系是世界各国提升食品安全质量水平的根本保障，是食品质量监管顺利推行的基础。只有建立了健全的法律体系，才能为国家开展食品执法监督管理提供依据。食品法规体系应涵盖所有食品类别和食品生产链的各个环节。

世界各国食品安全立法大致分为两类：一类是在一些综合性法律中通过对农产品及食品、农业投入品、包装和标签的调整从而直接或间接地涉及对食品安全的调整；另一类就是在单一性法律中专门就某一种类或某一环节的食品质量安全问题做出规定。各项立法互相配合而又各有侧重，形成比较严密的食品安全管理法规体系。

3. 加强食品标准体系建设

食品标准是食品行业中的技术规范，从多方面规定了食品的技术要求和品质要求，是食品生产、检验评定的依据，是企业进行科学管理的基础和食品质量的保证，同时也是食品监管机构进行监督管理的依据。食品标准涉及食品"从农田到餐桌"的各个环节，包括食品原辅料及产品的品质要求、生产操作规范及其质量管理内容。

4. 加强食品安全认证体系建设

认证是指可以充分信任的第三方证实某一经鉴定的产品或体系符合特定标准或规范性文件的活动。安全认证也称合格评定，是国际上通行的管理产品质量的有效方法。

对食品安全进行认证，可促进食品生产企业完善安全管理体系，生产出高质量的产品。同时，通过严格的检验和检查，为符合要求的产品出具权威证书，可减少重复检验和评审，降低成本，提高产品知名度，符合市场经济的法则，是促进贸易的有效手段。

5. 加强食品检测体系建设

进一步加强食品安全检验检测体系建设，切实提高食品安全检验检测总体能力，有效整合并充分利用现有资源，实现资源共享，满足食品生产、流通、消费全过程安全监管的需要，逐步形成统一、权威、高效的食品检测、监管体制和机制，提高食品安全监管水平，确保人民群众的食品安全。

食品检测体系是食品卫生与安全管理的基础，只有通过食品检测，才能掌握食品卫生、

食品安全、食品质量信息，在各个环节对食品卫生、食品安全、食品质量进行有效的监控和管理。

建设原则和工作目标是：食品安全生产、加工、流通、消费各环节检验检测，实现合理分工、集中配置、资源共享、稳步推进。进一步加大食品安全监督抽检力度，不断提高抽检效率；建立统一、规范、科学、合理、高效的食品安全检验检测运行体系和信息发布平台。

食品检测体系一般由企业自检体系、民间检测机构和政府监管机构构成。

6. 加强食品生产质量管理体系建设

企业质量管理体系的规范有效运行是要确保产品质量达到顾客放心、满意。只有质量体系得到持续改进，最大限度地完善质量管理体系，才能促进企业的各项工作发展。目前，许多企业，尤其是食品生产企业通过实施 ISO 9001 认证，使企业的质量管理水平得到了较大提高，但是要使建立的质量体系得到有效运行，并结合企业产品的要求进行持续改进仍是许多食品生产企业面临的突出问题。

食品生产企业质量管理体系做好持续改进应特别关注以下几个问题。

（1）体系的融合　在食品生产企业中，有食品生产许可审查制度、出口企业的出口食品卫生注册制度等官方要求，有些企业同时建立了 ISO 9000 质量管理体系、环境管理体系、食品安全管理体系等，同时运行两套或三套体系文件，企业的各个管理体系相互独立，互不衔接，程序文件不能相互引用，造成质量管理体系运行成本增加。

食品加工企业管理体系的建立和运行，最终要保证所生产的产品是安全、卫生的。食品的安全卫生指标是产品的重要组成部分，合格的产品不仅是数量、规格、外观和包装合格，而更重要的是产品的安全卫生质量合格。所以，管理体系的融合是食品企业质量管理体系持续改进的一项重要内容。但是，管理文件的融合还只是管理体系融合的开始，重要的是通过各过程的衔接和程序文件、三级文件的共用、质量记录的通用等，形成方便使用、控制有效、满足多个标准的程序文件，使管理人员充分了解相关体系的联系和区别，使操作人员方便使用各种质量记录，达到体系的高度融合。

（2）原辅料的有效控制　在食品生产中，原辅料的卫生安全对于产品起着至关重要的作用，没有健康安全的原辅料，绝对生产不出安全的食品。目前，大多数食品加工企业的质量管理体系，把原辅料的控制仅作为一般控制，没有将原辅料的重要性予以突出；在建立有食品安全管理体系的企业中，虽将原辅料的验收作为关键控制点来控制，但与供方评价等控制措施联系又不紧密，造成原辅料的控制有效性不强。那么，如何使原辅料监控更加有效，更好地达到 HACCP 体系的规定要求，是企业体系管理部门进行研究的重要内容。第一，应建立有效的产品可追溯性体系；第二，应做好供方评价工作，包括供方对相关法律法规要求的意识和遵守情况，供方的生产水平、场地和资源的保证能力，供方在公众中的地位和所起的作用以及被社会认可的情况和守法意识的现状，产品符合政府监管部门的要求和国家标准的规定，是否是注册厂、备案养殖种植基地等；第三，应在了解顾客对原辅料的要求基础上，制定采购产品检验和验证规则，制定原辅料的控制标准，尤其控制农药残留、药物残留和一些对消费者有可能产生危害的标准；第四，强调原辅料贮存条件，尤其是温度、湿度、包装形式和包装材料等，以防止产生新的污染；第五，重视包装物的控制，与食品有接触的所有内外包装物，应有适于食品应用的官方证明。

（3）加强质量培训　质量体系运行的有效性与员工的质量意识和能力密不可分，若要提升质量意识加强质量管理水平，就要抓好质量管理培训。质量管理培训内容由质量意识、质量知识和质量技能培训组成，是一个要求不断提高的纵向过程；对培训对象而言，是一个从高层领导到质量管理人员，再到一线操作人员的全员培训，这是一个横向过程。由此可见，质量教育培训贯穿于公司全面质量管理的所有人员和所有与质量相关的过程，质量培训的重要性显而易见。

质量管理培训的前提是提高企业员工的质量意识，首先要求各级员工理解本岗位工作在质量管理体系中的作用和意义，明确并履行各自的岗位职责，为实现公司的质量目标做出积极贡献。然后针对所有从事与质量有关的工作的员工进行不同层次的培训。对领导培训内容应以质量法律法规、经营理念、决策方法等知识为主，着重于质量管理理论和方法以及质量管理的技术内容和人文因素，对一线员工培训则应以本岗位质量控制和质量保证所需知识为主。同时抓好技能培训，主要指直接为保证和提高工程质量所需的专业技术和操作技能。对技术人员而言，主要进行专业技术的更新和补充，学习新方法，掌握新技术；对一线工人而言，则应加强基础技术训练，熟悉生产工艺，不断提高操作水平；对领导而言，除熟悉专业技术外，还应掌握管理技能。

在食品生产企业里，卫生知识和管理制度的培训至关重要，通过对员工食品安全卫生知识的培训，使员工对于食品卫生的知识层次、认知深度及良好的个人卫生和操作卫生习惯等得到有效提高，进而有助于企业生产过程的控制。提高食品生产加工企业的自身卫生管理水平，规范食品生产行为，确保食品安全，保障消费者健康具有十分重要的意义。

（4）加强质量管理的过程控制　质量管理体系是通过过程来实施的。企业要提高质量管理体系运行的有效性，就必须对过程进行控制。过程控制的重点要抓工艺管理，工艺是生产过程中最活跃的因素，企业的操作规程管理、生产管理、材料管理、人力调配、生产环境等都要由操作规程提供基本依据（简称人、机、料、法、环）。工程质量的符合性主要是生产过程中实施的。加强生产过程中的质量管理，对过程进行严格的控制，是提高生产质量的有效途径。这就要求对生产过程中的关键工序进行识别，强调关键过程，对关键过程进行重点控制。

强调生产交接管理，把它作为管理的重点。这需要对上下两个过程进行协调，并就相关事项做出规定，定期检查，对违反规定的及时纠正。过程一旦建立，一旦运转，就应对其进行控制，防止其出现异常。过程的监视与测量活动，是 ISO 9001:2015 标准的要求之一，而监视与测量活动的有效性与效率，在相当大的程度上取决于监视和测量方法的适应性。过程存在着加以改进的可能性，通过对过程的持续改进从而提高效率和效益。

（5）合理配置资源，促进科学发展　工艺和技术装备水平是保证生产质量、降低生产成本、提高经济效益的根本手段，也是质量管理体系有效运行的物质基础和前提条件。提高工艺和技术装备水平必须注重质量的投入。一是要树立正确的投入产出观，克服片面强调眼前经济效益的倾向；二是要建立健全科学的投入机制，质量的资金必须专款专用，做到定项目、定款源、定额度，实行跟踪监控，同时，应对产品特点进行分析，使有限的资金用在刀刃上，并在关键处发挥作用；三是要不改善质量的投入结构，在尽力保证加工设备、检测仪器、教育培训等投入的同时进一步加大工艺、技术方面的科技投入。

（6）硬件设施的维护、保养和更新　基础设施和工作环境的控制是企业质量管理体系的重要过程之一，也是质量管理体系持续改进的基础工作。对于食品生产企业来说，厂址的选择、厂区的规划、车间的布局、加工用水水源的选择、化验室的配备以及人流、物流、水流、气流、废物流的控制等，是与生产密不可分的。食品企业在对硬件设施的维护、保养和更新时，应根据企业实际情况、行业特点、产品品种等因素，满足官方、顾客的要求及相关规定，以达到食品安全、食品卫生和食品质量的需要。因此，建立适合企业自身特点，符合食品生产规定的设备设施维护保养制度是实施设备设施和工作环境控制的有效途径。坚持不断完善企业的 SSOP（标准卫生操作程序）管理，保障设备设施持续地符合安全卫生的要求，是每一个食品生产企业的必备条件。对设备的合理布局、供排水设施、加工设备等硬件设施的合理使用和维护要有专人负责和专人对实施效果的检查；对生产食品的各个接触面、食品加工和暂存场所的环境、空气等的清洗消毒的效果监控是一项重要内容。

（7）员工人人参与　质量管理不仅仅是某个、某几个质量管理人员或质量管理部门一个部门的事，它需要各个环节的密切配合，需要全员的共同参与。上到最高管理者，下到每一名员工。首先，最高管理者是质量管理的驱动者，他们的观念、意识、态度以及行为方式是企业全体员工参照效仿的典范，正如一艘大船上的舵手，掌握着航行的方向。其次，各部门与各基层单位组成质量管理链的各个节点，任何一个节点的失控，都会导致质量管理运行不畅。因此各部门都应积极投入质量管理活动中，齐心协力完成其在服务实现过程中所承担的工作职能。再者是个人参与，个人是团队最小单元，是工程施工的具体操作者，所以他们必须清楚了解服务符合质量标准或要求的重要性，以及不符合质量标准或要求将会造成的损失，进而自觉地去识别和解决服务过程中随时可能出现的问题。只有每个员工都把事情做好，减少差错，防微杜渐，才可实现以最低的成本创造最大的效益，体系才能有效运行。

食品生产企业的产品是关系消费者使用安全的特殊产品，提高企业质量管理水平、使企业的质量管理体系持续有效地改进是不断满足顾客需要的一种能力，而这种有效的改进是建立在其产品安全卫生基础之上的，管理者对这几个问题进行关注有助于提高企业质量管理体系持续改进的能力。

第二节　食品卫生状况

一、世界食品卫生状况

据报道，食品污染已经成为一个世界性的问题。世界卫生组织将每年的 4 月 7 日定为世界卫生日，倡议各国举行各种纪念活动。2015 年世界卫生日主题为"食品安全"，2018、2019 年主题为"全民健康覆盖"，2021 年主题为"建设一个更公平、更健康的世界"。

世界卫生组织的报告显示，隐藏在食物、餐具中的细菌、寄生虫、病毒等会攻击人类的肠胃系统，引发 200 余种疾病，小到轻微的拉肚腹泻，大到可危及生命的脊髓型脑膜炎甚至是癌症。根据世界卫生组织的报告，全球范围内每年有多达 6 亿人因食用受到污染的食品而生病，全球每年有 42 万人因食源性疾病死亡。报道说，世界每年因食用变质食物和饮用不洁水而死亡的人数达 180 万。法国的单核细胞增多性李斯特菌污染熟肉罐头中毒事件严重，甚至造成了死亡。疯牛病、H5N1 禽流感的蔓延更引起各国的震惊和重视。2020 年 7 月，日本八潮市 15 所学校发生大规模食物中毒事件，有 3453 名学生及教师出现腹泻、腹痛等症状，经查为病原性大肠杆菌导致。2021 年新加坡某国际学校 151 名师生因为吃了食堂的食物而引起食物中毒。

还有环境污染物对食品链造成的污染，重金属、农药等常见污染物随着市场的发展、人们生活方式的改变，虽得到一定的控制，但仍然存在。如工业生产、包装材料、垃圾焚烧产生的二噁英，食物烹调过程中产生的杂环胺等。食品生产和贸易的快速全球化增加了国际性事件的可能性，其中涉及微生物和化学危害引起的食品污染。近两年新型冠状病毒导致大量人群患病，新型冠状肺炎（简称新冠肺炎）疫情已在许多国家出现，新冠肺炎成为大流行（病）的威胁已成为现实。而食品和食品包装有可能被新冠病毒污染。病毒污染环节很多，批发环节、销售环节都有可能被污染，只要环境被污染，在该环境中存放的食品和食品包装就有可能被新冠病毒污染。为了最有效地降低食源性疾病的危险，应采取针对整个生产、加工和销售环节的预防措施以及进行更多的合作和信息共享。对于与食品安全和人畜共患疾病有关的跨国性问题，不仅必须在国家层次加以解决，而且还有赖于国际和区域层次有关部门之间的密切联系。

二、我国食品卫生状况

由于我国食品生产加工起点较低，从业人员素质不高，食品安全仍存在不少问题。微生物污染，也就是细菌性食物中毒造成的中毒人数最多，近两年占到总中毒人数的一半左右。另外就是"从农田到餐桌"食物链污染严重，主要是农药、兽药（抗生素、激素）和禁止使用的饲料添加剂的滥用和残留，如瘦肉精等，还有重金属和水污染日趋严重，通过食物进入人体，损害人的健康。

慧眼辨"假"

三、面临的挑战和任务

近年来，我国食品工业发展迅速，但由于我国食品生产企业多数规模较小，产品仍存在某些安全问题，而国际贸易壁垒正由关税壁垒向技术壁垒转移，弱势企业越来越难以进入国际市场。与此同时，大量良莠不齐的进口食品涌入我国，而我国往往由于没有相关标准或标准较低而缺乏执法依据。鉴于以上情况，我国急需建立一个控制食品污染的监测和管理体系。

今后我国应进一步完善食品卫生法律、法规；加强市场监督管理力度；加快食品卫生标准与国际接轨的步伐；推广食品生产企业的科学管理制度；提高食品安全检测能力，加快研究现场快速、简易、灵敏的检验、鉴定方法；对食品企业采取扶强、打假的政策。研究食物中毒的新病原物质，提高食物中毒的科学管理水平，提高食品卫生合格率。加强食品中有害物质的含量、危害风险评估，为食品卫生质量的控制提供理论依据。完善各种食品污染物、食品添加剂、保健食品、转基因食品等的安全性评价方法和程序。进一步扩大对新的食品污染因素、食品中致癌物、新的加工工艺过程中的食品卫生问题等的研究。同时对食品生产进行食品安全管理认证，提高我国的食品卫生质量。

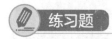 练习题

一、名词解释
食品质量，食品卫生，食品安全，食源性疾病。

二、简答题
食品质量、食品卫生、食品安全三者的关系是什么？

三、填空题

1.影响食品卫生和安全的最主要的因素是_____污染，其中包括_____和_____。

2.环境污染物包括_____和_____。

3.为了预防和治疗家畜、家禽、鱼类等疾病，促进生长，大量投入_____、_____和_____等药物，造成了动物源性食品中的药物残留。

4.动物源性食品的安全性越来越引起人们的重视，在目前条件下，动物源性食品的安全性应限定在_____、_____、_____、_____四个方面比较恰当。

第二章
食品的生物性污染

　　食品在生产、加工、贮存、运输、销售的各个环节都可能受到生物性污染，危害人类健康。

　　生物性污染是指微生物、寄生虫和昆虫等对食品的污染，其中由食品腐败变质引起的食物中毒和食源性疾病的发生是影响食品安全的重要因素。

　　食品中常见的细菌包括致病菌、非致病菌和条件致病菌。

第一节　食　物　中　毒

一、食物中毒概述

1. 食物中毒的概念

　　食物中毒是指人摄入了含有生物性、化学性有毒有害物质后或把有毒有害物质当作食物摄入后所出现的非传染性的急性或亚急性疾病，属于食源性疾病范畴。

食物中毒与预防

　　"有毒食物"是指可食状态、正常数量、经口摄入而使健康人群发生病变的食物。因此，食物中毒既不包括因暴饮暴食"非正常数量"而引起的急性胃肠炎、食源性肠道传染病（伤寒）和经饮食所引起寄生虫病（旋毛虫、囊虫病）、营养缺乏症和营养过剩症、因一次大量或者长期少量摄入某些有毒有害物质而引起的以慢性中毒为主要特征（如致畸、致癌、致突变）的疾病，也不包括通过呼吸道进入体内的有害物质、通过静脉注射进入体内有毒有害物质引起的中毒。

2. 食物中毒发生的原因

　　食物产生毒性并引起中毒的原因主要有以下几种情况：①致病菌或其毒素污染，某些病原微生物污染食品并急剧繁殖，食品中存有大量活菌或产生大量毒素；②食品被已达急性中毒剂量的有毒化学物质污染；③外形与食物相似本身含有有毒成分物质被误食；④食品本身含有毒成分，而加工、烹调方法不当未能将其除去；⑤食品在贮存过程中，由于贮存条件不当而产生了有毒物质；⑥长期生存在有毒环境下的动植物对毒素起着转移与富集的作用。

3.食物中毒的特点

食物中毒常呈集体性暴发，其种类很多，病因复杂，发病情况亦有不同，但一般都具有下列共同特征。

① 潜伏期短而集中、发病急、病程短、具有暴发性。一般都在食后 24～48h 以内，大量病人同时发病。发病曲线呈现突然上升又迅速下降的趋势，无传染病流行时的余波。整个病程不超过一周。

② 所有病人都具有相同的症状或症状基本相似。由于致病物质的种类、毒性及作用机理不同，临床表现也各有特点。但是同一有毒物质中毒症状基本相似。一般来讲，都是从胃肠道的刺激症状开始的，如恶心、呕吐、腹痛等，有类似的临床表现并有急性胃肠炎的症状。

③ 发病与食物有关。发病的人在相近的时间内吃过同样的食物，发病范围限在吃了这种有毒食物的人群，停止食用该食物后，发病立即停止。

④ 人与人之间不直接传染，即食物中毒不具传染性。与消化道传染病不同，停止食用有毒食物后，不再出现新患者。无传染现象，因此不需要隔离病人。

4.食物中毒的分类

按病原物质分为四类。

(1) 细菌性食物中毒

① 细菌性食物中毒概念。细菌性食物中毒指因摄入被致病菌或细菌毒素污染的食物引起的急性或亚急性疾病，是食物中毒中最常见的一类，发病率较高而病死率较低，有明显的季节性。

② 细菌性食物中毒的种类。分为三类：感染性食物中毒、毒素性食物中毒和混合型食物中毒。

a.感染性食物中毒。含有大量病原菌随食物进入肠道，在肠道内继续生长繁殖，靠其侵袭力附于肠黏膜或侵入黏膜及黏膜下层，引起肠黏膜充血、白细胞浸润、水肿、渗出等炎性病理变化，引起腹泻等胃肠道症状。

b.毒素性食物中毒。由于细菌大量繁殖产生肠毒素或类似的毒素，由于肠毒素刺激肠壁上皮细胞，并激活细胞有关酶系统，改变细胞分泌功能，导致腹泻。

c.混合型食物中毒。病原菌进入肠道除侵入黏膜引起肠黏膜的炎性反应外，还可以产生肠毒素引起急性胃肠道症状。这类病原菌引起的食物中毒是致病菌对肠道的侵入及其产生的肠毒素的协同作用，因此，其发病机制为混合型。

细菌性食物中毒分别是：沙门菌食物中毒；变形杆菌食物中毒；副溶血弧菌食物中毒；痢疾杆菌食物中毒、致病性大肠菌食物中毒；葡萄球菌肠毒素食物中毒；肉毒梭菌毒素食物中毒；其他细菌性食物中毒。

③ 细菌性食物中毒的原因。牲畜屠宰时及畜肉在运输、贮存、销售等过程中受到致病菌的污染；被致病菌污染的食物在不适当的温度下存放，食品中适宜的水分活度、pH 及营养条件使食物中的致病菌大量生长繁殖或产生毒素；被污染的食物未经烧熟煮透或煮熟后又受到食品从业人员带菌者污染等。

④ 临床表现。临床表现以急性胃肠炎为主，如恶心、呕吐、腹痛、腹泻等。腹痛以上

腹部及脐周多见。腹泻频繁,多为黄色稀便和水样便。侵袭性细菌引起的食物中毒,可有发热、腹部阵发性绞痛和黏液脓血便。

⑤ 防止细菌性食物中毒的措施。加强食品卫生质量检查和监督管理,严格遵守牲畜宰前、宰中和宰后的卫生要求,防止污染;食品加工、贮存和销售过程要严格遵守卫生制度,做好食具、容器和工具的消毒,避免生熟交叉污染;食品食用前加热充分,以杀灭病原体和破坏毒素;在低温或通风阴凉处存放食品,以控制细菌繁殖和毒素的形成;食品加工人员、医院、托幼机构人员和炊事员应认真执行就业前体检和录用后定期体检制度,应经常接受食品卫生教育,养成良好的个人卫生习惯。

(2) 真菌毒素和霉变食物中毒

① 真菌毒素中毒的特点。真菌及真菌毒素污染食品后,引起的危害主要有两个方面:霉菌引起的食品变质和霉菌产生的毒素引起人类中毒。食品被产毒菌株污染,但不一定能检测出真菌毒素,因为产毒菌株必须在适宜产毒的环境下才能产毒,食品在贮存时产毒菌株霉已经死亡,但毒素不会被破坏。真菌污染食品可使食品的食用价值降低,甚至完全不能食用,造成巨大的经济损失。真菌毒素引起的中毒大多通过被霉菌污染的粮食、油料作物以及发酵食品等引起,而且真菌毒素中毒往往表现为明显的地方性和季节性。

② 临床表现。临床表现较为复杂,有急性中毒、慢性中毒以及致癌、致畸和致突变等。靶器官主要为肝脏,急性中毒的动物主要表现为肝脏损伤、肝实质细胞消失延迟、胆管增生、肝细胞脂质消失延迟和肝出血;慢性中毒主要表现为生长发育迟缓、肝脏出现亚急性或慢性损伤。可引起原发性肝细胞癌,也可作用于其他器官,如肾脏、胃、直肠、乳腺、卵巢等。

③ 产毒条件。水分和相对湿度、温度、基质、产毒菌种四个条件。

a.水分和相对湿度。霉菌生长繁殖主要的条件之一是必须保持一定的水分和所处环境的相对湿度。食品中真正能被微生物利用的那部分水分称为水分活度 (a_w),食品中的 a_w 为 0.98 时,微生物最易生长繁殖,当 a_w 降为 0.93 以下时,微生物繁殖受到抑制,但霉菌仍能生长,当 a_w 在 0.7 以下时,则霉菌的繁殖受到抑制,可以阻止产毒的霉菌繁殖。

b.温度。温度对霉菌的繁殖及产毒均有重要的影响,不同种类的霉菌其最适温度是不一样的,大多数霉菌繁殖最适宜的温度为 25~30℃,但产毒温度则不一样,略低于生长最适温度。

c.基质。与其他微生物生长繁殖的条件一样,不同的食品基质霉菌生长的情况是不同的,一般而言,营养丰富的食品其霉菌生长的可能性就大,天然基质比人工培养基产毒效果好。实验证实,同一霉菌菌株在同样培养条件下,以富于糖类的小麦、米为基质比油料为基质的黄曲霉毒素产毒量高。另外,缓慢通风较快速风干霉菌容易繁殖产毒。

d.产毒菌种。真菌种类繁多,代谢产物也多种多样,不同真菌可以产生相同的毒素。同一菌株培养基不同,其产毒能力也不同。

④ 产毒的菌种。如黄曲霉、黄绿青霉、橘青霉、岛青霉、镰刀菌、杂色曲霉、棕曲霉、展青霉、麦角菌、节菱孢霉等。

⑤ 预防真菌污染的措施。加强田间和贮存期的防菌措施,包括选用抗霉品种;降低田间水位,改善田间小气候;使用高效、低毒、低残留的杀菌剂;及时脱粒、晾晒,降低谷物水分含量至安全水分;贮存的粮食要勤翻晒,注意通风;加强粮食卫生管理;去除或减少粮食中病粒或毒素。可用密度分离法分离病粒或用稀释法使病粒的比例降低;由于毒素主要存在于表皮内,可用精碾法去除毒素。

（3）有毒动植物中毒　随着科技的发展，生活水平的提高，人们对食品生产过程中发生食品污染问题认识日益加深，但对食品的原料中是否含有毒有害物质还不是非常清楚，特别是使用新的动植物作为食品原料，这些可能天然存在的毒素会造成食物中毒。

① 由天然食物引起的食物中毒的原因。由如下多种原因引起。

a.人体的遗传因素。对于个别人对某种食物中毒，但对大多数人属于正常的食品。

b.过敏反应。因个人体质敏感，对日常食品摄入后产生局部或全身不适症状。

c.食用量过大。食品成分正常，但是食用量过大造成中毒现象的发生。

d.食品加工处理不当。含有天然毒素的食品，如果不彻底清除毒素，食后必然引起中毒。

e.误食有毒食物。外形相近的食品误食造成中毒。

② 有毒动植物的品种。如菜豆、木薯、苦杏仁、发芽马铃薯、鲜黄花菜、生大豆、蕈类、河豚毒素、石房蛤毒素、青皮红肉的鱼类、有毒蜂蜜、雪卡鱼、鱼卵、动物的肝脏等。

（4）化学性食物中毒　化学性食物中毒是指误食有毒化学物质或食入被其污染的食物而引起的中毒，发病率和病死率均比较高，如某些金属或类金属化合物、亚硝酸盐、农药等引起的食物中毒。其特点是潜伏期很短，发病快，一般中毒程度严重，病程也比一般的食物中毒时间长。常见的中毒物质有：亚硝酸盐、砒霜、农药等。

二、食物中毒的处理

1.食物中毒的急救处理

正确应对食物中毒

（1）食物中毒一般急救处理原则　在毒物性质未查明之前，不一定要等待明确诊断，只要符合食物中毒的特点，就应立即进行一般急救处理。其原则是：①排出毒物，尽快排除胃肠道内未被吸收的毒物；②防止毒物吸收，保护胃肠道黏膜；③使用特效解毒剂；④促进已被吸收毒物的排泄；⑤根据病情，对症治疗。

当然，这种紧急处理并不是治疗食物中毒的最好办法，只是为治疗急性食物中毒争取时间，在紧急处理后，患者应该马上进入医院进行治疗。同时注意要保留导致中毒的食物，以便医生确定中毒物质。

（2）食物中毒的急救措施　病人有呕吐、腹泻、舌苔和肢体麻木、运动障碍等食物中毒的典型症状时，要注意：①为防止呕吐物堵塞气道而引起窒息，应让病人侧卧，便于吐出；②在呕吐中，不要让病人喝水或吃食物，但在呕吐停止后马上给补充水分；③留取呕吐物和大便样本，给医生检查；④如腹痛剧烈，可取仰睡姿势并将双膝弯曲，有助于缓解腹肌紧张；⑤腹部盖毯子保暖，这有助于血液循环；⑥当出现脸色发青、冒冷汗、脉搏虚弱时，要马上送医院，谨防休克症状，一般来说，进食短时间内即出现症状，往往是重症中毒；⑦病人出现抽搐、痉挛症状时，马上将病人移至周围没危险物品的地方，并取来筷子，用手帕缠好塞入病人口中，以防止咬破舌头。

2.食品中毒的报告

食物中毒属于中毒性食源性疾病，相关报告应根据国家卫生健康委员会发布的《食源性疾病监测报告工作规范（试行）》第二章监测报告、第三章信息通报执行，具体条目如下。

第四条　医疗机构应当建立食源性疾病监测报告工作制度，指定具体部门和人员负责食源性疾病监测报告工作，组织本单位相关医务人员接受食源性疾病监测报告培训，做好食源性疾病信息的登记、审核检查、网络报告等管理工作，协助疾病预防控制机构核实食源性疾病监测报告信息。

第五条　医疗机构在诊疗过程中发现《食源性疾病报告名录》规定的食源性疾病病例，应当在诊断后 2 个工作日内通过食源性疾病监测报告系统报送信息。

第六条　医疗机构发现食源性聚集性病例时，应当在 1 个工作日内向县级卫生健康行政部门报告。对可疑构成食品安全事故的，应当按照当地食品安全事故应急预案的要求报告。

第七条　承担食源性疾病主动监测任务的哨点医院应当按照国家食源性疾病监测计划的要求，对特定食源性疾病开展主动监测。

第八条　县级以上疾病预防控制机构负责确定本单位食源性疾病监测报告工作的部门及人员，建立食源性疾病监测报告管理制度，对辖区内医疗机构食源性疾病监测报告工作进行培训和指导。

第九条　县级疾病预防控制机构应当每个工作日审核、汇总、分析辖区内食源性疾病病例和聚集性病例信息，对聚集性病例进行核实，经核实认为可能与食品生产经营有关的，应当在核实结束后及时向县级卫生健康行政部门和地市级疾病预防控制机构报告。

第十条　省、地市级疾病预防控制机构应当每个工作日审核、汇总、分析辖区内食源性疾病病例信息，发现跨所辖行政区域的聚集性病例时应当进行核实，经核实认为可能与食品生产经营有关的，应当在核实结束后及时向同级卫生健康行政部门和上一级疾病预防控制机构报告（其中，省级疾病预防控制机构向国家食品安全风险评估中心报告）。

第十一条　国家食品安全风险评估中心应当每个工作日对全国报告的食源性疾病病例信息进行审核、汇总、分析，发现跨省级行政区域的聚集性病例应当进行核实。经核实认为可能与食品生产经营有关的，应当在核实结束后及时向国家卫生健康委员会报告。

第十二条　县级以上疾病预防控制机构开展流行病学调查后，调查结果为食源性疾病暴发的，应当在 7 个工作日内通过全国食源性疾病暴发监测系统报告流行病学调查信息。

第十三条　县级以上疾病预防控制机构在调查处理传染病或者其他突发公共卫生事件中发现与食品安全相关的信息，应当将食源性疾病或者食品安全风险信息及时报告同级卫生健康行政部门。属于食源性疾病的，按照本规范第十二条规定进行报告。

第十四条　国家食品安全风险评估中心和地方各级疾病预防控制机构应当定期对辖区食源性疾病监测报告信息进行综合分析，向同级卫生健康行政部门报送监测情况报告。

第十五条　县级以上卫生健康行政部门接到医疗机构或疾病预防控制机构报告的食源性疾病信息，应当组织研判，认为与食品安全有关的，应当及时通报同级食品安全监管部门，并向本级人民政府和上级卫生健康行政部门报告。

第十六条　县级以上卫生健康行政部门应当根据辖区食源性疾病发病状况，向社会公布影响公众健康的主要食源性疾病及其预防知识，积极开展风险交流。

第十七条　未经卫生健康行政部门同意，承担食源性疾病监测报告的机构和个人不得擅自发布食源性疾病监测信息。

3. 食物中毒事故现场调查处理基本程序

（1）现场调查取证

① 现场卫生监督检查及食品生产经营过程、污染环节调查。首先调查食谱，是送餐公司时，还必须调查供餐范围，立即追踪其他供餐范围内有无病人。根据食谱和流行病学调查情况确定调查的重点食品；原辅料来源；食品加工、烹调方法，加热温度、时间；运输情况；工具容器的卫生及使用，生熟分开，洗刷消毒过程；食品存放条件、温度和时间；剩饭菜的保存、处理等情况；食品加工人员健康状况和卫生知识等。以上情况均应以现场卫生监

督笔录或调查笔录的形式记录。对加工人员提供的每一句话、每一个环节，要认真记录、分析，判断真伪，对加工人员应分别单独调查，必要时进行现场重复操作。

② 病人流行病学调查。

病人发病和进餐情况：首先调查食品的来源，是送餐单位供餐时，立即通知供餐单位所在地的卫生监督机构进行调查。认真填写《食物中毒事故个案调查登记表》（食源性疾病个案现场调查表），对最早发病和症状较重的病人进行重点调查，大规模食物中毒可以先整群抽样调查。对每个症状进行仔细调查和记录，发热、腹痛、腹泻、恶心、呕吐等应注意程度、频率、部位、先后顺序等；注意首发症状、主要症状及特殊症状，如指甲口唇青紫（亚硝酸盐）、阵发性剧烈抽搐（毒鼠强）、手颤、心慌、头晕（瘦肉精）。

潜伏期：统计最早发病时间、最晚发病时间，推算平均潜伏期。

临床检验结果：血常规、便常规等。

进餐：首先掌握食谱，中毒餐次比较清楚时，没有必要对发病前72h内的食品都进行调查，一餐食品品种较多时，可以先把食品列表，再进行统计；中毒餐次不清时对72h内食谱进行调查。对同餐次就餐而没有发病人员的进餐情况也要调查一定数量（健康对照）。应有被调查人签字，如被调查人不具备独立承担民事责任能力的，应由其监护人签字。

③ 采集样品要及时全面。

食品：尽量采取中毒餐次的剩余食品，无剩余食品时，采食品包装或用灭菌的生理盐水洗涤盛过食品的容器取洗液，必要时采半成品或原料。

涂抹：包括刀、墩、容器、冰箱、水池下水道口等可能直接或间接接触可疑中毒食品的物品，也可用刀刮物品表面取样。

大便：必须用采便管采样。

呕吐物：取呕吐物或洗胃液，呕吐物已处理掉时涂抹被呕吐物污染的物品。

血液：怀疑细菌性食物中毒时采急性期（3天内）和恢复期（2周左右）静脉血3mL，同时采正常对照（由有采血资质的人员进行）。

食品加工人员带菌采样：采便，涂抹手、鼻、咽和有感染灶的皮肤等。

特殊采样：如怀疑化学性中毒时应采尿液。

④ 采样注意事项。食物中毒采样量不受常规数量的限制；样品应尽快送实验室检验，最迟不超过4h；细菌性食物中毒必须无菌采样；采样记录要详细；化学性食物中毒的采样容器必须彻底洗刷干净；对洗刷消毒间、冷荤间、冰箱、可疑食品存放地点等可能存留致病菌的重点部位进行重点采样。

（2）现场快速检测、简易动物实验。

（3）追溯追踪可疑食品。

（4）现场调查完毕，做出初步印象诊断，写初步调查报告并上报。

（5）注意事项　①几个方面的调查可以交叉进行；②复杂的食物中毒现场调查可能需要反复调查，因此，对可疑现场必须进行行政控制以保护现场，在调查未结束之前，不能责令当事人进行清洗消毒等破坏现场；③复杂的食物中毒，及时请专家讨论；④心理因素的影响；⑤刑事案件的可能性；⑥食物过敏。

（6）采取卫生行政控制措施，防止食物中毒续发　封存造成食物中毒或者可疑导致食物中毒的食品及其原料；封存可能被污染的食品工具及器具，并责令进行清洗消毒；责令收回已售出的中毒食品或有证据证明可能导致食物中毒的食品；封存应使用封条，封条加盖卫生行政部门印章，并制作卫生行政控制决定书；在封存之日起15日内完成检验或卫生学评价，属于被污染的食品，做出销毁的行政处罚决定。属于未被污染的食品，予以解封。可以延长封存时间，但应做出延长封存时间的决定。

（7）食物中毒诊断及调查报告 ①建立食物中毒的病例诊断定义，确定病人数；②充分应用流行病学知识，对调查资料进行整理分析；③对实验室检验结果进行分析；④依据食物中毒诊断标准及技术处理总则和各类诊断标准做出诊断；⑤未能取得实验室诊断资料的，必要时由三名副主任医师以上的食物中毒专家进行评定；⑥每起食物中毒事件应进行案例讨论，总结经验教训；⑦由承办人员写出调查报告，主要内容包括：中毒发生的经过概述、调查资料及临床资料的流行病学分析、现场监督及调查情况分析、实验室检验结果、结论、处理意见等，调查报告须经领导审阅并加盖公章；⑧对于疑似食物中毒，各卫生监督机构应尽快确定。

排除食物中毒后，1周内由最先接报的卫生监督机构负责撰写排除报告，排除报告须经领导审阅并加盖公章。

认定为食物中毒事故，但无法确定责任单位或中毒单位非本市管辖的，由最先接报的卫生监督机构负责撰写食物中毒调查报告。

每月的5日前将本辖区内上月份已发生的疑似食物中毒和确定的食物中毒事件情况报市卫生监督机构，处理完毕的应注明处理结果，做出行政处罚的案件应将行政处罚决定书复印件一同上报。

（8）归档内容 包括食物中毒事故个案调查登记表（食源性疾病个案现场调查表）、现场卫生监督笔录、调查笔录、样品采集记录表、卫生检测结果报告单、食物中毒事故调查报告表、食物中毒调查报告、专家评定意见、其他有关资料。调查处理完毕后1周内，由承办监督员对资料进行整理归档、上报。

第二节 食品的腐败变质

微生物广泛分布于自然界，食品中不可避免地会受到一定类型和数量的微生物的污染，当环境条件适宜时，它们就会迅速生长繁殖，造成食品的腐败与变质，不仅降低了食品的营养和卫生质量，而且还可能危害人体的健康。

由于食品的腐败变质原因较多，有物理因素、化学因素和生物性因素，如动、植物食品组织内酶的作用，昆虫、寄生虫以及微生物的污染等。其中由微生物污染所引起的食品腐败变质是最为重要和普遍的。食品加工前的原料，总是带有一定数量的微生物，在加工过程中及加工后的成品，也不可避免地要接触环境中的微生物，因而食品中存在一定种类和数量的微生物。然而微生物污染食品后，能否导致食品的腐败变质，以及变质的程度和性质如何，是受多方面因素的影响。一般来说，食品发生腐败变质，与食品本身的水分、酸碱度、污染微生物的种类和数量以及食品所处的温度、湿度等环境因素有着密切的关系。水分是微生物生命活动的必要条件，微生物细胞组成不可缺少的，细胞内所进行的各种生物化学反应，均以水分为溶剂。在缺水的环境中，微生物的新陈代谢发生障碍，甚至死亡。但各类微生物生长繁殖所要求的水分含量不同，因此，食品中的水分含量决定了生长微生物的种类。一般来说，含水分较多的食品，细菌容易繁殖；含水分少的食品，霉菌和酵母菌则容易繁殖。每一类群微生物都有最适宜生长的温度范围，大多数微生物都可以在 20～30℃ 之间生长繁殖，当食品处于这种温度的环境中，各种微生物都可生长繁殖而引起食品的变质。

一、概念

慧眼识"鲜"

食品的腐败变质是指食品在一定的环境因素影响下，以微生物为主的多种因素作用所发生的食品失去或降低食用价值的一切变化，包括食品成分和感官性质的各种变化。如鱼肉的腐臭、油脂的酸败、水果蔬菜的腐烂和粮食的霉变等。

食品的腐败是指动植物组织由于微生物的侵入和繁殖而被分解，从而转变为低级化合物的过程。

食品的变质指物理、化学或生物因子的作用使食品的化学组成和感官指标等品质改变的过程。一般从感官、物理、化学和微生物四个方面评价食品的腐败变质。

食品的腐败变质是食品卫生与安全中经常普遍遇到的实际问题，因此必须掌握食品腐败变质的规律，以便采取有效的控制措施。

二、影响食品腐败变质的因素

食品腐败变质是食品自身、环境因素和微生物作用三者合成条件、相互影响、综合作用的结果。其中微生物和食品中的酶起主导作用。

1. 食品中的微生物

食品腐败变质的微生物主要是细菌，但绝大多数是非病性菌，其次是霉菌，再次是酵母菌，主要作用自空气、土壤、水体、人畜粪便、器物等。所有食品都有微生物污染，只是污染程度不同，可以说：食品所处环境越清洁，受污染程度越轻，越脏受污染越重。食品中的微生物为求得自身的生长繁殖，就会分解食品组成成分，使其适合微生物的需要，其结果就导致食品腐败变质。

2. 食品自身的化学组成成分和性质

（1）食品中的酶　动植物在宰杀、采摘之前的生物组织含有多种物质代谢必需的酶，这些动植物作为食品之后，在一定时间内、一定条件下，其中的酶在活动，其结果也使食品成分分解，食品腐败变质。

（2）食品中水分和营养物质　它是食品中微生物和酶类繁殖和作用的必要条件，水分越多，营养价值越高，食品就越容易变质。

（3）食品的组织结构　质地疏松、细胞壁破溃、细胞膜破坏的食品，如肉馅、水果泥之类，最易腐败变质，主要是它便于微生物短时间内大量繁殖所致。

3. 环境因素

凡有利于微生物污染、生长、繁殖和酶类作用的条件，都能促使食品腐败变质。例如，脏乱的环境、适宜的温度和湿度。

三、食品腐败变质的机理

食品腐败变质的过程实质上是食品中蛋白质、碳水化合物、脂肪等被微生物污染的分解代谢作用或自身组织酶进行的某些生化过程。例如新鲜的肉、鱼类的后熟，粮食、水果的呼吸等可以引起食品成分的分解、食品组织溃破和细胞膜碎裂，为微生物的广泛侵入与作用提供条件，结果导致食品的腐败变质。由于食品成分的分解过程和形成的产物十分复杂，因此建立食品腐败变质的定量检测尚有一定的难度。

1. 食品中蛋白质的分解

肉、鱼、禽蛋和豆制品等富含蛋白质的食品，主要是以蛋白质分解为其腐败变质特征。蛋白质在动、植物组织酶以及微生物分泌的蛋白酶和肽链内切酶等的作用下，首先水解成多肽，进而裂解形成氨基酸。氨基酸通过脱羧基、脱氨基、脱硫等作用进一步分解成相应的氨、胺类、有机酸类和各种碳氢化合物，食品即表现出腐败特征。

$$食物中蛋白质 \xrightarrow{\substack{微生物蛋白酶\\或组织蛋白酶}} 多肽 \xrightarrow{肽链内切酶} 氨基酸 \xrightarrow[\substack{脱氨基、脱硫等作用}]{脱羧基作用} 氨＋胺＋硫化氢等$$

蛋白质分解后所产生的胺类是碱性含氮化合物，如胺、伯胺、仲胺及叔胺等具有挥发性和特异的臭味。各种不同的氨基酸分解产生的腐败胺类和其他物质各不相同，甘氨酸产生甲胺，鸟氨酸产生腐胺，精氨酸产生色胺进而又分解成吲哚，含硫氨基酸分解产生硫化氢和氨、乙硫醇等。这些物质都是蛋白质腐败产生的主要臭味物质。

氨基酸的分解：氨基酸通过脱氨基、脱羧基被分解。

（1）脱氨反应　在氨基酸脱氨反应中，通过氧化脱氨生成羧酸和 α-酮酸，直接脱氨则生成不饱和脂肪酸，若还原脱氨则生成有机酸。例如：

$$RCH_2CHNH_2COOH(氨基酸)＋O_2 \longrightarrow RCH_2COCOOH(\alpha\text{-}酮酸)＋NH_3$$
$$RCH_2CHNH_2COOH(氨基酸)＋O_2 \longrightarrow RCOOH(羧酸)＋NH_3＋CO_2$$
$$RCH_2CHNH_2COOH(氨基酸) \longrightarrow RCH=CHCOOH(不饱和脂肪酸)＋NH_3$$
$$RCH_2CHNH_2COOH(氨基酸)＋H_2 \longrightarrow RCH_2CH_2COOH(有机酸)＋NH_3$$

（2）脱羧反应　氨基酸脱羧基生成胺类。有些微生物能脱氨、脱羧同时进行，通过加水分解、氧化和还原等方式生成乙醇、脂肪酸、碳氢化合物和氨、二氧化碳等。例如：

$$H_2NCH_2COOH(甘氨酸) \longrightarrow CH_3NH_2(甲胺)＋CO_2$$
$$NH_2CH_2(CH_2)_2CHNH_2COOH(鸟氨酸) \longrightarrow NH_2CH_2(CH_2)_2CH_2NH_2(腐胺)＋CO_2$$
$$NH_2CH_2(CH_2)_3CHNH_2COOH(精氨酸) \longrightarrow NH_2CH_2(CH_2)_3CH_2NH_2(尸胺)＋CO_2$$
$$(CH_3)_2CHCHNH_2COOH(缬氨酸)＋H_2O \longrightarrow (CH_3)_2CHCH_2OH(异丁醇)＋NH_3＋CO_2$$
$$CH_3CHNH_2COOH(丙氨酸)＋O_2 \longrightarrow CH_3COOH(乙酸)＋NH_3＋CO_2$$
$$CH_2NH_2COOH(甘氨酸)＋H_2 \longrightarrow CH_4(甲烷)＋NH_3＋CO_2$$

（3）胺的分解　腐败过程中生成的胺类通过细菌的胺氧化酶被分解，最后生成氨、二氧化碳和水。

$$RCH_2NH_2(胺)＋O_2＋H_2O \longrightarrow RCHO＋H_2O_2＋NH_3$$

过氧化氢通过过氧化氢酶被分解，同时，醛也经过酸再分解为二氧化碳和水。

（4）硫醇的生成　硫醇是通过含硫化合物的分解而生成的。例如，甲硫氨酸被甲硫氨酸脱硫醇脱氨基酶，进行如下的分解作用。

$$CH_3SCH_2CHNH_2COOH(甲硫氨酸)＋H_2O \longrightarrow$$
$$CH_3SH(甲硫醇)＋NH_3＋CH_3CH_2COCOOH(\alpha\text{-}酮酸)$$

（5）甲胺的生成　鱼、贝、肉类的正常成分三甲胺氧化物可被细菌的三甲胺氧化还原酶还原生成三甲胺。此过程需要有可使细菌进行氧化代谢的物质（有机酸、糖、氨基酸等）作为供氢体。

$$(CH_3)_3NO＋NADH \longrightarrow (CH_3)_3N＋NAD＋H_2O$$

2. 食品中脂肪的分解

虽然脂肪发生变质主要是由于化学作用所引起，但是许多研究表明，它与微生物也有着密切的关系。脂肪发生变质的特征是产生酸和刺激的气味。人们一般把脂肪发生的变质称为酸败。

食品中油脂酸败的化学反应，主要是油脂自身氧化过程，其次是加水水解。油脂的自身氧化是一种自由基的氧化反应，而水解则是在微生物或动物组织中的解脂酶作用下，使食物中的中性脂肪分解成甘油和脂肪酸等。但油脂酸败的化学反应目前仍在研究中，过程较复杂，有些问题尚待澄清。

油脂的自身氧化是一种自由基（游离基）氧化反应，其过程主要包括：脂肪酸（RCOOH）在热、光线或铜、铁等因素作用下，被活化生成不稳定的自由基 R·、H··，这些自由基与 O_2 生成过氧化物自由基；接着自由基循环往复不断地传递生成新的自由基，在这一系列的氧化过程中，生成了氢过氧化物、羰基化合物（如醛类、酮类、低分子脂酸、醇类、酯类等）、羟酸以及脂肪酸聚合物、缩合物（如二聚体、三聚体等）。

脂肪酸败也包括脂肪的加水分解作用，产生游离脂肪酸、甘油及其不完全分解的产物。如甘油一酯、甘油二酯。

$$食物中脂肪 \xrightarrow{微生物的解脂酶等} 脂肪酸＋甘油＋其他产物$$

脂肪酸可进而断链而形成具有不愉快味道的酮类或酮酸；不饱和脂肪酸的不饱和键可形成过氧化物。脂肪酸也可再氧化分解成具有特异臭味的醛类和醛酸，即所谓的刺激气味。这就是食用油脂和含脂肪丰富的食品发生酸败后感官性状改变的原因。

脂肪自身氧化以及加水分解所产生的复杂分解产物，使食用油脂或食品中脂肪带有若干明显特征：首先是过氧化值上升，这是脂肪酸败最早期的指标；其次是酸度上升，羰基（醛酮）反应阳性。脂肪酸败过程中，由于脂肪酸的分解其固有的碘值、凝固点（熔点）、密度、折射率、皂化值等也必然发生变化，因而脂肪酸败所特有的刺激味，肉、鱼类食品脂肪的超期氧化变黄，鱼类的"油烧"现象等也常常被作为油脂酸败鉴定中较为实用的指标。

食品中脂肪及食用油脂的酸败程度，受脂肪的饱和度、紫外线、氧、水分、天然抗氧化剂以及铜、铁、镍离子等影响。油脂中脂肪酸不饱和度、油料中动植物残渣等，均有促进油脂酸败的作用，而油脂的脂肪酸饱和程度、维生素 C、维生素 E 等天然抗氧化物质及芳香化合物含量高时，则可减慢氧化和酸败。

3. 食品中碳水化合物的分解

食品中的碳水化合物包括纤维素、半纤维素、淀粉、糖原以及双糖和单糖等。含这些成分较多的食品主要是粮食、蔬菜、水果和糖类及其制品。在微生物及动植物组织中的各种酶及其他因素作用下，这些食品组成成分被分解成单糖、醇、醛、酮、羧酸、二氧化碳和水等低级产物。由微生物引起糖类物质发生的变质，习惯上称为发酵或酵解。

$$碳水化合物 \xrightarrow{分解糖类的微生物} 有机酸＋酒精＋气体等$$

碳水化合物含量高的食品变质的主要特征为酸度升高、产气和稍带有甜味、醇类气味等。食品种类不同也表现为糖、醇、醛、酮含量升高或产气（CO_2），有时常带有这些产物特有的气味。水果中果胶可被一种曲霉和多酶梭菌所产生的果胶酶分解，并可使含酶较少的新鲜果蔬软化。

四、食品腐败变质的危害

腐败变质食品对人体健康的影响主要表现在以下三个方面。

1. 食品变质产生的厌恶感

由于微生物在生长繁殖过程中促进食品中各种成分分解变化，改变了食品原有的感官性状，使人对其产生厌恶感。

2. 食品的营养价值的降低

由于食品中蛋白质、脂肪、碳水化合物腐败变质后结构发生变化，因而丧失了原有的营养价值。

3. 食品变质引起的人体中毒或潜在危害

食品从生产加工到销售的整个过程中，食品被污染的方式和程度也很复杂，食品腐败变质产生的有毒物质多种多样，对人体健康可造成危害。

五、防止食品腐败变质的措施

食品保藏是为了防止食品腐败变质、延长食品可供食用的期限，对食品进行的加工处理。食品保藏原理是阻止或消除微生物的污染、抑制微生物的生长和代谢、杀死微生物。具体措施如下。

1. 低温保藏

（1）冷藏与冷冻　冷藏温度范围为 $-2.2 \sim 16℃$；冷冻温度为低于 $-18℃$ 以下。

（2）低温保藏原理　减弱食品中一切化学反应速率，温度每升降 $10℃$，化学反应速率可增加 1 倍或减少 $1/10$，温度越低，对化学反应速率影响越大；可以降低微生物繁殖的速率；使酶活性降低，并使非酶化学反应减弱；降低水的蒸气压，降低水分活性。

（3）低温对食品质量的影响

① 蛋白质：在 $-20℃$ 下冻结，经 $6 \sim 12$ 个月蛋白质不分解，但可发生变性，此种变性对人体利用蛋白质并无影响。

② 脂肪：脂肪易发生酸败，$-23℃$ 时脂肪几乎不酸败。

③ 碳水化合物：无变化，只有部分蔗糖变成转化糖。

④ 矿物质：只要食品汁液不外流，实际上没有损失。

⑤ 维生素 B_1、维生素 B_2、维生素 A：在冷藏前处理时有损失，维生素 C 温度越低越好，$-20℃$ 以下长时间不减少。

⑥ 冰结时食品容积变化，冻结对溶质重新分布的影响：食品干燥、风味改变、冻伤等。

（4）低温工艺的食品卫生问题

① 选择适宜的低温范围；

② 用冰制冷时，结冰用水符合饮用水卫生要求；

③ 防止冷冻剂泄漏污染；

④ 防止结露现象发生，结露是温度高部位食品蒸发的水分在食品温度低的部位凝结即

结露；

⑤ 低温工艺对食品质量影响主要是脂肪酸败。

2. 高温杀菌保藏

（1）高温保藏的原理 微生物对热敏感，杀灭微生物，破坏食品中的酶活性，可以有效地防止食品腐败，延长保质期。

（2）高温工艺对食品质量的影响

① 蛋白质变性。高温下蛋白质分子结构中分子肽链松散，酶等特殊蛋白失去活性，氮溶解指数下降，易受到消化酶作用，而有利于人体消化吸收。

② 脂肪聚合。在 $160 \sim 180℃$ 以上特别是达到 $250℃$ 时，产生过氧化物低分子分解产物，脂肪酸的二聚体和多聚体、羰基和环氧基等，以致油脂变色，黏度上升，脂肪酸氧化，而有一定毒性并破坏氨基酸等营养素。

③ 碳水化合物

a.淀粉糊化。淀粉粒结晶被破坏，膨润与水结合，黏度增高。

b.老化。糊化后的淀粉在室温或低于室温下放置后，会变得不透明，甚至凝结而沉淀的现象。

c.食品褐变。酶促褐变（酚酶催化酚类物质形成醌及其聚合物的结果）、非酶促褐变（羰氨反应也称美拉德反应，系由蛋白质、氨基酸等的氨基和糖以及脂肪氧化的醛、酮等羰基所发生的反应，使食物带有棕色和香气）。

d. 焦糖化。赋予食品特有的色调与香味，温度小于 $150℃$ 糖分子不断裂，产生一系列异构化，分子间脱水产生寡聚糖。无水糖温度大于 $150℃$ 糖分子碳链断裂，产生低分子挥发物如麦芽醇及某些酮类。

④ 维生素和无机盐。水溶性维生素流失。

⑤ 其他影响。色变、香变。

（3）高温杀菌技术

① 一般加热：$100℃$，煮沸消毒。

② 巴氏消毒：$60℃$，$30min$。

③ 高温瞬间消毒：$72 \sim 95℃$，$10 \sim 30s$。

④ 超高温瞬时处理（UHT）：利用 $135 \sim 150℃$ 的高温在瞬间（$2 \sim 8s$）加热流体食品物料使之达到商业无菌的要求。

⑤ 微波杀菌：应用 $91.5MHz$ 或 $24.50MHz$ 的微波对食品物料进行加热达到杀菌和干燥的目的。

⑥ 高压杀菌技术：将包装的食品物料在 $200 \sim 600MPa$ 高压处理达到杀菌的目的。

3. 脱水与干燥保藏

干燥食品：含水量在 15% 以下或 a_w 值在 $0 \sim 0.60$ 之间的食品。

半干燥食品：含水量在 $25\% \sim 50\%$ 之间或 a_w 值在 $0.60 \sim 0.85$ 之间的食品。

（1）原理 脱水保藏是将食品中水分降至微生物生长繁殖所必需的含量以下。干燥保藏是水分从物料表面向气相中转移的过程也是干燥过程的本质。

（2）脱水干燥工艺对食品质量的影响 高温脱水的食品质量变化与热处理相同，冷冻脱水食品的营养成分变化很少，主要是水溶性维生素损失。

食品腌渍烟熏
保藏

4. 食品腌渍和烟熏保藏

腌渍保藏是让食盐或食用糖渗入食品组织内，降低食品的水分活性，提高其渗透压，借以有选择地控制微生物的活动和发酵，抑制腐败菌的生长，从而防止食品腐败变质，保持食品的食用品质，这样的保藏方法称为腌渍保藏。一般包括盐腌食品，食盐含量占食物的 15%～20%；糖渍食品，加糖量为食物总重量 50% 以上，以 70%～75% 为最适宜。

熏制食品是将盐腌食品用植物性燃料烟熏或液熏而成。方法分别是冷熏、热熏、液态烟熏制剂。

（1）冷熏是将制品周围熏烟和空气混合气体的温度不超过 22℃ 的烟熏过程，需时较长，一般为 4～7 天，熏烟成分在制品内渗透较深。

（2）热熏是将制品周围熏烟和空气混合气体的温度超过 22℃ 的烟熏过程，一般温度 35～50℃，时间为 12～48h。

（3）液态烟熏制剂与天然烟熏相比优点是节省大量投资费用，烟熏性能好，制得的液态烟熏制剂中固相已去净，无致癌的危险性，但烟熏食品致癌问题仍被关注。

5. 食品辐照保藏

（1）辐照工艺是用 ^{60}Co（^{137}Cs）产生的 γ 射线以及电子加速器产生的 10 兆电子伏（MeV）以下的电子束照射食品，使食品中微生物失活或者代谢活动减慢，达到食品保鲜及长期保存的目的。

食品辐照保藏

（2）辐照工艺应用于密封容器内食品的杀菌、辐照保藏食品、防止昆虫侵袭食品、抑制某些食品发芽、污水和食品加工废物的处理、改变食品的品质。

（3）辐照食品的卫生管理　我国现有法规有《食品安全国家标准　食品辐照加工卫生规范》（GB/T 18524—2016）。

6. 气体保藏

气体保藏是改变食品贮存环境中气体组成达到杀菌抑菌和减缓食品变化过程的工艺处理。措施是增加 CO_2，用不透气薄膜袋包装；或者充填 N_2，并加用脱氧剂。

7. 化学保藏

（1）食品化学保藏就是在食品生产和贮运过程中使用化学添加剂提高食品的耐藏性和达到某种加工目的。如山梨酸和丙酸钙加入面包中用来抑制霉菌生长；腌肉时加入硝酸盐和亚硝酸盐，除了发色作用外，还可抑制肉毒梭菌的作用。化学防腐剂的使用必须符合食品添加剂的有关标准。

食品化学保藏

（2）化学保藏的卫生与安全　①添加到食品中的化学制品在用量上受到限制；②化学保藏的方法并不是全能的，它只能在一定时期内防止食品变质；③化学保藏剂添加的时机需要掌握时机，时机不当就起不到预期的作用。

（3）其他化学保藏方法

① 溶菌酶。是已使用的防腐剂之一，早在 1907 年就有了关于细菌溶解因子的报告，到了 1922 年 Alexander Fleming 正式把具有溶菌作用的因子命名为溶菌酶。以后人们便开始了对溶菌酶的研究，到现在已对溶菌酶有了比较彻底的了解。

② 植物提取物。植物中具有抗菌活性的代谢产物大致可以分为四类：植物抗毒素类、酚类、有机酸类和精油类。但是目前天然植物中存在的抗菌物质并不能大规模商业化使用，

原因之一可能是杀菌有效性和大剂量使用时的特殊气味的矛盾，即必须做到在有效的前提下，产生的气味最小。

第三节　致病性细菌对食品的污染

食品中污染的致病性微生物可以引起食物中毒及以食品为传播媒介的疾病。主要有致病性细菌和病毒，本节主要介绍借助食品传播的细菌传染病。

一、常见致病性细菌对食品的污染

1. 痢疾杆菌对食品的污染

（1）病原体　细菌性痢疾（简称菌痢）又称志贺菌病，是由志贺菌属（又称痢疾杆菌）引起的一种肠道传染性腹泻，是夏秋季节最常见的肠道传染病之一。痢疾杆菌分为四个菌群：甲群（志贺痢疾杆菌）、乙群（福氏痢疾杆菌）、丙群（鲍氏痢疾杆菌）、丁群（宋氏痢疾杆菌）。四个菌群均可产生内毒素，甲群还可产生外毒素。四种痢疾杆菌都能引起普通型痢疾和中毒型痢疾。我国目前痢疾的病原菌以福氏痢疾杆菌为主，宋氏和鲍氏痢疾杆菌有增多趋势。

（2）病原体征　痢疾的潜伏期长短不一，最短的数小时，最长的8天，多数为2～3天。由于临床表现和疾病经过不同，医学家将痢疾分为普通型痢疾、中毒型痢疾和慢性痢疾。

① 普通型痢疾。绝大多数痢疾属普通型。因为痢疾杆菌均可产生毒素，所以大部分病人都有中毒症状：起病急、恶寒、发热，体温常在39℃以上，头痛、乏力、呕吐、腹痛和里急后重。痢疾杆菌主要侵犯大肠，尤其是乙状结肠和直肠，所以左下腹疼痛明显。患痢疾的病人腹泻次数很多，大便每日数十次，甚至无法计数。由于直肠经常受到炎症刺激，所以病人总想解大便，但又解不出多少，这种现象叫里急后重。里急后重现象严重的可引起肛门括约肌松弛。腹泻次数频繁的病人可出现脱水性酸中毒。对痢疾杆菌敏感的抗生素较多，绝大多数病人经过有效抗生素治疗，数日后即可缓解。

② 中毒型痢疾。近年来中毒型痢疾有减少趋势。此型病人多是2～7岁的孩子。由于他们对痢疾杆菌产生的毒素反应强烈，微循环发生障碍，所以中毒症状非常严重。多数孩子起病突然，高热不退，少数孩子初起为普通型痢疾，后来转成中毒型痢疾。患儿萎靡不振、嗜睡、谵语、反复抽风，甚至昏迷。休克型表现面色苍白，皮肤花纹明显，四肢发凉，心音低弱，血压下降。呼吸衰竭型表现呼吸不整，深浅不一，双吸气、叹气样呼吸、呼吸暂停，两侧瞳孔不等大、忽大忽小，对光反射迟钝或消失。混合型具有以上两型临床表现，病情最为凶险。中毒型痢疾病人发病初期肠道症状往往不明显，有的经过一天左右时间才排出痢疾样大便。在典型痢疾大便排出前，用肛管取便或2%盐水灌肠，有助于早期诊断。在痢疾高峰季节，孩子突然高热抽风，没精神，面色灰白，家长应立刻将患儿送往医院检查和抢救。

③ 慢性痢疾。慢性痢疾学龄前儿童患病多，婴幼儿高发，多因诊断不及时、治疗不彻底所致、细菌耐药，患儿身体虚弱，病程超过2个月。慢性痢疾患儿症状轻，食欲低下，大便黏液增多，身体逐渐消瘦，愈后不好。

（3）污染途径　污染传播途径大致有以下五种形式。

① 食物型传播。痢疾杆菌在蔬菜、瓜果、腌菜中能生存1～2周，并可繁殖，食用生冷

食物及不洁瓜果可引起菌痢发生。带菌厨师和痢疾杆菌污染食品常可引起菌痢暴发。

② 水型传播。痢疾杆菌污染水源可引起暴发流行。

③ 日常生活接触型传播。污染的手是非流行季节中散发病例的主要传播途径。桌椅、玩具、门把、公共汽车扶手等均可被痢疾杆菌污染，若用手接触后马上抓食品，或小孩吸吮手指均会致病。

④ 苍蝇传播。苍蝇粪极易造成食物污染。

⑤ 洪涝灾害使得人们的生活环境变坏，特别是水源受到严重污染，饮食卫生条件恶化及居住条件较差，因此感染志贺菌的可能性大大增加，水灾后局部发生细菌性痢疾暴发的可能性很大，要提高警惕和加强防治。

（4）预防措施　细菌性痢疾的主要防治措施如下。

① 政府行为方面。要搞好食品卫生，保证饮水卫生，作好疫情报告，出现疫情后，立即找出并控制传染源，禁止患者或带菌者从事餐饮业和保育工作，限制大型聚餐活动。

② 个人卫生方面。喝开水，不喝生水，用消毒过的水洗瓜果蔬菜和碗筷及漱口；饭前便后要洗手，不要随地大便；吃熟食不吃凉拌菜，剩饭菜要加热后吃；做到生熟分开，防止苍蝇叮爬食物。

2. 沙门菌对食品的污染

（1）病原体　沙门菌无芽孢，无荚膜，多数细菌有周身鞭毛和菌毛，有动力。在普通培养基上呈中等大小、表面光滑的菌落，无色半透明。不分解乳糖、蔗糖和水杨酸，能分解葡萄糖和甘露醇。吲哚、尿素分解试验及 V-P 试验均为阴性。

沙门菌能在简单的培养基上生长，含有煌绿或亚硒酸盐的培养基可抑制大肠杆菌生长而起增菌作用。沙门菌生长的最佳温度为 35～37℃，最佳 pH 为 6.5～7.5。

本属细菌抵抗力不强，60℃ 30min、5％石炭酸溶液及 70％酒精 5min 均可将其杀死。在水中能生存 2～3 周，在粪便中可生存 1～2 个月，在冰中能生存 3 个月。对氯霉素、氨苄青霉素和复方新诺明敏感。

其抗原结构是分类的重要依据。其抗原可分为菌体抗原（O 抗原）、鞭毛抗原（H 抗原）和表面抗原（Vi 抗原）三种。该类菌，按菌体抗原结构的不同，可分为 A、B、C、D、E、F、G、H、I 等血清群，再按鞭毛抗原的不同而鉴别组内的各血清型。目前，已知沙门菌共有2000 多种血清型，在我国已发现有 161 个血清型，但从人类和动物经常分离出的血清型却只有40～50 种，其中仅有 10 种是主要血清型。与人类有关的血清型主要隶属于 A～E 组，即伤寒杆菌，甲、乙、丙型副伤寒杆菌，鼠伤寒杆菌，猪霍乱杆菌，肠炎杆菌，鸭沙门菌，新港沙门菌等，仅少数几种对人致病，其中以鼠伤寒杆菌、肠炎杆菌及猪霍乱杆菌为最常见。

（2）病原体征　潜伏期因临床类型而异，胃肠炎型者短至数小时，而类伤寒型或败血症型可长达 1～2 周。

① 胃肠炎型。是最常见的临床类型，约占 75％，多由鼠伤寒杆菌、猪霍乱杆菌及肠炎杆菌引起。多数起病急骤，畏寒发热，体温一般 38～39℃，伴有恶心、呕吐、腹痛、腹泻，大便每日 3～5 次至数十次不等，大便常为水样，量多，很少或没有粪质，可有少量黏液，有恶臭、偶可呈黏液脓血便。本型病程一般 2～4 天，偶有长达 1～2 周。

② 类伤寒型。多由猪霍乱杆菌及鼠伤寒杆菌所引起。潜伏期平均 3～10 天，临床症状与伤寒相似，但病情和经过均较伤寒为轻。热型呈弛张热或稽留热，亦可有相对缓脉，但皮疹少见，腹泻较多，由于肠道病变较轻，形成溃疡较少，故很少发生肠出血和肠穿孔。

③ 败血症型。常见的致病菌为猪霍乱杆菌或鼠伤寒杆菌。多见于婴幼儿、儿童及兼有

慢性疾病的成人。起病多急骤，有畏寒、发热、出汗及轻重不等的胃肠道症状。

④ 局部化脓感染型。多见于 C 组沙门菌感染。一般多见于发热阶段或热退后出现一处或几处局部化脓病灶。

（3）污染途径　沙门菌属广泛分布于自然界。可在人和许多动物的肠道中繁殖，带菌宿主的粪便为该菌传染源之一。引起沙门菌食物中毒的食品主要为鱼、肉、禽、蛋和乳等食品，其中尤以肉类占多数。豆制品和糕点等有时也会引起沙门菌食物中毒。沙门菌污染食品的机会很多，各类食品被污染的原因如下。

① 肉类食品沙门菌污染包括生前感染和宰后污染，生前感染又包括原发性沙门菌病和继发性沙门菌病。生前感染是肉类食品污染沙门菌的主要原因。宰后污染系指家畜、家禽在宰杀后被带有沙门菌的粪便、污水、土壤、容器、炊具、鼠、蝇等所污染，可发生在从屠宰到烹调的各个环节中。特别在熟肉制品的加工销售过程中，由于刀具、砧板、炊具、容器等生熟交叉污染或食品从业人员及带菌者污染，导致熟肉制品再次受沙门菌的污染。

② 家禽蛋类及其制品沙门菌污染比较常见，尤其是鸭、鹅等水禽蛋类。由于家禽产卵和粪便排泄通过同一泄殖腔，加上蛋壳上又有气孔，所以当家禽产蛋时，泄殖腔内的沙门菌可污染蛋壳并通过气孔而侵入蛋中。

③ 鲜乳及其制品沙门菌污染。其原因为沙门菌病乳牛导致牛乳带菌或健康乳牛在挤乳过程中牛乳受沙门菌污染，如果巴氏消毒不彻底，食后可引起沙门菌属食物中毒。

④ 淡水鱼虾蟹等水产品沙门菌污染。主要原因是水源被沙门菌污染。

上述这些被沙门菌污染的食品在适合该菌大量繁殖的条件下，放置较久，食前未再充分加热，因而极易引起食物中毒。

由于沙门菌不分解蛋白质，因此被沙门菌污染的食品，通常没有感官性状的变化，难以用感官鉴定方法鉴别，故尤应引起注意，以免造成食物中毒。

（4）预防措施

① 注意饮食卫生，不吃病、死畜禽的肉类及内脏、不喝生水。动物性食物如肉类及其制品均应煮熟煮透方可食用。

② 加强食品卫生管理，应注意对屠宰场、肉类运输、食品厂等部门的卫生检疫及饮水消毒管理。消灭苍蝇、蟑螂和老鼠。搞好食堂卫生，健全和执行饮食卫生管理制度。

③ 发现病人及时隔离治疗，恢复期带菌者或慢性带菌者不应从事饮食行业的工作。

④ 防止医院内感染。医院特别是产房、儿科病房和传染病病房要防止病房内流行。一旦发现，要彻底消毒。

⑤ 禁止将与人有关的抗生素用于畜牧场动物而增加耐药机会。

3. 致病性大肠杆菌（O_{157}）对食品的污染

（1）病原体　大肠杆菌（又称大肠埃希菌）有致病性和非致病性之分。非致病性大肠埃希菌是肠道正常菌丛，致病性大肠埃希菌则能引起食物中毒。

致病性大肠埃希菌分为侵入型和毒素型两类。前者引起的腹泻与痢疾杆菌引起的痢疾相似，一般称为急性痢疾型；后者所引起的腹泻为胃肠炎型，一般称为急性胃肠炎型。毒素型大肠埃希菌产生的肠毒素，可分为耐热毒素和不耐热毒素。前者加热至 100℃ 经 30min 尚不破坏，后者加热 60℃ 仅 1min 即被破坏。致病性大肠埃希菌有产肠毒素性大肠埃希菌（ETEC）、肠致病性大肠埃希菌（EPEC）、肠侵袭性大肠埃希菌（EIEC）、肠出血性大肠埃希菌（EHEC）以及肠黏附性大肠埃希菌（EAEC）五类。不同病原性大肠埃希菌所致的腹泻特点不同。

（2）病原体征

① 产肠毒素性大肠埃希菌肠炎。本病潜伏期一般为 44h，其临床表现为水样腹泻，每日 2～10 次，偶呈重症霍乱状。对于儿童和年老体衰患者，严重腹泻常并发脱水、电解质紊乱、休克及酸中毒，有生命危险。发热者较少，多为低热。可有腹痛、恶心、呕吐、头痛及肌痛，但无里急后重。

② 肠致病性大肠埃希菌肠炎。传染源主要是病人及带菌者，有婴儿带菌者亦有成人带菌者，传染性强，以直接接触传播为主，通过污染的手、食品或用具而传播，成人常通过污染的食品及饮水，或因呼吸道吸入污染的尘埃进入肠道而发病。轻症者不发热，大便每日 3～5 次，黄色蛋花样，量较多，重症患者可有发热、呕吐、腹痛、腹胀等，呈黏液脓血便。呕吐、腹泻严重者可有失水及酸中毒表现。并发症主要有重度等渗性脱水、代谢性酸中毒、败血症、（心、肝、肾）功能障碍、肺炎、低血 K^+ 及低血 Ca^{2+}，成人预后较好，小儿病死率高。

③ 肠侵袭性大肠埃希菌肠炎。侵袭性大肠杆菌主要引起较大儿童及成人腹泻。本菌一般不产生肠毒素，但可侵袭结肠黏膜上皮，致使细胞损伤，形成炎症、溃疡，出现类似菌痢的症状，腹泻可呈脓血便，伴发热、腹痛、里急后重感，常易被误诊。本病临床表现轻重悬殊，较重病例酷似细菌性痢疾，有发热、头痛、肌痛及乏力等毒血症症状，伴腹痛、腹泻、里急后重及黏液脓血便。

④ 肠出血性大肠埃希菌肠炎。病变部位主要在肾脏时可导致溶血尿毒症综合征，亦可由此引起肠壁梗死、出血以及中枢神经系统病变。本病腹泻特点为：a.起病急骤，一般无发热，有痉挛性腹痛，腹泻初为水样，继即为血性；b.乙状结肠镜检查显示肠黏膜充血、水肿，钡灌肠 X 射线检查可见升结肠、横结肠黏膜下水肿而呈拇指纹状；c.感染后约 1 周可发生溶血尿毒症综合征；d.病程为 7～9 天，也有长达 12 天者。

家禽家畜为本病贮存宿主和主要传染源，如牛、羊、猪等，以牛带菌率最高。病人和无症状携带者也是传染源之一。消化道传播，通过进食被污染的食物、水或与病人接触而传染，人群普遍易感，但以老人、儿童为主。有明显的季节性，7～9 月为流行高峰，原则上可按其他感染性腹泻类似的处理。

⑤ 肠黏附性大肠埃希菌肠炎。肠黏附性大肠埃希菌不产生肠毒素及志贺样毒素，腹泻机制不明。健康带菌者 7%～8%。其唯一特征是具有与 Hep-2 细胞黏附的能力，但黏附形式与 EPEC 不同。EAEC 亦是旅游者腹泻和小儿慢性腹泻的病原体。

本菌多侵犯小儿，流行中以小儿为主，成人亦可发病，易引起腹泻迁延慢性化。临床表现多无发热，腹泻 3～5 次/日，大便多为稀蛋花样或带奶瓣样，量多，严重者可出现肠麻痹和黏液血样大便。

（3）污染途径 可通过饮用受污染的水或进食未熟透的食物而感染。饮用或进食未经消毒的奶类、芝士、蔬菜、果汁及乳酪而染病的个案亦有发现。此外，若个人卫生欠佳，亦可能会通过人传人的途径，或经进食受粪便污染的食物而感染该种病菌。

（4）预防措施 致病性大肠杆菌的传染源是人和动物的粪便。自然界的土壤和水常因粪便的污染而成为次级的传染源。易被该菌污染的食品主要有肉类、水产品、豆制品、蔬菜及鲜乳等。这些食品经加热烹调，污染的致病性大肠杆菌一般都能被杀死，但熟食在存放过程中仍有可能被再度污染。因此要注意熟食存放环境的卫生，尤其要避免熟食直接或间接地与生食品接触。对于各种凉拌食用的食品要充分洗净，并且最好不要大量食用，以免摄入过量的活菌而引起中毒。同时加强屠宰检疫工作，防止病畜进入市场。控制室温及存放容器的温度，在 5℃下该菌可受到抑制，杀灭该菌一般在 80℃、15min 条件下即可保证食品的食用安全性。

4. 霍乱弧菌对食品的污染

（1）病原体　霍乱弧菌属弧菌科弧菌属，为革兰染色阴性菌。菌体短小，弧形或逗点状，运动活泼。能发酵蔗糖和甘露糖，不发酵阿拉伯胶糖，皆与霍乱多价血清发生凝集。对营养要求简单，在普通蛋白胨水中生长良好。最适酸碱度为 pH7.2～7.4，最适生长温度为37℃。由于对酸非常敏感而对碱耐受性大，可与其他不易在碱性培养基上生长的肠道菌相鉴别。霍乱弧菌包括两个生物型：古典生物型和埃尔托生物型。两个生物型有相同的抗原结构，均属 OI 群霍弧菌，可分为小川（Ogawa）、稻叶（Inaba）和彦岛（Hikojima）三个不同的血清型。既往流行的两型菌株中，总以小川血清型占绝对优势，但 20 世纪末稻叶血清型却明显增多。本菌能产生外毒素性质的霍乱肠毒素，可引起患者剧烈腹泻。自然突变也是本菌的特性之一，埃尔托生物型表现尤为明显，古典生物型的致病性一般强于埃尔托生物型。本菌对各种常用消毒药品比较敏感，一般易于杀灭。

霍乱弧菌进入人体的唯一途径是通过饮食由口腔经胃到小肠。此菌对胃酸十分敏感，因而多数被胃酸杀死，只有那些通过胃酸屏障而进入小肠碱性环境的少数弧菌，在穿过小肠黏膜表面的黏液层之后，才黏附于小肠上皮细胞表面并在这里繁殖，同时产生外毒素性质的霍乱肠毒素，引起肠液的大量分泌，结果出现剧烈的腹泻和反射性呕吐。

（2）病原体征　人感染后，隐性感染者比例较大。在显性感染者中，以轻型病例为多，这一情况在埃尔托型霍乱尤为明显。本病的潜伏期可由数小时至 5 日，以 1～2 日为最常见。多数患者起病急骤，无明显前驱症状。病程一般可分为三期。

① 泻吐期。多以突然腹泻开始，继而呕吐。一般无明显腹痛，无里急后重感。每日大便数次甚至难以计数，量多，每天 2000～4000mL，严重者 8000mL 以上，初为黄水样，不久转为米泔水样便，少数患者有血性水样便或柏油样便，腹泻后出现喷射性呕吐，初为胃内容物，继而水样、米泔样。呕吐多不伴有恶心，喷射样，其内容物与大便性状相似。约15%的患者腹泻时不伴有呕吐。由于严重泻吐引起体液与电解质的大量丢失，出现循环衰竭，表现为血压下降，脉搏微弱，血红蛋白及血浆密度显著增高，尿量减少甚至无尿。机体内有机酸及氮素产物排泄受障碍，患者往往出现酸中毒及尿毒症的初期症状。血液中钠、钾等电解质大量丢失，患者出现全身性电解质紊乱。缺钠可引起肌痉挛，特别以腓肠肌和腹直肌为最常见。缺钾可引起低钾综合征，如全身肌肉张力减退、肌腱反射消失、鼓肠、心动过速、心律不齐等。由于碳酸氢根离子的大量丢失，可出现代谢性酸中毒，严重者神志不清，血压下降。

② 脱水虚脱期。患者的外观表现非常明显，严重者眼窝深陷，声音嘶哑，皮肤干燥皱缩，弹性消失，腹下陷呈舟状，唇舌干燥，口渴欲饮，四肢冰凉，体温常降至正常以下，肌肉痉挛或抽搐。患者生命垂危，但若能及时妥善地抢救，仍可转危为安，逐步恢复正常。

③ 恢复期。少数患者（以儿童多见）此时可出现发热性反应，体温升高至 38～39℃，一般持续 1～3 天后自行消退，故此期又称为反应期。病程平均 3～7 天。

目前霍乱大多症状较轻，类似肠炎。按脱水程度、血压、脉搏及尿量多少分为四型。中型与重型患者由于脱水与循环衰竭严重，一般较易诊断；而轻型患者则多被误诊或漏诊，以致造成传染的扩散。

① 轻型。仅有短期腹泻，无典型米泔水样便，无明显脱水表现，血压、脉搏正常，尿量略少。

② 中型。有典型症状体及典型大便，脱水明显，脉搏细速，血压下降，尿量甚少，一日 500mL 以下。

③ 重型。患者极度虚弱或神志不清，严重脱水及休克，脉搏细速或者不能触及，血压下降或测不出，尿极少或无尿，可发生典型症状后数小时死亡。

④ 暴发型。称干性霍乱，起病急骤，不等典型的泻吐症状出现，即因循环衰竭而死亡。

（3）污染途径　当发生水、旱、地震等自然灾害，或战争等异常情况下，卫生设施受到严重破坏，清洁、安全饮用水的供应中断，水源受到污染，生活垃圾清理困难，环境卫生和食品卫生状况恶化，从而有利于霍乱等急性肠道传染病的传播和流行。霍乱和其他急性肠道传染病常伴随各种灾害而发生流行，是对人们生命、健康威胁极大的一组传染病。

（4）预防措施

① 管理传染源。设置肠道门诊，及时发现后隔离病人，做到早诊断、早隔离、早治疗、早报告，对接触者需留观5天，待连续3次大便阴性方可解除隔离。

② 切断传播途径。加强卫生宣传，积极开展群众性的爱国卫生运动，管理好水源、饮食，处理好粪便，消灭苍蝇，养成良好的卫生习惯。

③ 保护易感人群。积极锻炼身体，提高抗病能力，可进行霍乱疫苗预防接种，新型的口服重组B亚单位/菌体霍乱疫苗已在2004年上市。

5. 变形杆菌对食品的污染

（1）病原体　病原变形杆菌属包括普通变形杆菌、奇异变形杆菌、莫根变形杆菌、雷极变形杆菌和无恒变形杆菌五种，前三种能引起食物中毒，后一种会引起婴儿腹泻。变形杆菌抵抗力较弱，煮沸数分钟即死亡，55℃经1h，或在1％石炭酸中30min均可被杀灭。

（2）病原体征　变形杆菌食物中毒的临床表现为三种类型，即急性胃肠炎型、过敏型和同时具有上述两种临床表现的混合型。急性胃肠炎型，潜伏期最短者为2h，最长为30h，一般10～12h，病程1～2日，预后良好。过敏型潜伏期较短，一般30min～2h，主要表现为面颊潮红、荨麻疹、醉酒感、头痛、发烧，病程1～2日。混合型中毒症状既有过敏型中毒症状，又有急性胃肠炎症状。

（3）污染途径　变形杆菌食品中毒主要是以食用动物性食品和以熟肉和内脏制品的冷盘最为常见。此外，豆制品、凉拌菜和剩饭等亦间有发生。变形杆菌在自然界分布很广，人和动物的肠道中也经常存在。食物中的变形杆菌主要来自外界的污染。环境卫生不良、生熟交叉污染、食品保藏不当以及剩余饭菜食前未充分加热，是引起中毒的主要原因。

（4）预防措施

① 凡接触过生肉和生内脏的容器、用具等要及时洗刷消毒，严格做到生熟分开，防止交叉感染。

② 生肉、熟食及其他动物性食品，都要存放在10℃以下，防止高温环境使细菌大量繁殖。无冷藏设备时，也应尽量把食品放在阴凉通风处，存放时间不宜过长。

③ 肉类在加工烹调过程中应充分加热，烧熟煮透。剩饭剩菜和存放时间长的熟肉制品，在食用前必须回锅加热。

6. 副溶血性弧菌对食品的污染

（1）病原体　副溶血性弧菌是一种嗜盐菌，在无盐的培养基中生长很差，甚至不能生长。在含食盐3％～3.5％，温度30～37℃时生长最好。该菌不耐热，80℃、1min即被杀死，对酸敏感，在稀释一倍的食醋中经1min即可死亡，但在实际调制食品时，可能需10min才能杀死。带有少量副溶血性弧菌的食品，在适宜温度（30～37℃）下经过3～4h，可急剧增加，并可引起食物中毒。

（2）病原体征　中毒症状潜伏期短，一般为 10～18h，最短 3～5h，长者达 24～48h。主要症状为上腹部阵发性绞痛、呕吐、腹泻、发烧（37.5～39.5℃），腹泻有时为黏液便、黏血便，大多数经 2～4 天后恢复，少数出现虚脱状态，如不及时抢救会导致死亡。

（3）污染途径　副溶血性弧菌广泛生存于近岸海水、海鱼和贝类中，夏秋季的海产品带菌率高达 90% 以上。故海产品以及与其接触过的炊具、容器、操作台、菜刀和抹布等是该菌传染的主要来源。

引起副溶血性弧菌食物中毒的食品主要是海产品，如海鱼、海虾、海蟹和海蜇等。其他各种食品如熟肉类、腌制品、蔬菜色拉等，亦常被交叉污染而引起食物中毒。

（4）预防措施

① 海产品带菌率很高，是副溶血性弧菌的主要污染源。因此，在加工、运输、销售等各个环节中严禁生熟混杂，防止海产品污染其他食品。

② 食物在吃前彻底加热，杀灭细菌。

③ 副溶血性弧菌在食醋中 0.5h 即可死亡，生吃食品（凉拌菜、咸菜、酱菜、海蜇）均可用食醋处理后再吃。

④ 控制细菌生长繁殖，做到鱼虾冷藏；鱼、虾和肉一定要烧熟煮透，防止外熟里生。蒸煮虾蟹时，一般在 100℃ 加热 30min；低温保存的熟食吃前要再回锅加热。

7. 葡萄球菌对食品的污染

（1）病原体　葡萄球菌是毒素型食物中毒菌。产生肠毒素的葡萄球菌可分为金黄色葡萄球菌和表皮葡萄球菌。实验证明，摄入葡萄球菌而无毒素并不引起中毒，但如果摄入葡萄球菌产生肠毒素，就能引起食物中毒。金黄色葡萄球菌在 20～37℃ 环境中极易繁殖并能较多产生肠毒素，如果培养基中含有可分解的糖类，则有利于毒素形成。

葡萄球菌的肠毒素耐热性很强，100℃ 加热 2h 方能被破坏。用油加热到 218～248℃，30min 勉强失去活性，故在一般烹调中不能完全被破坏。

（2）病原体征　中毒症状潜伏期短，在 1～6h 内即发急病，首先唾液分泌增加，出现恶心、呕吐、腹痛、水样性腹泻，吐比泻重，不发热或仅微热，有时呕吐物中含有胆汁、血液和黏液。病程较短，1～2 天即可恢复，预后良好。

（3）污染途径　葡萄球菌肠毒素引起中毒的食品主要是剩饭、凉糕、奶油糕点、牛奶及其制品、熟肉类和米酒等。

葡萄球菌的传染源主要是人和动物。例如化脓性皮肤病和疖肿或急性呼吸道感染以及口腔、鼻咽炎等患者，患有乳房炎的乳牛的奶及其制品，正常人亦常为这类菌的带菌者。此外，葡萄球菌广泛分布在自然界，食品受污染的机会很多。被污染的食品若处于 31～37℃ 之间，适合该菌繁殖，则在几小时之间即可产生足以引起中毒的肠毒素。

（4）预防措施

① 防止污染，对饮食加工、制作、销售人员要定期进行健康检查，发现带菌者或有化脓性病灶者，以及上呼吸道感染和牙龈炎症者，应暂时调换工作，及早治疗；加强对奶牛、奶羊的健康检查，牛、羊在患乳房炎未愈前，所产奶不得食用。

② 低温保藏食品，缩短存放时间，控制细菌繁殖和肠毒素的形成。

③ 剩饭剩菜除低温保存外，以不过夜最好，放置时间应在 5～6h 内。食前要彻底加热，一般加热 100℃ 经 2.5h 才能有效。严重污染有不良气味者不能食用，以防中毒。

8. 肉毒梭状芽孢杆菌对食品的污染

（1）病原体　肉毒梭状芽孢杆菌毒素中毒简称肉毒中毒，是肉毒梭状芽孢杆菌外毒素引起的一种严重的食物中毒。

肉毒梭状芽孢杆菌（简称肉毒梭菌）可产生芽孢，它为专性厌氧菌。在无氧、20℃以上和适宜的营养物质条件下可大量繁殖，并产生一种以神经毒性为特征的强烈的毒素，即肉毒毒素。肉毒毒素根据毒素抗原结构的不同，可分为 A、B、C、D、E、F、G 等七型。人类肉毒中毒主要由 A、B 及 E 型所引起，少数由 F 型引起，C、D 型肉毒毒素主要引起动物疾病。

肉毒毒素不耐热，各型毒素 80℃加热 30min 即被破坏。菌体耐热性也不强，80℃加热 20min 可杀死。但其芽孢耐热性很强，特别是 A、B 型菌的芽孢，需 100℃湿热高温经 6h 才多数死亡。

（2）病原体征　潜伏期一般 2～10 天，最短 6h，最长 60 天，其长短与食入毒素量有密切关系。潜伏期越短死亡率越高。中毒症状为全身乏力，头痛、头晕等，继之或突然出现特异性神经麻痹、眼视力降低、复视、眼睑下垂、瞳孔放大，相继引起口渴、舌短、失言、下咽困难、声哑、四肢运动麻痹。重症呼吸麻痹、尿闭而死亡，且死亡率极高。患者体温正常，意识清醒。病人经治疗可于 4～10 天后缓慢恢复，一般无后遗症。

（3）污染途径　肉毒中毒一年四季都可发生，以冬春季为最多。世界各地均有发生，但不是经常普遍发生，其发生常与特殊的饮食习惯有密切关系。我国多发地区引起中毒的食品大多数是家庭自制的发酵食品，例如臭豆腐、豆豉、豆酱和制造面酱的一种中间产物——玉米糊等。这些发酵食品所用的原料（如豆类）常带有肉毒梭状芽孢杆菌，发酵过程往往是在封闭的容器中和高温环境中进行，为芽孢的生长繁殖和产毒提供了适宜的条件，故易引起中毒。在国外，多由家庭自制的各种罐头食品、熏制食品或腌制品引发。

肉毒梭菌广泛存在于外界环境中，在土壤、地面水、蔬菜、粮食、豆类、鱼肠内容物以及海泥中均可发现，其中土壤是本菌的主要来源。各种食品的原料受到土壤肉毒梭菌的污染，加热不彻底，芽孢残存，于是在无氧条件下生长繁殖，产生毒素。

（4）预防措施

① 防止土壤对食品的污染，当制作易引起中毒的食品时，原料要充分洗净。

② 生产罐头和瓶装食品时，除建立严格合理的卫生制度外，要严格执行灭菌的操作规程。顶部有鼓起或破裂的罐头一般不能食用。

③ 由于肉毒毒素不耐热，食品食前要彻底加热，以保安全。

9. 蜡样芽孢杆菌对食品的污染

（1）病原体　蜡样芽孢杆菌食物中毒在国外早有报道，近些年来我国各地亦间有报告，大多与米饭有关，尚未引起普遍重视。

蜡样芽孢杆菌是需氧性、有运动能力、能形成芽孢的杆菌。该菌在 15℃以下不繁殖，一般的室温下很容易生长繁殖，最适温度为 32～37℃。其营养细胞不耐热，100℃经 20min 就可被杀灭，但芽孢具有耐热性。

（2）病原体征　芽孢杆菌有产生和不产生肠毒素菌株之分，产生肠毒素的菌株又分耐热和不耐热的两类。耐热的肠毒素常在米饭类食品中形成，引起呕吐型胃肠炎，不耐热肠毒素在各种食品中均可产生，引起腹泻型胃肠炎。

呕吐型胃肠炎的症状类似葡萄球菌肠毒素食物中毒。潜伏期为 0.5～2h，主要症状为恶心、呕吐、头晕、四肢无力、口干、寒战、胃不适和腹痛等。少数病人有腹泻和腹胀等症状，一般体温不升高，病程一天左右，预后良好。

腹泻型胃肠炎的潜伏期为 10~12h，以腹痛、腹泻症状为主，偶有呕吐和发烧。病程一天，预后良好。

（3）污染途径　蜡样芽孢杆菌食物中毒所涉及的食品种类繁多，包括乳类、肉类制品、蔬菜、马铃薯、香草调味汁、甜点心、凉拌菜、米粉和米饭等。

蜡样芽孢杆菌广泛分布于自然界，常发现于土壤、灰尘、腐草和空气中。食品在加工、运输、保藏和销售等过程中极易受污染。本菌的污染源主要为泥土和灰尘，它们通过苍蝇、蟑螂、用具和不卫生的手及食品从业人员进行传播。

（4）预防措施

① 为防止食物受到污染，必须遵守卫生制度，做好防蝇、防鼠、防尘工作。

② 蜡样芽孢杆菌 16~50℃时即可生长繁殖，并产生肠毒素，故食品只能在低温中短期保存。

③ 剩饭可在浅盘中摊开快速冷却，在 2h 内送往冷藏室，食用前彻底加热，一般 100℃经 20min 即可。

10.单核细胞增多性李斯特菌对食品的污染

（1）病原体　此菌在环境中的生存能力强，营养要求不高。0~50℃均能生长，30~37℃最适宜，-20℃能存活 1 年，在冷冻食品中可长期生存，是为数不多的低温生长致病菌之一。此菌不耐热，58~59℃、10min 可死亡，在中性或弱碱性条件下生长最好，对氯化钠抵抗力强，20％氯化钠溶液 4℃可存活 8 周，普通腌制食品不影响生存；能抵抗反复冷冻、紫外线照射。

（2）病原体征　感染后大多为暂时带菌。儿童显性感染主要表现为脑膜炎及败血症，成人感染表现为各种脏器的实质性病变。

① 妊娠感染。由于孕妇的细胞免疫功能下降，故易感染本菌，出现畏寒、发热、头痛、肌痛等类似上呼吸道感染症状。多发于妊娠 26~30 周。症状如果呈自限性，则不影响胎儿，但也可致早产、死胎或新生儿脑膜炎致死。如果伴羊膜炎症，孕妇可持续发热，但感染后不会出现习惯性流产。

② 新生儿感染。新生儿在胎内获得感染，分娩后发病。表现为肝、脾、肺、肾、脑等脏器内播散性脓肿或肉芽肿。早期常为败血症，后期为足月产后两周发生新生儿脑膜炎。常伴有结膜炎、咽炎，躯干及肢端皮肤红丘疹。患儿可出现呼吸或循环衰竭，病死率高达 33％~100％，早期治疗可提高存活率。

③ 中枢神经系统感染。表现为脑膜脑炎或脑干脑炎。典型的表现为发热、头痛、恶心、呕吐、脑膜刺激征、共济失调等，很少有昏迷。脑干脑炎者均为成人，发病率低，但可出现脑神经性非对称性偏瘫、共济失调等，约 40％的病人出现呼吸衰竭，病死率高。

④ 心内膜炎。多见于成人，病人可有心瓣膜病变或癌症等基础疾病。7.5％的本菌感染者出现心内膜炎，且伴发败血症，死亡率可高达 48％。

⑤ 局部感染。该菌引起的化脓性结膜炎及皮肤感染可为婴儿败血肉芽肿的一部分。淋巴结感染多见于颈部，可混合有结核性淋巴结感染。

⑥ 胃肠道感染。为自限性发热性胃肠炎，症状有腹泻、恶心、呕吐伴发热等。

此外，本菌尚可引起肝炎、肝脓肿、胆囊炎、脾脓肿、关节炎、骨髓炎、脊髓炎、脑脓肿、眼内炎等。

（3）污染途径　李斯特菌食物中毒全年可发生，夏、秋呈季节性增长。主要通过进食感染人体，可引起人的脑膜炎、败血症或无败血症性单核细胞增多症。已报道造成李斯特菌食物中毒的食品有消毒乳、乳制品、猪肉、羊肉、牛肉、家禽肉、河虾、蔬菜等。

李斯特菌食物中毒的原因多为污染该菌的食品未经充分加热后食用，如喝未彻底杀死此菌的消毒奶，冰箱内冷藏的熟食品取出后直接食用等。

（4）预防措施

① 采取有效措施保护易感人群。李斯特菌广泛存在于环境和食品中，大多数健康人摄入而没有致病是由于有抵抗力；另一原因是动物食品虽然带菌率较高，但菌量少，只有少数免疫力低下的人发病，因此预防的重点是放在保护高危人群。

② 切断污染源。李斯特菌具有嗜冷特性，冰箱保存食品时间不宜过长，食用前要彻底加热消毒。

11. 阪崎肠杆菌对食品的污染

阪崎肠杆菌是乳粉制品中新发现的一种致病菌。由其引起的婴儿、早产儿脑膜炎、败血症及坏死性结肠炎散发和暴发的病例已在全球相继出现。多份研究报告表明婴儿配方奶粉是当前发现致婴儿、早产儿脑膜炎、败血症和坏死性结肠炎的主要感染渠道，在某些情况下，由阪崎肠杆菌引发疾病而导致的死亡率可达 40%～80%。阪崎肠杆菌已引起世界多国相关部门的重视。

（1）病原体　阪崎肠杆菌属肠杆菌科肠杆菌属，革兰染色阴性杆菌。阪崎肠杆菌在自然界分布广泛，繁殖迅速，但不耐热，可通过巴斯德消毒法杀灭。阪崎肠杆菌属条件致病菌，在一般情况下，不对人体健康产生危害，但对于免疫力低下者和婴幼儿、新生儿，尤其是早产儿、低体重儿可以致病。

（2）病原体征　多数患儿临床症状轻微且不典型，易被忽略。严重者可引起坏死性小肠结肠炎、败血症、脑膜炎等。

① 全身症状。发热，新生儿可表现为体温不升、精神萎靡、拒乳、黄疸加重，面色发灰、皮肤发花甚至出现休克。

② 消化系统症状。可有呕吐、腹胀、腹泻、黏液血便，肠鸣音减弱甚至消失，严重时可发生肠穿孔和腹膜炎。

③ 神经系统症状。烦躁、哭声尖直、嗜睡甚至昏迷，可出现凝视、惊厥，查体可有头围增大、颅缝裂开、前囟张力增高、脑膜刺激征阳性。

（3）污染途径　阪崎肠杆菌在自然界分布广泛，在水、土壤、食物、排泄物等中都能够检出。细菌不耐热，加热到 72℃ 持续 15s 就可以杀灭。感染来源主要是受阪崎肠杆菌污染的奶粉，人与人之间无传染性。

（4）预防措施

① 制定婴幼儿配方奶粉中阪崎肠杆菌微生物标准，建立有效控制措施，将其危险性降低到最低。

② 制定加工、使用和操作婴幼儿配方食品的导则。

③ 研究降低阪崎肠杆菌污染水平的方法，在生产环境和配方奶粉中降低阪崎肠杆菌的浓度和流行的危险性；为高危人群生产较大比例的商业无菌配方替代产品。

④ 制定有效的环境监测计划，将肠杆菌科而不是大肠杆菌作为工业生产线的卫生指标菌。建立实验室监测网络，对阪崎肠杆菌的来源、传播途径等进行调查研究；加强相关学科的基础研究，包括生态学、分类学、菌株毒力等。

⑤ 喂养婴幼儿后剩余的调配食品应放置冰箱保存，并在食用前再加热。中国应根据实

际情况制定相应管理办法，加强对阪崎肠杆菌的检测技术及控制技术研究，进一步完善婴幼儿配方食品标准，以保证中国广大婴幼儿群体的健康与安全。

二、人畜共患致病菌对食品的污染

1. 炭疽杆菌对食品的污染

（1）病原体　本菌是粗大的、不运动的革兰氏染色阳性菌，一般染料着色良好。菌体长 $4\sim8\mu m$，宽 $1.0\sim1.5\mu m$。在涂片标本中呈单在或链状排列，杆菌的末端直截或稍凹陷，以致菌体连接起颇似竹节状。炭疽杆菌在动物体内形成荚膜。在动物体外形成芽孢，荚膜对炭疽杆菌具有保护功能，并且体现毒力。无荚膜株，通常无毒性。

本菌是需氧菌，在有氧条件下发育最好。对营养要求不严格，在一般培养基上即可生长。最适生长温度为 $37℃$，pH 为 $7.2\sim7.6$。普通营养琼脂培养 $18\sim24h$，形成直径 $2\sim3mm$，大而扁平、粗糙、灰白色、不透明、边缘不整齐的火焰状菌落。用低倍显微镜观察，菌落呈卷发状。

（2）病原体征　炭疽杆菌主要引起草食动物发病，以绵羊、牛、马、鹿等最易感染，猪、山羊较差，禽类一般不感染。人对炭疽的易感性仅次于牛、羊。人感染本病也多半表现为局限型，分为皮肤炭疽、肠炭疽和肺炭疽。

炭疽杆菌毒素可增加微血管的通透性，改变血液循环正常进行，损害肾脏功能，干扰糖代谢，最后导致动物死亡。皮肤炭疽表现为斑疹、丘疹、水疱。水疱周围水肿，水疱破溃后形成溃疡，结成黑色痂皮，黑色痂皮为本病的特征，故称炭疽。人患鼻疽的表现为患者体温升高至 $40℃$，呈弛张热，伴有恶寒、多汗、头痛。

（3）污染途径　屠宰工人通过破损的皮肤和外表黏膜接触感染，病畜肉或其加工制品中带有炭疽芽孢，处理不当，食后引起肠炭疽。处理和运送畜产品，因吸入含炭疽芽孢的尘埃，发生肺炭疽。

（4）预防措施

① 管理传染源。给牲畜定期注射炭疽孢苗。病、死畜严禁解剖，必须立即焚烧或深埋于 $2m$ 以下有生石灰或漂白粉的深坑，并对其他家畜进行预防接种。对患病的人也应隔离治疗，愈后 2 次检查（每次间隔 5 天）其分泌物或排泄物必须阴性，分泌物及病人用过的敷料、剩余的食物、病室内垃圾均应烧毁。

② 切断传播途径。加强肉品卫生检验及处理制度。对污染的场地可用漂白粉乳剂消毒 $45min$，再用热水洗净，用具也可用漂白粉消毒或煮沸消毒。

③ 保护易感者。从事畜牧业和畜产品加工的所有人员都要熟知本病的处理方法。工作时要有保护工作服、帽、口罩等，严禁吸烟进食，下班时要清洗消毒更衣。皮肤受伤后立即用 2% 碘酊涂擦。密切接触者或带菌者可用抗生素预防，对屠宰人员及其他人员应进行人工皮上划痕炭疽减毒活疫苗接种。

2. 鼻疽杆菌对食品的污染

（1）病原体　鼻疽杆菌为革兰阴性中等杆菌，无芽孢、荚膜和鞭毛。在腐物和水中能生存 $2\sim4$ 周，在潮湿的圈床上可生存 $15\sim30$ 天，在尿中存活 $40h$，在鼻汁中生存 2 周。但不耐干燥，对阳光敏感，$55℃/(5\sim20)\,min$、$80℃/5min$、煮沸立即死亡。5% 漂白粉、10% 石灰乳、1% 氢氧化钠等作用 $1h$ 均能杀死。

（2）病原体征　人类全身疼痛、乏力和食欲减退。在感染部位形成炎性硬结，如拇指如核桃大。

病畜患皮肤鼻疽在皮肤上形成黄豆大小结节，有时沿淋巴管排列成串；患畜为肺鼻疽时，肺部有浅灰色呈玻璃样的结节，周围有红色充血带。患畜宰后鉴定时，鼻中膈有边缘整齐而圆滑、稍隆起的溃疡灶或呈星云状瘢痕。喉头和气管也有粟粒状小结节高低不平，边缘不齐的溃疡，肺、肝和脾有粟粒至豌豆大结节。

（3）污染途径　治疗、屠宰病畜及处理尸体时经损伤的皮肤和黏膜感染，也有吃病马肉受感染的病例，也可通过呼吸道感染。

（4）预防措施　必须抓好控制传染源和消灭传染源，配合切断传播途径，发现病人严格隔离治疗，痊愈后方能出院。在护理病人、治疗病人、病畜和接触其培养物时，要加强个人防护，防止感染。

3. 结核杆菌对食品的污染

（1）病原体　结核分枝杆菌（俗称结核杆菌）在病灶内菌体正直或微弯曲，有时菌体末端具有不同的分枝，有的两端钝圆，无鞭毛，无荚膜和无芽孢，没有运动性。本菌为革兰阳性菌。

本菌为严格需氧菌。最适生长温度为 $37\sim37.5℃$、本菌生长速度很慢。结核杆菌对营养要求极高，必须在含有血清、鸡蛋、甘油等的特殊培养基上才能良好地生长。菌落呈灰黄白色、干燥颗粒状、显著隆起，表面粗糙皱缩、菜花状的菌落。

本菌含有大量的脂类，抵抗力较强。对于干燥环境的抵抗力特别强大。它在干燥状态可存活 2～3 个月，在腐败物和水中存活 5 个月，在土壤中存活 7 个月到 1 年。低温菌体不死，而且在 $-190℃$ 时还保持活力。

（2）病原体征　结核杆菌的致病作用可能是细菌在组织细胞内顽强增殖引起炎症反应，以及诱导机体产生迟发型变态反应性损伤有关。结核杆菌可通过呼吸道、消化道和破损的皮肤黏膜进入机体，侵犯多种组织器官，引起相应器官的结核病，其中以肺结核最常见。人类肺结核有两种表现类型。

① 原发感染。原发感染是首次感染结核杆菌，多见于儿童。结核杆菌随同飞沫和尘埃通过呼吸道进入肺泡，被巨噬细胞吞噬后，由于细菌胞壁的碳酸脑苷脂抑制吞噬体与溶酶体结合，不能发挥杀菌溶菌作用，致使结核杆菌在细胞内大量生长繁殖，最终导致细胞死亡崩解，释放出的结核杆菌或在细胞外繁殖侵害，或被另一巨噬细胞吞噬再重复上述过程，如此反复引起渗出性炎症病灶，称为原发灶。原发灶内的结核杆菌可经淋巴管扩散在肺门淋巴结，引起淋巴管炎和淋巴结肿大，X 线胸片显示哑铃状阴影，称为原发综合征。随着机体抗结核免疫力的建立，原发灶大多可纤维钙化而自愈。但原发灶内可长期潜伏少量结核杆菌，不断刺激机体强化已建立起的抗结核免疫力，也可作为以后内源性感染的来源。只有极少数免疫力低下者，结核杆菌可经淋巴、血流扩散至全身，导致全身粟粒性结核或结核性脑膜炎。

② 继发感染。继发感染也称原发后感染，多见于成年人。大多为内源性感染，极少由外源性感染所致。继发性感染的特点是病灶局限，一般不累及邻近的淋巴结，主要表现为慢性肉芽肿性炎症，形成结核结节，发生纤维化或干酪样坏死。病变常发生在肺尖部位。

（3）污染途径　结核杆菌来自病人和病畜的病灶。病菌随着痰液、尿液、粪便、乳液或其他分泌物排出体外而传播。病菌除通过呼吸道侵入人体外，也可以由污染的食品和饮用水感染。牛对结核杆菌有较高的易感性。患有结核病的乳牛，其乳中含有结核杆菌，人吃了消毒不彻底的这种乳，就会得结核病。结核杆菌几乎可侵犯人和动物的所有器官组织，引起周围和全身病变。

（4）预防措施　为防止结核病的发生，应控制传染源；养成良好习惯，不随地吐痰；加强肉品卫生检验与处理制度。

4. 布氏杆菌对食品的污染

（1）病原体　本菌属初次分离培养时多呈小球杆状，毒力菌株有菲薄的微荚膜，经传代培养渐呈杆状，革兰染色阴性。在自然界中抵抗力较强，在病畜的脏器和分泌物中，一般能存活 4 个月左右，在食品中约能生存 2 个月。对低温的抵抗力也强，对热和消毒剂抵抗力弱。对链霉素、氯霉素和四环素等均敏感。

（2）病原体征　波浪状发烧为其主要特点，发烧 2～3 周，继之 1～2 周无烧期，以后再发烧。常伴多汗，头痛，乏力，游走性关节痛（主要为大关节）。有时全身症状消退后，才出现局部症状。腰椎受累后，出现持续性腰背痛，伴肌肉痉挛，活动受限后，影响行走。常可产生坐骨神经痛。局部有压痛及叩痛，少数病人于髂窝处可扪及脓肿包块；也可产生硬膜外脓肿压迫脊髓及神经根，出现感觉、运动障碍或截瘫。同时可伴有肝、脾肿大，区域性淋巴结肿大等表现。

慢性病人可伴有其他多处的关节病变。但大多数发生在腰椎，少数发生在胸椎、胸腰段、骶椎或骶髂关节者。男性病人可有睾丸肿大，睾丸炎症表现。本病有"自愈"趋势，但历时较长。未接受治疗者复发率占 6%～10%。

（3）污染途径　布氏杆菌引起的人畜共患传染病，我国部分地区曾有流行，以羊布氏杆菌病最为多见。牲畜是布氏杆菌病的唯一传染源，动物传染人的途径如下。

① 经皮肤黏膜传染。与病畜密切接触的饲养、屠宰、挤乳等从业人员由于未采取必要的个人防护，皮肤或黏膜直接与病原体接触引起传染。

② 经食物传染。人吃下带有病菌而未煮熟的肉、乳或乳类制品时；可经消化道传染。病菌也可通过污染的手、食具等间接污染食物而侵入人体。人群发病高峰往往在动物发病 1 个月左右后出现。其临床特点为长期发热、多汗、关节痛、早产、不孕、睾丸炎及肝脾肿大等。本病仍然是食物途径或接触途径威胁人类的较为严重的一种人畜共患病。

（4）预防措施

① 管理传染源。加强病畜管理，发现患畜应隔离于专设牧场中。流产胎盘应加生石灰深埋。患病的人应及时隔离至症状消失，血、尿培养阴性。病人的排泄物、污染物应予消毒。

② 切断传播途径。疫区的乳类、肉类及皮毛需严格消毒灭菌后才能外运。保护水源。

③ 保护易感人畜。凡有可能感染本病的人员均应进行预防接种，目前多采用 M-104 冻活菌苗，划痕接种，免疫期 1 年。另外凡从事牲畜业的人员均应做好个人防护。牧区牲畜也应预防接种。

5. 猪丹毒杆菌对食品的污染

（1）病原体　猪丹毒杆菌是一种纤细的小杆菌，形直或略弯。从慢性病灶分离出的菌株呈不分枝长丝或中等长度的链状。革兰染色阳性。微嗜氧，在普通培养基上能生长。本菌对自然环境的抵抗力较强，耐胃酸。对热的抵抗力较差，对一般消毒药敏感。对四环素和呋喃妥因次之。易感猪以皮肤划痕或皮内注射易成功复制病例。

（2）病原体征　本病潜伏期 1～7 天。症状按猪抵抗力与猪丹毒杆菌毒力的强弱分为急性败血型、亚急性疹块型和慢性型。

① 急性败血型。此型的病猪常突然暴发，急性经过，高死亡率。病猪体温高达 42～43℃，稽留不退。躺卧不起、绝食、衰弱、有时呕吐。结膜充血，眼睛清亮。粪便干硬呈栗状，附有

黏液。有的猪皮肤潮红、发紫，用手按压褪色，停止按压时又恢复。死亡率可高达80%。

② 亚急性疹块型。其特征为皮肤表面出现疹块，俗称"打火印"。病猪食欲减退、精神不振，体温增加到41℃以上，便秘、呕吐。发病1~4天后，在背、腹、胸侧、颈部、肩、四肢外面等皮肤的表面出现深红色、大小不等的疹块，呈方形、菱形或圆形隆起。指压褪色并有硬感。病程1~2周。

③ 慢性型。主要症状是四肢关节炎性肿胀和心内膜炎。可见关节肿胀、变形，步态僵硬，跛行或卧地不起，食欲时好时坏，心跳加快，呼吸急促。皮肤坏死型可见背、肩、蹄等皮肤局部肿胀、隆起、坏死、变黑变硬、脱落。

人感染猪丹毒杆菌所致的疾病称为"类丹毒"。多是由皮肤损伤感染引起的，感染部位肿胀、发硬、暗红、灼热、疼痛。常伴淋巴结肿胀，间或发生败血症，关节炎和心内膜炎，甚至肢端坏死。青霉素可治愈。病后不遗留，长期免疫性。

（3）污染途径　病猪和带菌猪是本病的传染源，通过病猪分泌物、排泄物及污染物等传染。健康猪经消化道、损伤皮肤黏膜或蚊蝇叮咬感染。

（4）预防措施　平时要加强饲养管理，猪舍用具要保持清洁，加强检疫，定期预防接种和预防性投药，免疫接种丹毒疫苗前后1周禁止使用抗生素及其他化学药物。仔猪一般在50~60天龄进行免疫接种，种猪群每年免疫2次，每次相隔6个月。

兽医、屠宰加工人员，在处理和加工操作中，需注意防护和消毒，以防传染。

第四节　霉菌对食品的污染

一、概述

霉菌在自然界分布很广，同时由于其可形成各种微小的孢子，因而很容易污染食品。霉菌污染食品后不仅可造成腐败变质，而且有些霉菌还可产生毒素，造成误食人畜霉菌毒素中毒。霉菌毒素是霉菌产生的一种有毒的次生代谢产物，自从20世纪60年代发现强致癌的黄曲霉毒素以来，霉菌与霉菌毒素对食品的污染日益引起重视。霉菌毒素通常具有耐高温、无抗原性，主要侵害实质器官，而且霉菌毒素多数还具有致癌作用。霉菌毒素的作用包括减少细胞分裂，抑制蛋白质合成和DNA的复制，抑制DNA和组蛋白形成复合物，影响核酸合成，降低免疫应答等。根据霉菌毒素作用的靶器官，可将其分为肝脏毒、肾脏毒、神经毒、光过敏性皮炎等。人和动物一次性摄入含大量霉菌毒素的食物常会发生急性中毒，而长期摄入含少量霉菌毒素的食物则会导致慢性中毒和癌症。因此，粮食及食品由于霉变不仅会造成经济损失，有些还会造成误食人畜急性或慢性中毒，甚至导致癌症。

二、黄曲霉毒素对食品的污染

黄曲霉毒素（简称AFT或AT）是黄曲霉和寄生曲霉的代谢产物。寄生曲霉的所有菌株都能产生黄曲霉毒素，但我国寄生曲霉罕见。黄曲霉是我国粮食和饲料中常见的真菌，由于黄曲霉毒素的致癌力强，因而受到重视，但并非所有的黄曲霉都是产毒菌株，即使是产毒菌株也必须在适合产毒的环境条件下才能产毒。

1. 黄曲霉毒素的性质

黄曲霉毒素的化学结构是一个双氢呋喃和一个氧杂萘邻酮。现已分离出 B_1、B_2、G_1、G_2、B_{2a}、G_{2a}、M_1、M_2、P_1 等十几种。其中以 B_1 的毒性和致癌性最强，它的毒性比氰化钾大 100 倍，仅次于肉毒毒素，是真菌毒素中最强的。致癌作用比已知的化学致癌物都强，比二甲基亚硝胺强 75 倍。黄曲霉毒素具有耐热的特点，裂解温度为 280℃，在水中溶解度很低，能溶于油脂和多种有机溶剂。

2. 黄曲霉的产毒条件

黄曲霉生长产毒的温度范围是 $12\sim42℃$，最适产毒温度为 33℃，最适 a_w 值为 $0.93\sim0.98$。黄曲霉在水分是 18.5% 的玉米、稻谷、小麦上生长时，第三天开始产生黄曲霉毒素，第 10 天产毒量达到最高峰，以后便逐渐减少。菌体形成孢子时，菌丝体产生的毒素逐渐排出到基质中。黄曲霉产毒的这种迟滞现象，意味着高水分粮食如在两天内进行干燥，粮食水分降至 13% 以下，即使污染黄曲霉也不会产生毒素。

黄曲霉毒素污染可发生在多种食品上，如粮食、油料、水果、干果、调味品、乳和乳制品、蔬菜、肉类等。其中以玉米、花生和棉籽油最易受到污染，其次是稻谷、小麦、大麦、豆类等。花生和玉米等谷物是黄曲霉毒素菌株适宜生长并产生黄曲霉毒素的基质。花生和玉米在收获前就可能被黄曲霉污染，使成熟的花生可能带有毒素，玉米果穗成熟时，不仅能从果穗上分离出黄曲霉，还能够检出黄曲霉毒素。

3. 中毒症状

黄曲霉毒素是一种强烈的肝脏毒，对肝脏有特殊亲和性并有致癌作用。它主要强烈抑制肝脏细胞中 RNA 的合成，破坏 DNA 的模板作用，阻止和影响蛋白质、脂肪、线粒体、酶等的合成与代谢，干扰动物的肝功能，导致突变、癌症及肝细胞坏死。同时，饲料中的毒素可以蓄积在动物的肝脏、肾脏和肌肉组织中，人食入后可引起慢性中毒。中毒症状分为三种类型。

（1）急性和亚急性中毒　短时间摄入黄曲霉毒素量较大，迅速造成肝细胞变性、坏死、出血以及胆管增生，在几天或几十天死亡。

（2）慢性中毒　持续摄入一定的黄曲霉毒素，使肝脏出现慢性损伤，生长缓慢、体重减轻，肝功能降低，出现肝硬化。在几周或几十周后死亡。

（3）致癌性　实验证明许多动物小剂量反复摄入或大剂量一次摄入黄曲霉毒素皆能引起癌症，主要是肝癌。

三、其他霉菌毒素对食品的污染

1. 黄变米毒素

黄变米是 20 世纪 40 年代日本在大米中发现的。这种米由于被真菌污染而呈黄色，故称黄变米。可以导致大米黄变的真菌主要是青霉属中的一些菌种。黄变米毒素可分为三大类。

（1）黄绿青霉毒素　大米水分 14.6% 感染黄绿青霉，在 $12\sim13℃$ 便可形成黄变米，米粒上有淡黄色病斑，同时产生黄绿青霉毒素。该毒素不溶于水，加热至 270℃ 失去毒性；为神经毒，毒性强，中毒特征为中枢神经麻痹进而心脏及全身麻痹，最后呼吸停止而死亡。

（2）橘青霉毒素　橘青霉污染大米后形成橘青霉黄变米，米粒呈黄绿色。精白米易污染橘青霉形成该种黄变米。橘青霉可产生橘青霉毒素，暗蓝青霉、黄绿青霉、扩展青霉、点青霉、变灰青霉、土曲霉等霉菌也能产生这种毒素。该毒素难溶于水，为一种肾脏毒，可导致实验动物肾脏肿大、肾小管扩张和上皮细胞变性坏死。

（3）岛青霉毒素　岛青霉污染大米后形成岛青霉黄变米，米粒呈黄褐色溃疡性病斑，同时含有岛青霉产生的毒素，包括黄天精、环氯肽、岛青霉素、红天精。前两种毒素都是肝脏毒，急性中毒可造成动物发生肝萎缩现象；慢性中毒发生肝纤维化、肝硬化或肝肿瘤，可导致大白鼠肝癌。

2. 镰刀菌毒素

根据联合国粮农组织（FAO）和世界卫生组织（WHO）联合召开的第三次食品添加剂和污染物会议资料，镰刀菌毒素问题同黄曲霉毒素一样被看作是自然发生的最危险的食品污染物。镰刀菌毒素是由镰刀菌产生的。镰刀菌在自然界广泛分布，侵染多种作物。有多种镰刀菌可产生对人畜健康威胁极大的镰刀菌毒素。镰刀菌毒素已发现有十几种，按其化学结构可分为以下几大类。

（1）单端孢霉烯族化合物　单端孢霉烯族化合物是由雪腐镰刀菌、禾谷镰刀菌、梨孢镰刀菌、拟枝孢镰刀菌等多种镰刀菌产生的一类毒素。它是引起人畜中毒最常见的一类镰刀菌毒素。

在单端孢霉烯族化合物中，我国粮食和饲料中常见的是脱氧雪腐镰刀菌烯醇（DON）。DON 主要存在于麦类赤霉病的麦粒中，在玉米、稻谷、蚕豆等作物中也能感染赤霉病而含有 DON。赤霉病的病原菌是赤霉菌，其无性阶段是禾谷镰刀霉。这种病原菌适合在阴雨连绵、湿度高、气温低的气候条件下生长繁殖。如在麦粒形成乳熟期感染，则随后成熟的麦粒皱缩、干瘪、有灰白色和粉红色霉状物；如在后期感染，麦粒尚且饱满，但胚部呈粉红色。DON 又称致吐毒素，易溶于水、热稳定性高。烘焙温度 210℃、油煎温度 140℃或煮沸，只能破坏 50%。

人误食含 DON 的赤霉病麦（含 10%病麦的面粉 250g）后，多在 1h 内出现恶心、眩晕、腹痛、呕吐、全身乏力等症状。少数伴有腹泻、颜面潮红、头痛等症状。以病麦喂猪，猪的体重增重缓慢，宰后脂肪呈土黄色、肝脏发黄、胆囊出血。DON 对狗经口的致吐剂量为 0.1mg/kg。

（2）玉米赤霉烯酮　玉米赤霉烯酮是一种雌性发情毒素。动物吃了含有这种毒素的饲料，就会出现雌性发情综合症状。禾谷镰刀菌、黄色镰刀菌、粉红镰刀菌、三线镰刀菌、木贼镰刀菌等多种镰刀菌均能产生玉米赤霉烯酮。

玉米赤霉烯酮不溶于水，溶于碱性水溶液。禾谷镰刀菌接种在玉米培养基上，在 25～28℃培养两周后，再在 12℃下培养 8 周，可获得大量的玉米赤霉烯酮。赤霉病麦中有时可能同时含有 DON 和玉米赤霉烯酮。饲料中含有玉米赤霉烯酮在 1～5mg/kg 时才出现症状，500mg/kg 含量时出现明显症状。玉米中也可检测出玉米赤霉烯酮。

（3）丁烯酸内酯　丁烯酸内酯在自然界发现于牧草中，牛食带毒牧草导致烂蹄病。丁烯酸内酯是三线镰刀菌、雪腐镰刀菌、拟枝孢镰刀菌和梨孢镰刀菌产生的，易溶于水，在碱性水溶液中极易水解。

（4）甘薯酮、甘薯醇、甘薯宁　甘薯由于贮存不当，可因茄病腐皮镰刀菌或者甘薯长喙壳菌污染作用而引起表面出现黑褐色斑块，变苦、变硬等，称为黑斑病。茄病腐皮镰刀菌或者甘薯长喙壳菌的毒素主要是甘薯酮、甘薯醇、甘薯宁等。毒素耐热性较强，因此生食或熟食霉变甘薯均可引起中毒。轻者恶心、呕吐、腹痛、腹泻，并伴有头晕、头痛。重者同时出现痉挛、嗜睡、昏迷、瞳孔散大，3～4 日后出现升高，严重者可导致死亡。

3. 杂色曲霉毒素

杂色曲霉毒素是杂色曲霉和构巢曲霉等产生的，基本结构为一个双呋喃环和一个氧杂蒽酮。其中的杂色曲霉毒素是毒性最强的一种，不溶于水，可以导致动物的肝癌、肾癌、皮肤癌和肺癌，其致癌性仅次于黄曲霉毒素。由于杂色曲霉和构巢曲霉经常污染粮食和食品，而且有80%以上的菌株产毒，所以杂色曲霉毒素在肝癌病因学研究上很重要。糙米中易污染杂色曲霉毒素，糙米经加工成标准二等级米后，毒素含量可以减少90%。

4. 棕曲霉毒素

棕曲霉毒素是由棕曲霉、纯绿青霉、圆弧青霉和产黄青霉等产生的。现已确认的有棕曲霉毒素 A 和棕曲霉毒素 B 两类。它们易溶于碱性溶液，可导致多种动物肝肾等内脏器官的病变，故称为肝毒素或肾毒素，此外还可导致肺部病变。棕曲霉产毒的适宜基质是玉米、大米和小麦。产毒适宜温度为 $20\sim30℃$，a_w 值为 $0.953\sim0.997$。在粮食和饲料中有时可检出棕曲霉毒素 A。

5. 展青霉素

展青霉素主要是由扩展青霉产生的，可溶于水、乙醇，在碱性溶液中不稳定，易被破坏。污染扩展青霉的饲料可造成牛中毒，展青霉素对小白鼠的毒性表现为严重水肿。扩展青霉在麦秆上产毒量很大。扩展青霉是苹果贮藏期的重要霉腐菌，它可使苹果腐烂。以这种腐烂苹果为原料生产出的苹果汁会含有展青霉素。如用有腐烂达50%的烂苹果制成的苹果汁，展青霉毒素含量可达 $20\sim40\mu g/L$。

6. 青霉酸

青霉酸是由软毛青霉、圆弧青霉、棕曲霉等多种霉菌产生的。极易溶于热水、乙醇。以1.0mg 青霉酸给大鼠皮下注射每周 2 次，$64\sim67$ 周后，在注射局部发生纤维瘤，对小白鼠试验证明有致突变作用。

在玉米、大麦、豆类、小麦、高粱、大米、苹果上均检出过青霉酸。青霉酸是在 20℃以下形成的，所以低温贮藏食品霉变可能污染青霉酸。

7. 交链孢霉毒素

交链孢霉是粮食、果蔬中常见的霉菌之一，可引起许多果蔬发生腐败变质。交链孢霉产生多种毒素，主要有四种：交链孢霉酚（AOH）、交链孢霉甲基醚（AME）、交链孢霉烯（ALT）、细偶氮酸（TeA）。AOH 和 AME 有致畸和致突变作用。给小鼠或大鼠口服 $50\sim398mg/kg$ TeA 钠盐，可导致胃肠道出血死亡。交链孢霉毒素在自然界产生水平低，一般不会导致人或动物发生急性中毒，但长期食用其慢性毒性值得注意，在番茄及番茄酱中检出过 TeA。

8. 麦角菌毒素

麦角菌是禾本科植物的致病真菌。孢子落入禾本科植物（如麦子）的雌蕊子房中繁殖发育，麦穗出现角化，即为麦角，呈长形，外表暗紫色。麦类收获时部分麦角混入粮谷中，人畜误食后可中毒。

麦角的毒性物质主要是其中所含生物碱。已分离并鉴定了化学结构的有 5 种：麦角胺、麦角新碱、麦角隐亭、麦角考宁及麦角日亭，麦角生物碱的毒性作用主要是使血管收缩，子宫收缩，损伤神经系统或为 5-羟色胺拮抗剂、肾上腺素拮抗剂。麦角中毒可分为坏疽型、惊厥型及混合型。坏疽型主要表现为四肢疼痛、发绀、变凉、发黑、坏死。惊厥型主要表现为神经系统症状，如感觉异常、肌肉痉挛、抽搐、严重者类似癫痫。二型皆可有头痛、无力、呕吐、腹泻、腹痛等。兼有二型症状者即为混合型。孕妇中毒可流产或早产，病情严重者可死亡。

麦角中毒多发生于多雨季节，因收获后头几个月食用污染麦角的粮谷而引起。预防措施主要是停止食用含麦角的粮谷。可用机械方法或盐水漂浮清除含麦角的粮谷。若含麦角的粮谷已磨成面粉，可用化学方法检验麦角生物碱。

9. 节菱孢霉毒素

霉变甘蔗中的甘蔗节菱孢霉产生的毒素 3-硝基丙酸是一种神经毒，中毒后临床症状以中枢神经系统损伤为主，进食甘蔗 2～8h 后发病。最初症状为呕吐、头晕、头疼、视力障碍，进而出现眼球偏侧凝视，复视、阵发性抽搐，四肢强直、屈曲、内旋，手呈鸡爪状、大小便失禁，严重者出现昏迷、呼吸衰竭、死亡，病死率及出现后遗症概率达 50%。预防措施如下。

(1) 对甘蔗加强管理，甘蔗必须于成熟后收割，收割后需防冻，防霉菌污染繁殖。存期不可过长，定期对甘蔗进行感官检查，严禁出售已变质的霉变甘蔗。

(2) 食品卫生监督机构、甘蔗经营者和广大消费者应会辨认变质甘蔗。变质甘蔗外观无光泽，质软，结构疏松，表面可无霉点。变质甘蔗色略深，呈浅棕色或褐色（正常为乳白色），可嗅见霉味或酒精味。

四、霉菌及其毒素对食品污染的危害

霉菌及其毒素污染食品后从食品卫生角度主要有两方面的危害，即霉菌及其毒素可引起食品腐败变质和人类中毒。

1. 霉菌污染引起食品腐败变质

霉菌最初污染食品后，在基质及环境条件适应时，首先可引起食品的腐败变质，不仅可使食品呈现异样颜色、产生霉味等异味，食用价值降低，甚至完全不能食用，而且还可使食品原料的加工工艺品质下降，如出粉率、出米率、黏度等降低。粮食类及其制品被霉菌污染而造成的损失最为严重，根据估算，每年全世界平均至少有 2% 的粮食因污染霉菌发生霉变而不能食用。

2. 霉菌毒素中毒

许多霉菌污染食品及其食品原料后，不仅可引起腐败变质，而且可产生毒素引起误食者霉菌毒素中毒。霉菌毒素中毒是指霉菌毒素引起的对人体健康的各种损害。人类霉菌毒素中毒大多数是由于食用了被产毒霉菌菌株污染的食品所引起的。食品受到产毒菌株污染有时不一定能检测出霉菌毒素，这种现象比较常见，这是因为产毒菌株必须在适宜产毒的特定条件下才能产毒。但也有时从食品中检验出有某种毒素存在，而分离不出产毒菌株，这往往是食品在贮藏和加工中产毒菌株已经死亡，而毒素不易破坏的缘故。一般来说，产毒霉菌菌株主要在谷物粮食、发酵食品及饲草上生长产生毒素，直接在动物性食品，如肉、蛋、乳上产毒的较为少见。而食入大量含毒饲草的动物同样可引起各种中毒症状或残留在动物组织器官及乳汁中，致使动物性食品带毒，被人食入后仍会造成霉菌毒素中毒。

霉菌毒素中毒与人群的饮食习惯、食物种类和生活环境条件有关，所以霉菌毒素中毒常常表现出明显的地方性和季节性，甚至有些还具有地方疾病的特征。例如黄曲霉毒素中毒，黄变米中毒和赤霉病麦中毒即具有此特征。

霉菌污染食品，特别是霉菌毒素污染食品对人类危害极大，就全世界范围而言，不仅造成很大的经济损失，而且可以造成人类的严重疾病甚至大批的死亡。20世纪60年代英国发现黄曲霉毒素污染饲料一次性造成19万只火鸡死亡的事件，从此引起了人们对霉菌及霉菌毒素污染食品问题的重视和研究。癌症是当今人类社会的一大杀手，癌症发病率与人们是否食入了含有霉菌毒素的食物以及食入的食品所含霉菌毒素量的多少有很大的关系。因此从一定意义上讲，不食用霉变及含有霉菌毒素的食物可以在很大程度上降低癌症发病率，避免癌症的发生。

五、预防和控制霉菌污染的措施

在自然界中食物要完全避免霉菌污染是比较困难的，但要保证食品安全，就必须将食物中霉菌毒素的含量控制在允许的范围内，主要做法从两方面入手：一是需要减少谷物、饲料在田野、收割前后、贮运和加工过程中霉菌的污染和毒素的产生；二是需要在食用前去除毒素或不吃霉烂变质的谷物和毒素含量超标的食物。目前国内外采取的预防和去除霉菌毒素污染的措施如下。

（1）利用合理耕作、灌溉和施肥、适时收获来降低霉菌的侵染和毒素的产生。

（2）采取减少粮食及饲料的水分含量，降低贮存温度和改进贮藏、加工方式等措施来减少霉菌毒素的污染。

（3）通过抗性育种，培养抗霉菌的作物品种。

（4）加强污染的检测，严格执行食品卫生标准，禁止出售和进口霉菌毒素超标的粮食和饲料。

（5）利用碱炼法、活性白陶土、凸凹棒黏土或高岭土吸附法、紫外线照射法、山苍子油熏蒸法和五香酚混合蒸煮法等化学、物理学方法去毒。

第五节　致病性病毒对食品的污染

一、概述

20世纪以来，人畜共患性疾病层出不穷，如亨德拉（Hendra）病毒病、梅那哥（Menangle）病毒病、尼帕（Nipah）病毒病、疯牛病毒性疾病以及SARS、甲型H1N1流感，严重威胁到了人类的健康与生存安全，也造成了巨大的经济损失，引起了全世界的高度关注。

致病性病毒具有自己的典型宿主细胞和不同的传播途径。对于食源性感染中，直接和间接污染食品及水源，人经口感染可导致肠道传染病的发生或导致家畜传染病的流行。

二、人畜共患的致病性病毒对食品的污染

1. 口蹄疫病毒对食品的污染

（1）病原体　口蹄疫是由口蹄疫病毒感染引起的偶蹄动物共患的急性、热性、接触性传

染病，最易感染的动物是黄牛、水牛、猪、骆驼、羊等。奶牛感染口蹄疫，不但导致奶少、干涸，而且奶牛还会带有病毒。口蹄疫病毒也侵害人，但较少见。

口蹄疫病毒对外界的抵抗力很强，在含病毒的组织和污染的饲料、皮毛及土壤中可保持传染性达数周至数月，在腌肉中可存活 3 个月，骨髓中的病毒可生存半年以上。但对高温、酸和碱比较敏感，直射阳光 60min、煮沸 3min、70℃ 10min 可杀死。

（2）病原体征　牛、羊、猪、骆驼等患病偶蹄动物是主要的传染源。患病初期最具有传染性。经唾液、粪便、乳、尿、精液和呼出的气体向外界排出病毒。这种病的潜伏期一般为 2～5 天，最初症状表现为体温升高，食欲减退，无精打采，接着在鼻腔、口腔、舌面、蹄部和乳房等部位出现大小不一的水疱，水疱破烂后形成烂斑，严重者蹄壳脱落流血、跛行或卧地不起而瘦弱死亡。幼畜常发生无水疱型口蹄疫，引起胃肠炎，出现拉稀，有时引起急性心肌炎而突然死亡。恶性口蹄疫，死亡率高达 50% 以上。

人通过接触或饮食而发生感染，感染潜伏期为 2～18 天，一般为 3～8 天。常突然起病发热、头痛、呕吐。2～3 天后口腔内有干燥和灼烧感，唇、舌、齿龈及咽部发生水疱。皮肤上的水疱多见于手指、足趾、鼻翼和面部。水疱破裂后形成薄痂，逐渐愈合，有的形成溃疡，一般愈合快，不留疤痕。有的患者有咽喉痛、吞咽困难、低血压等症状。重者可并发胃肠炎、神经炎、心肌炎，以及皮肤、肺部的继发感染，因心肌炎而死亡的较多。

（3）预防措施　口蹄疫病毒对热、酸和碱敏感，可以使用这些方法对可疑受到污染的车、船等运输工具或饲槽等用具进行消毒。保持圈舍清洁卫生，每半个月用石灰水消毒一次。应加强对动物的检验和检疫，患病动物性食品应及时销毁，以防止食品中有病毒的污染，也要防止食品加工过程中造成的交叉污染。加强对动物饲养处理，注射有效疫苗，发现疫情后采取捕杀、消毒、封锁隔离等措施。

2. 甲型肝炎病毒对食品的污染

（1）病原体　单链 RNA 病毒。病毒呈球形，直径约为 27nm。无囊膜。衣壳由 60 个壳微粒组成，呈 20 面体立体对称，有甲型肝炎病毒（HAV）的特异性抗原（HAVAg）。HAV 对乙醚、60℃ 加热 1h 及 pH 3 的作用均有相对的抵抗力（在 4℃ 可存活数月）。但加热 100℃、5min，用甲醛溶液、氯等处理，可使之灭活。非离子型去垢剂不破坏病毒的传染性。HAV 经粪-口途径侵入人体后，先在肠黏膜和局部淋巴结增殖，继而进入血流，形成病毒血症，最终侵入靶器官肝脏，在肝细胞内增殖。由于在组织培养细胞中增殖缓慢并不直接引起细胞损害，故推测其致病机理，除病毒的直接作用外，机体的免疫应答可能在引起肝组织损害上起一定的作用。

（2）传染途径

① 传染源：传染源多为甲肝病人。

② HAV 随患者粪便排出体外，通过污染水源、食物、食具等的传播可造成散发性流行或大流行。

③ HAV 多侵犯儿童及青年，发病率随年龄增长而递减。

（3）发病体征　急性起病，有畏寒、发热、食欲减退、恶心、疲乏、肝肿大及肝功能异常。部分病例出现黄疸，无症状感染病例较常见，一般不转为慢性和病原携带状态。

（4）预防措施

① 餐饮从业人员健康体检。

② 粪便无害化处理，防止污染食物和饮水。

③ 接种甲肝疫苗。

3. 疯牛病病毒对食品的污染

（1）病原体　疯牛病的病原还没有完全确定，称为朊粒（prion），具有传染性，故称为传染性蛋白质颗粒。疯牛病病毒是一类非正常的病毒，它不含有通常病毒所含有的核酸，而是一种不含核酸仅有蛋白质的蛋白感染因子。其主要成分是一种蛋白酶抗性蛋白，对蛋白酶具有抗性。

朊病毒颗粒对一些理化因素的抵抗力之强，大大高于已知的各类微生物和寄生虫，其传染性强、危害性大的特性极不利于人类和动物的健康。

（2）病原体征　疯牛病多发生于 4 岁左右的成年牛，大多表现为烦躁不安，行为反常，对声音和触摸极度敏感，常由于恐惧、狂躁而表现出攻击性。少数病牛出现头部和肩部肌肉震颤和抽搐。

受感染的人会出现睡眠紊乱、个性改变、共济失调、失语症、视觉丧失、肌肉萎缩、肌痉挛、进行性痴呆等症状，并且会在发病的一年内死亡。此病临床表现为脑组织的海绵体化、空泡化、星形胶质细胞和微小胶质细胞的形成以及致病型蛋白积累，无免疫反应。病原体通过血液进入大脑，将脑组织变成海绵状，完全失去功能。

（3）传染途径　疯牛病可以通过受孕母牛经胎盘传染给犊牛，也可经患病动物的骨肉粉加工的饲料传播到其他的牛。

传染给人的途径：①食用带有疯牛病病毒的牛肉及其制品会导致感染。②某些化妆品除了使用植物原料之外，也有使用动物原料的成分，所以化妆品也有可能含有疯牛病病毒（化妆品所使用的牛羊器官或组织成分有：胎盘素、羊水、胶原蛋白）。

（4）预防措施　为了防止疯牛病在中国发生传播，必须建立行之有效的规章制度。①不能从有疯牛病的国家进口牛羊以及与牛羊有关的加工制品，包括牛血清、血清蛋白、动物饲料、内脏、脂肪、骨及激素类等。②对于动物饲料加工厂的建立和运作，必须加以规范化，包括严格禁止使用有可疑病的动物作为原料，使用严格的加工处理方法，包括蒸气高温、高压消毒。③建立全国性的监测系统，与世界卫生组织和有关国家建立情报交换网，防止疯牛病在中国的出现。对人类中的 CJD（变异型克-雅氏病）等病也要进行统计监测，确保人民的身体健康。④在从事研究和诊断工作时，要注意安全防护。只要有关部门坚持原则，疯牛病是可以预防的。

4. 禽流感病毒对食品的污染

禽流感病毒引起禽流感，也称为高致病性禽流感（HPAD）。禽流感是多种禽类的病毒性疾病，疾病包括无症状的感染、轻微感染和急性感染，可以传播给人引起发病。

（1）病原体　禽流感病毒属甲型流感病毒。流感病毒属于 RNA 病毒的正黏病毒科，分甲、乙、丙 3 个型。其中甲型流感病毒多发于禽类，一些亚型也可感染猪、马、海豹和鲸等各种哺乳动物及人类。乙型和丙型流感病毒则分别见于海豹和猪的感染。甲型流感病毒呈多形性，其中球形直径 80～120nm，有囊膜。感染人的禽流感病毒亚型主要为 H5N1、H9N2、H7N7，其中感染 H5N1 的患者病情重，病死率高。

一般来说，禽流感病毒与人流感病毒存在受体特异性差异，禽流感病毒是不容易感染给人的。个别造成人感染发病的禽流感病毒可能是发生了变异的病毒。

禽流感病毒对乙醚、氯仿、丙酮等有机溶剂均敏感。常用消毒剂容易将其灭活，如氧化剂、稀酸、十二烷基硫酸钠、卤素化合物（如漂白粉和碘剂）等都能迅速破坏其传染性。

禽流感病毒对热比较敏感，65℃加热 30min 或煮沸（100℃）2min 以上可灭活。病毒在粪便中可存活1周，在水中可存活1个月，在pH<4.1的条件下也具有存活能力。病毒对低温抵抗力较强，在有甘油保护的情况下可保持活力1年以上。病毒在直射阳光下40~48h即可灭活，如果用紫外线直接照射，可迅速破坏其传染性。

（2）病原体征　禽流感病毒通常不感染除禽类和猪以外的动物，但人偶尔可以被感染。人感染后，潜伏期3~5天，表现为感冒症状，呼吸不畅，呼吸道分泌物增加。病毒可通过血液进入全身组织器官，严重者可引起内脏出血、坏死，造成机体功能降低，甚至引起死亡。

（3）传染途径　家禽及其尸体是该病毒的主要传染源。病毒存在于病禽的所有组织、体液、分泌物和排泄物中，常通过消化道、呼吸道、皮肤损伤和眼结膜传染。吸血昆虫也可传播病毒。病禽肉和蛋也可带病毒。

（4）预防措施　禽流感被认为是职业病，多发生于从事禽的饲养、屠宰、加工和相关实验室工作人员。控制禽流感发生具体措施主要是做好禽流感疫苗预防接种，防止禽类感染禽流感病毒。一旦发生疫情后，应将病禽及时捕杀，对疫区采取封锁和消毒等措施。

感染禽类的分泌物、野生禽类、污染的饲料、设备和人都是禽流感病毒的携带者，应采取适当措施切断这些传染源。

饲养人员和与病禽接触的人员应采取相应防护措施，以防发生感染。注意饮食卫生，食用可疑的禽类食品时，要加热煮透。对可疑餐具要彻底消毒，加工生肉的用具要与熟食分开，避免交叉污染。

5.猪水疱病病毒对食品的污染

猪水疱病是由猪水疱病病毒引起猪的一种急性传染病，以蹄冠、蹄叉以及偶见唇、舌、鼻镜和乳头等部位皮肤或黏膜上发生水疱为特征。

（1）病原体　猪水疱病病毒属微RNA病毒科，肠道病毒属。本病毒须冷藏和冷冻保存。56℃、1h可灭活，在pH为2.5~12.0时稳定；对消毒药有较强的抵抗力。在有有机物存在时，可被1%氢氧化钠加去污剂灭活。在无有机物存在时，可用氧化剂、碘氟、酸等消毒剂加去污剂消毒。

（2）病原体征　本病潜伏期一般为2~5天，病初体温升高至40~42℃，在蹄冠、趾间、蹄踵出现1个或几个黄豆至蚕豆大的水疱。继而水疱融合扩大，1~2天后水疱破裂形成溃疡，露出鲜红的溃疡面，常围绕蹄冠皮肤和蹄壳之间裂开。疼痛加剧，跛行明显，严重病例，由于继发细菌感染，局部化脓，造成蹄壳脱落，病猪卧地不起、食欲减退、精神委顿，在蹄部感染了水疱的同时，有的病猪在鼻腔、口腔黏膜和哺乳母猪的乳头周围也出现水疱，有的病猪出现中枢神经紊乱的症状（约占2%），有的肥猪显著掉膘，一般病程为10天左右，然后自然康复，但初生仔猪容易造成死亡。本病内脏器官无肉眼可见的病变。

根据病毒菌株、感染途径、感染量及饲养条件的不同，本病可表现为亚临床型、温和型和严重水疱型。

（3）传染途径　猪是唯一的自然宿主，不分年龄、性别、品种均可感染。传染源为病猪、康复带毒猪和隐性感染猪，病畜的水疱皮、水疱液、粪便、血液以及肠道、毒血症期所有组织含有大量病毒。感染猪的肉屑及泔水；污染的圈舍、车辆、工具、饲料及运动场地均是危险的传染源。

病毒易通过宿主黏膜（消化道、呼吸道黏膜和眼结膜）和损伤的皮肤感染，孕猪可经胎盘传播给胎儿。

（4）预防措施　对常发病地区的猪只，可采用疫苗免疫接种的方法进行预防。禁用未经煮沸的泔水喂猪。加强屠宰加工厂的卫生检验，防止对人的感染。与病猪接触的饲养员和其他工作人员应做好防护工作。

第六节　寄生虫对食品的污染

一、概述

寄生虫能通过多种途径污染食品和饮水，经口进入人体，引起人的食源性寄生虫病的发生和流行，特别是能在脊椎动物与人之间自然传播和感染的人畜共患寄生虫病对人体健康危害很大。因此，防止和控制食源性寄生虫在保证食品安全与卫生方面具有重要的意义。

常见的污染食品的寄生虫有绦虫（包括囊尾蚴）、旋毛虫、肝片形吸虫、姜片虫、弓形体、吸虫类和华支睾吸虫、横川后殖吸虫、异形吸虫、蛔虫等可通过食品进入人体。其中囊尾蚴、旋毛虫、肝片形吸虫、弓形体原虫等常寄生于畜肉中，鱼贝类中常见的寄生虫有华支睾吸虫、阔节裂头绦虫、猫后睾吸虫、横川后殖吸虫、异形吸虫、卫氏并殖吸虫、棘颚口线虫、无饰线虫等。姜片虫则常寄生于菱、茭白、荸荠等水生植物的表面，蔬菜瓜果则可引起蛔虫病的传播，生食鱼片（生鱼干）则易得肝吸虫病。

二、常见寄生虫对食品的污染

1. 囊尾虫对食品的污染

（1）病原体　病原体在牛为无钩绦虫，在猪为有钩绦虫。囊虫病是由牛、羊、猪带绦虫的幼虫囊尾蚴寄生于肌肉及其他组织器官引起的一种严重的人畜共患寄生虫病。猪囊尾蚴的成虫猪带绦虫属于圆叶目，带科，带属，猪带绦虫的幼虫为猪囊尾蚴，一般称为猪囊虫。主要寄生在猪肌肉中，常见于舌肌、咬肌、肩腰部肌、股内侧肌及心肌等，虫外形椭圆，呈白色半透明，约黄豆大小，囊内充满液体，囊壁为一层薄膜，囊内充满透明的液体，囊壁上有1个圆形黍粒大的乳白色小结，其内有1个内翻的头节，所以整个外形像个石榴，有猪囊虫寄生的猪肉称为"米猪肉""豆猪肉""米糁猪"，多见于15kg以上的糙仔猪。寄生多时，会严重影响猪的生长发育，抗病力降低，生产母猪因囊尾蚴寄生于盆腔子宫附近，会压迫子宫影响排卵受胎。猪带绦虫的成虫寄生于人的小肠内，成熟的节片随人的粪便排出体外，猪吞食了猪带绦虫的孕节或虫卵，虫卵经胃肠消化液及六钩蚴本身的作用，六钩蚴从卵内逸出，钻入肠壁进入淋巴管及血管内，最后随血液带到猪的各部组织中去，在到达横纹肌组织后，停留下来，开始发育，约经10周发育为成熟的囊尾蚴。人若生食或半生食了这种带活囊尾蚴的肉后，囊尾蚴进入消化道，在肠中受胆汁的刺激作用，头节翻出，用吸盘和小钩附着在肠壁上，吸取营养，生长发育。经2~3个月发育为成虫，随粪便排出孕节和虫卵。

（2）病原体征　发病轻微猪只一般无明显症状，在极强度的感染或是某个器官受损害时才可见到症状。主要表现为营养不良、贫血、生长迟缓、逐渐消瘦、水肿等，某些器官可能出现相应的症状，如囊尾蚴寄生于肺及喉头，则出现呼吸困难、声音嘶哑、吞咽困难等症状。若寄生于脑中时，则出现癫痫和急性脑炎症状，甚至死亡。剖检病猪宰后的咬肌，深腰肌和膈肌以及其他可检部位（如心肌、肩胛外肌），剖检内脏可见肾脏及输尿管周围结缔组织增生，并有数量较多的包囊，囊内含有虫体。肝和肺组织内有结节和脓肿。

人也可感染囊尾蚴病，囊尾蚴寄生在人体肌肉中可出现酸痛、僵硬；寄生于脑内可出现神经症状，抽搐、癫痫、瘫痪甚至死亡；压迫眼球可出现视力下降，甚至失明。

（3）传染途径　人食用了未经煮熟的患有囊尾蚴病的猪肉，囊尾蚴可在肠壁发育为成虫—绦虫，使人患绦虫病。人患绦虫病后可长期排孕卵节片，猪食后又可得囊尾蚴病，造成人畜间相互感染。囊尾蚴对人体的危害可使人得绦虫病，使人出现贫血、消瘦、腹痛、消化不良、腹泻等症状。

（4）预防措施

① 预防。防治本病，平时应加强猪场管理，做到猪有圈，不放养，人有厕所；人粪便不新鲜施用，须经过堆肥发酵处理，尤其是疫源区要杜绝猪吃人粪的现象发生。同时应做好猪肉、食品卫生检验工作，发现有囊虫寄生的猪肉应严格按食品卫生检验的有关规定作高温、冷冻和盐腌等无害化处理。

② 处理。高温要求肉块重量不超过 2kg，厚度不超过 8cm，用高压蒸汽法时，以 0.15MPa（1.5atm）持续 1h，切面呈灰白色，流出的肉汁无色时即可。冷冻要求深层肌肉的温度降至 -12℃以下，持续 4 天以上，如盐腌则要求不少于 20 天，食盐量不少于肉重的 12%，腌过的肉含盐量必须达到 5.5%～7.5%。

2. 姜片虫对食品的污染

（1）病原体　姜片虫的成虫寄生于人的小肠壁，虫体肥厚、宽大，为肉红色，呈长卵圆形。有口吸盘和腹吸盘各一个。成虫借吸盘附在肠黏膜上，雌雄同体。虫卵呈淡黄色，椭圆形，壳薄，卵盖小而不明显，成虫每日可排卵 1.5 万～2.5 万个。虫卵随着宿主的粪便进入水体，在适宜条件下，经 3～7 周孵出毛蚴。毛蚴在水中运动，遇到中间宿主扁卷螺钻进其体内，在螺体内经胞蚴、母雷蚴和子雷蚴，发育成尾蚴，不断从螺体内逸出，吸附在菱、荸荠、藕等水生植物的外皮上形成囊蚴。

人类因生吃菱角、荸荠、茭白等水生植物而易感染姜片虫，感染后可出现消瘦、贫血、水肿、腹痛等症状，严重的可出现腹水。当虫体寄生过多时引起肠道的损害，甚至造成机械性堵塞。姜片虫感染猪后，成虫也寄生于猪的小肠壁，对于经兽医检验有损害的肠子不应作为食用。

（2）病原体征　潜伏期 1～3 个月，症状轻重与感染的虫数多少、人体的健康状态及对感染的反应有关，临床上根据症状轻重可分为轻、中和重型。分别占总数的 62.4%、36.1% 及 1.5%。轻型患者往往没有症状和体征，部分可表现为食欲不振、上腹偶发轻微疼痛无其他自觉症状。大便化验亦多无异常，一般虫卵数较少。中型患者，患者以消化道症状为主，常有间歇性腹痛、腹泻、恶心、呕吐等症状。腹痛多位于上腹部或右肋下部，少数在脐部，发生于早晨空腹或饭后，疼痛以轻者较多，少数呈剧痛，时发时止。腹泻每时数次、量多、有奇臭，内含未消化食物，腹泻和便秘可交替发生，经数月可自愈。此外，常有全身乏力、精神萎靡、消瘦、贫血、有不同程度水肿。长期反复感染者，面部、下肢可出现轻度浮肿，儿童常有睡眠不安、咬牙、抽搐等，并可发生轻度发育障碍，粪便中可查见较多虫卵。重型患者，上述症状更为明显，患者全身无力，精神萎靡，贫血、营养不良，明显消瘦、浮肿。反复严重感染的儿童，身体发育明显障碍，智力也多减退，虽经治疗驱尽虫体，身体发育障碍短期内亦不能恢复。由于长期腹泻，严重营养不良，可发生脏器衰竭或继发肺部、肠道感染，危及生命，少数患者因大量虫体感染后结成团块也可引起肠梗阻。

（3）污染途径

① 传染源。人和猪是姜片虫的终宿主，因而病人和受感染猪为本病的主要传染源。猪又是姜片虫重要的保护宿主，其感染是因喂食含有囊的有关青饲料（如浮萍、浮莲、蕹菜等）所致。猪的感染率一般高于人群感染。

② 传播途径。人粪或猪粪便内姜片虫卵，进入中间宿主扁卷螺和媒介植物共同存在的水源，是引起传播的重要因素。流行区人群因生食含有姜片虫囊的水生植物和饮用生水是受感染的途径，如生食大红菱、大菱、四角菱、荸荠和茭白等。有的在种养地区边采边吃或吃保持湿润的水生植物其机会最多。以生的水生植物作饲料喂养或放养的猪可受感染。饮用污染虫囊的生水而感染的病人占 10.3%。因此，饮用生水也是重要的感染方式。

③ 人群易感性。人对姜片虫普遍易感，这与喜食水生植物有关。感染的年龄分布与流行程度有关，感染率最高的多为儿童和 20 岁以下的青少年，随着年龄的增加，感染率递减，50 岁以后感染率减到一半左右，但和性别无关。种植菱角、荸荠等水生植物的农业人口感染率远高于非农业人口。感染后人对再感染无明显保护性免疫。

④ 流行特征。姜片虫病为地方性流行，主要分布在亚洲的温带和亚热带地区如中国、泰国、越南、老挝、柬埔寨、印度、缅甸、菲律宾等国。估计东亚地区约有 1000 万人感染本病。国内分布在江苏、上海、浙江、福建等 19 个省、自治区、直辖市。近年，通过大规模的综合性防治，人群感染已大幅度下降。该病具有明显的季节性，浙江多在 9～10 月份，广东为 7 月份。

（4）预防措施　针对本病的流行环节，重要是切断传播途径，但也需采取综合的预防措施。

① 管理传染源。定期开展健康体检及粪便普查，发现病人需及时治疗，定期复查治疗，直到治愈。流行区的猪应圈养，猪饲料必须煮熟，病猪可用硫双二氯酚治疗。

② 切断传播途径。在种植菱角、荸荠等食用水生植物的池塘或水田不使用未经无害化的粪便。积极开展灭螺工作，可进行水生植物与其他作物的轮种，使用化学药品如生石灰等以杀灭扁卷螺。

③ 预防人、猪感染。加强卫生宣传教育，普及防病知识。提倡不食生果品、不喝生水。菱角、荸荠、茭白等应熟食，或充分洗净后用刀削去皮壳。含有囊蚴的水生饲料应经发酵、加热等方式处理后再喂猪。

3. 蛔虫对食品的污染

（1）病原体

① 形态特征。蛔虫成虫为长圆柱形，似蚯蚓，新鲜时为淡红色，死亡后为黄白色。雌雄异体，体形向头尾两端逐渐变细，尾部呈钝圆锥形，两侧有明显的白色侧线。雄虫短而细，长 15～31cm，最宽处直径为 2～4mm，尾端向腹面卷曲；生殖器官为单管形，盘绕虫体后半部，射精管开口于泄殖腔；射精管的后端部背面有交合刺囊，囊内有近等长的棒状交合刺一对；肛前乳突数目较多，排列成平行的四行，肛门后有四个双乳突和六个单乳突。雌虫粗而长，长 20～35cm（可长达 49cm），直径为 3～6mm，尾端平直；生殖器官为双管型，两级生殖器官盘绕于虫体的后 2/3 部分，阴门位于虫体的前 1/3 与中 1/3 交界处；体内子宫含虫卵数可达 2700 万个，产卵 13 万～36 万个/天。受精卵为椭圆形，$(45\sim75)\mu m \times (35\sim50)\mu m$，卵壳透明而厚；未受精卵较狭长，有不等的屈光颗粒。受精卵排出率为 45%～60%，发育后成为感染期虫卵。未受精卵无发育能力，也无传染性。

蛔虫卵对外界有较强的抵抗力。在 5～10℃条件下能生成约 2 年，在缺氧情况下可存活

3个月左右，在22℃干燥环境能耐受2~3周。在潮湿、疏松、砂质土壤中能生存6年左右。在粪坑中能存活1年以上。蛔虫卵能耐受一般化学消毒剂，在30℃环境下，磺胺（2%左右）、氨水等均不影响虫卵发育。虫卵不能被酱油、醋及辣椒等调味品杀灭，但对温度较敏感，日光直射或温度超过40℃均可被杀灭。在高温、干燥环境或暴雨冲刷下，虫卵存活时间短。

② 生活史。蛔虫寄生于人体小肠内，以空肠为多，回肠次之，寄生于十二指肠及胃者很少。寄生在肠内虫数差异很大，少者几条，多者几十条，偶有多达2000条以上者。蛔虫无中间宿主，雌雄交配后，雌虫产受精卵随粪便排出人体外，在温暖、潮湿、氧气充分的泥土中，约经2周发育为蚴虫，再经1周蚴虫第一次蜕皮后即为感染期虫卵。感染期虫卵在外界不能孵化，当被人吞食后，多数被胃酸杀灭，少数进入小肠。进入小肠的感染期虫卵内的蚴虫释放孵化液（内含脂酶、壳质酶及蛋白酶），消化卵壳后，蚴虫破壳而出。孵出的蚴虫侵入肠黏膜及黏膜下层，进入静脉经肝脏、下腔静脉至右心；或经肠系膜淋巴管、胸导管、锁骨下静脉达右心，再经肺动脉，穿过肺微血管进入肺泡，在此进行第2次及第3次蜕皮。蚴虫沿支气管、气管上行至会厌部。如蚴虫被吞咽，经胃至小肠，在小肠内经第4次蜕皮后即发育为童虫，逐渐发育为成虫。自吞食感染期虫卵到成虫第一次产卵，约需2个月。一般情况下，成虫在小肠内生存1年左右，长者可超过4年。成虫排出体外后，生存时间很短。

（2）病原体征

① 蛔幼性肺炎。少量蛔虫幼虫在肺部移行时，可无任何症状。如短期内进食含大量感染期蛔虫卵的蔬菜或其他食品，经7~10天潜伏期后，可出现全身与肺部症状，表现为咳嗽、咳痰、咯血、发热、畏寒、乏力、伴胸闷、气促等类似急性上呼吸道感染症状。重症者可出现哮喘样发作，表现为胸疼、咽部异物感、吼喘、端坐呼吸，少数可出现痰中带血、鼻出血、声嘶、腹痛及腹泻等。体检可闻及双肺干湿性啰音，偶有局部肺实变征。X线胸片检查可见双肺门阴影加深及肺纹增多，常于1~2周内消失。痰可查见嗜性粒细胞和夏科-莱登晶体（Charcot-Leyden crystals），偶可发现幼虫。血嗜酸性粒细胞可明显增高。病程持续7~10天后，上述症状逐渐消失。

② 肠蛔虫病。成人肠蛔虫病多无特殊表现，也可出现情绪不稳定、易怒、头昏、工作能力下降等。肠内大量蛔虫者可出现不同程度的消化道症状，如多食或厌食、偏食，甚至异食癖等。儿童患者常有食欲减退与恶心；多有突然发生的脐周隐痛或绞痛，常不定时反复发作，不伴随腹肌紧张与压痛。少数儿童患者可出现类似消化性溃疡症状，但驱虫治疗后症状即消失。婴幼儿患者多有消化不良表现。少数患儿可因高热或其他原因而呕吐出蛔虫，或自肛门排出蛔虫。严重感染的小儿可引起营养不良、发育迟钝、智力低下、皮肤瘙痒、磨牙或惊厥等表现。极个别患者可出现神经性呕吐、顽固性皮疹、视力障碍、听力减退、肌肉麻痹、皮肤血管神经性水肿及血小板减少性紫癜等。

胃及十二指肠蛔虫病可有反复发作的腹部饱胀、嗳气、上腹隐痛或剧痛，常有食欲缺乏、反酸、恶心，也可出现呕吐等。常有呕吐蛔虫史，偶尔有呕血及黑便。

③ 过敏反应。蛔虫的变应原可引起宿主皮肤、结膜、肠黏膜的过敏反应，表现为荨麻疹、腹胀痛及结膜炎等。有文献报道，蛔虫感染是儿童对植物花粉等过敏而发生哮喘的诱因。

（3）预防措施

① 控制传染源。驱除人体肠道内的蛔虫是控制传染源的重要措施。应积极发现、治疗肠蛔虫病患者，对易感者定期查治。尤其是幼儿园、小学及农村居民区等，抽样调查发现感

染者超过半数时可进行普治。在感染高峰后 2～3 个月（如冬季或秋季），可集体服用驱虫药物。驱出的虫和粪便应及时处理，避免其污染环境。

② 注意个人卫生。养成良好个人卫生习惯，饭前便后洗手；不饮生水，不食不清洁的瓜果、勤剪指甲、不随地大便等。对餐馆及饮食店等，应定期进行卫生标准化检查，禁止生水制作饮料等。

③ 加强粪便管理。搞好环境卫生，对粪便进行无害化处理，不用生粪便施肥，不放牧猪等。

4. 旋毛虫对食品的污染

（1）病原体　旋毛虫是一种很细的线虫，多寄生于猪、狗、猫以及野猪、鼠等体内的膈肌、舌肌和心肌。旋毛虫病为人畜共患寄生虫病。人食用了未煮熟透带有旋毛虫的病肉后而感染，幼虫在人体内可发育成为成虫，成虫在肠黏膜内寄生并产生大量的新幼虫。幼虫向人体肌肉移行时，可出现恶心、呕吐、腹痛、腹泻、高烧、肌肉疼痛等症状。幼虫进入脑脊髓还可引起头痛、头晕等脑膜炎症状。

（2）病原体征　潜伏期为 2～46 天，多数在 14 天以内。根据幼虫在体内的发育阶段、侵入部位和病变程度的不同，临床表现可分为小肠侵入期、幼虫移行期和包囊形成期。但各期之间不一定很有规律，也没有明显界限。症状轻重取决于幼虫侵入脏器与部位以及感染度。轻感染者可无症状或有轻微胃肠道症状和肌痛。重感染者临床表现复杂多样，甚至发病后 3～7 周内死亡。

① 小肠侵入期。属早期，自感染开始至幼虫在小肠内发育为成虫。由于幼虫与成虫钻入肠黏膜，以肠绒毛为食，造成黏膜充血、水肿、出血和浅表溃疡，故早期出现胃肠道症状，约半数患者有恶心、呕吐、腹泻、腹痛、便秘、厌食等，约 1 周减退，但大多数仍感疲乏、畏寒及低热。

② 幼虫移行期。属急性期，主要是幼虫移行过程中所引起的炎症反应，如急性动脉内膜炎、全身性血管炎。水肿、肌痛和发热为主要特征。发热多在感染后 1 周，呈不规则或稽留热型。热度一般在 38～40℃，也可高达 41℃，发热可持续 2 周至 2 个月或以上，多伴头痛、出汗和各种过敏性皮疹。肌痛多由幼虫到达骨骼肌开始形成包囊所致。肌肉肿胀和硬结感，有明显触痛，常为全身性，但以腓肠肌为最重，稍加触动即疼痛难忍，几乎呈瘫痪状态。重症者还可有咀嚼、吞咽和说话困难，声音嘶哑，呼吸和动眼时都感疼痛。肌痛可持续 3～4 周至 2 个月以上。

③ 包囊形成期。即恢复期，随着肌肉中包囊形成，急性炎症消退，全身性症状如发热、水肿和肌痛逐渐减轻。患者显著消瘦、乏力，肌痛和硬结仍可持续数月。最终因包囊壁钙化及幼虫死亡而症状完全消失。严重病例呈恶病质状态，因虚脱、毒血症或心肌炎而死亡。

（3）预防措施

① 加强卫生宣传教育，不生食或食未煮熟的猪肉。

② 改善养猪方法，合理建猪圈，提倡圈养，隔离病猪，不用含有旋毛虫的动物碎肉和内脏喂猪，饲料应加温至 55℃ 以上，以防猪感染。猪粪堆肥发酵处理。

③ 鼠类是本病的保虫宿主，尽力灭鼠，勿使其污染食物和猪食。

④ 加强猪肉卫生检验，未经卫生许可的猪肉不准上市，尤其个体摊贩的猪肉更应卫生监督。屠宰场猪肉应详细检查。

5. 弓形虫对食品的污染

（1）病原体　弓形虫是一种原虫，病原体为龚地弓形体。在猪及其他中间宿主体内为滋养体和"伪囊"二种形态，而在终末宿主——猫的体内则为滋养体期、包囊期、裂殖体期、配子体期和卵囊期五种形态。

处于各个发育阶段之中的弓形虫其形态结构完全不同。滋养体期是弓形虫的增殖期，呈香蕉形或弓形，包囊期多见于脑、心肌和骨骼肌中，内含虫体多达 3000 个。包囊形成后可在宿主体内存活数年。

（2）病原体征　关于弓形虫病，国外报道较多，是一种人畜共患的原虫性疾病。人、狗、猪、牛等均可感染。人是弓形虫的中间宿主，是通过食入孢子化的卵囊或另一种动物的肉、乳或蛋中的包囊、滋养体而感染的。弓形虫病多数为隐性感染，仅少数感染者发病，人患本病多见为胎盘感染、胎儿早产、死产、小头病、脑水肿、脑脊髓炎、脑后灰化、运动障碍等，成人发病极少，一般无症状经过。

（3）预防措施　加强肉品卫生检验及处理制度；对从事畜牧业及肉类食品加工人员，应定期进行血清学检查；粪便无害化处理；不养猫等宠物；不食生蛋、生乳和未煮熟的肉；生熟用具严格分开。

6. 阿米巴原虫对食品的污染

阿米巴原虫有多种，一般认为只有溶组织内阿米巴具有侵袭组织的能力。因此，凡被溶组织内阿米巴感染，无论有无症状均称为阿米巴病。

（1）病原体　溶组织内阿米巴有包囊和大小滋养体三种形态。大滋养体寄生于结肠黏膜下层等组织，有侵袭力，主要见于急性期患者粪便；小滋养体主要寄生于肠腔，成熟的 4 个核包囊具有感染性，进入宿主体内 6h 发育成熟，随粪便排出，每天的排出量高达 100 万个。滋养体排出体外极易死亡，无传播作用。包囊在外界环境中有较强的抵抗力，在大便中存活 2 周，在水中存活 5 周。

（2）病原体征　溶组织阿米巴侵入机体后，大多数感染者呈无症状携带状态。包囊进入胃到达小肠后，脱囊，二分裂增殖，可侵入肠黏膜，在肠壁形成溃疡，即阿米巴痢疾。临床分为无症状型、普通型、爆发型、慢性型、肠内外并发症，腹泻和脓血便为主要症状；也可侵破溃疡肠壁的血管，进入血液引起肠外阿米巴病，临床表现为长期不规则发热、消瘦、肝大、肝区疼痛。

（3）预防措施　人群中带囊者是主要传染源，应加强"三管"（管饮食、管饮水、管粪便）"一灭"（灭蝇）工作；加强食品卫生宣传教育工作，防止病从口入；对自然感染阿米巴原虫的动物，应防止直接或间接污染食品。

7. 肝吸虫病对食品的污染

（1）病原体　肝吸虫病即华支睾吸虫病，是因肝吸虫成虫寄生于肝胆管内致病而得名。成虫寄生于人或哺乳动物的胆管内，产生的卵随胆汁进入消化道，并随粪便排出体外，污染水后被第一中间宿主淡水螺吞食，在其体内发育为尾蚴而逸出，再被第二中间宿主淡水鱼、虾等吞食，并在其肌肉等组织中发育为囊蚴。人可因食用含活囊蚴的鱼虾而感染，囊蚴在十二指肠中脱囊形成后尾蚴，沿着胆汁逆流进入肝胆管，也可经血管或穿过肠壁经腹腔进入肝胆管，经一个月后即可发育为成虫。一般成虫可在人体内生存 20～30 年。

（2）病原体征　肝吸虫主要可损伤患者的肝脏，病变主要发生在肝的次级胆管上。轻度感染症状不明显，重度感染会导致胆管局部性扩张，管壁增厚，大量虫体可阻塞胆管，使胆汁不能流出。其临床症状主要表现为：消化不良、食欲不振、腹痛、腹泻、肝区隐痛；重者可肝肿大、肝硬化、肝腹水，以至死亡。

（3）预防措施

① 大力做好卫生宣传教育工作，提高群众对本病传播途径的认识，自觉不吃生的或不熟的鱼虾，改进烹调方法和改变饮食习惯，注意分开使用切生、熟食物的菜刀、砧板及器皿，也不用生鱼喂猫、犬。

② 积极治疗病人和感染者是保护人民健康减少传染源的积极措施。

③ 合理处理粪便，改变养鱼的习惯，都是预防华支睾吸虫病传播的重要措施。此外，结合生产的需要清理塘泥、消毒鱼塘，对杀灭螺类有一定效果。

8. 肺吸虫对食品的污染

（1）病原体　肺吸虫病是由肺吸虫引起的慢性肺部感染。人体寄生的肺吸虫，在国内有卫氏肺吸虫和斯氏肺吸虫两种。卫氏肺吸虫病分布于浙江、台湾、辽宁、吉林、黑龙江等省。斯氏肺吸虫病分布于四川、江西、云南、福建、广东、贵州、陕西等省。人和动物（犬、猫、猪和野生动物）是肺吸虫的终宿主。排出虫卵至水中，经第一中间宿主（川卷螺），在第二中间宿主（石蟹、喇蛄）体内发育成囊蚴。人生食石蟹、喇蛄，囊蚴经口感染，在胃和十二指肠内囊蚴破裂，幼虫脱出并穿过肠壁进入腹腔，穿行横膈入胸腔和肺，在肺内发育为成虫。虫体进入纵隔，可沿颈内动脉入颅内侵犯脑组织。肺内病变呈炎性反应，中性粒细胞和嗜酸性粒细胞浸润，肺组织被破坏，形成脓肿和囊肿，周围有纤维包膜，囊内含胆固醇结晶、夏科雷登结晶、虫卵等。囊内多数只有 1 个成虫，一处形成囊肿，移行至另一处，再构成新的囊肿，旧病灶空洞可闭合、纤维化、钙化痊愈。

（2）病原体征　患者在流行区有生吃石蟹或喇蛄的病史。肺吸虫进入胸腔，则引起渗出性胸膜炎和胸痛。侵入肺内，常有阵发性咳嗽、咳痰、咯血。痰呈赭色胶冻状，合并细菌感染时，痰呈脓性。腹部可有压痛，有时可触到皮下结节。脑型肺吸虫病可有头痛、呕吐等脑膜刺激症状，少数患者有癫痫、抽搐、偏瘫、运动障碍等表现。

（3）预防措施　该病可在流行区或到达流行区内，通过生食或半生食石蟹、喇蛄、沼虾或饮用生的溪水及食具（刀、砧板）的污染获得。预防本病的关键是切实做到不生食或半生食石蟹、喇蛄及不喝生水，不随地吐痰，不随地大便，避免虫卵随雨水冲入溪流污染水源。患者一旦得病，应彻底治疗。

练习题

一、名词解释

食品污染，食品的腐败变质，食物中毒，细菌性食物中毒，平酸腐败。

二、填空题

1. 食品的污染按其性质可分为_____、_____和_____三大类。

2. 食品的生物性污染包括_____、_____、昆虫的污染。

3. 评价食品卫生细菌污染的指标常用_____和_____表示。

4. 食品腐败变质的鉴定一般是从_____、_____、_____和_____四个方面进行评价。

5. 在常见的食品细菌中，_____菌属是食品腐败性细菌的代表。

6. 大肠菌群直接或间接来自_____肠道，作为粪便肠道致病菌污染食品的指标。

7. 霉菌产毒的条件主要包括_____、_____、湿度、温度以及_____等情况。

8. 食物中毒最常见的抢救措施为_____、_____和_____。

9. 沙门菌食物中毒主要由_____引起。

10. 适合细菌繁殖的条件是_____、水分、_____、_____。

11. 金黄色葡萄球菌最适生长温度为_____，最适 pH 为_____。

12. 食源性疾病包括_____、_____。

13. 蜡样芽孢杆菌可产生_____肠毒素和_____肠毒素，前者为_____型肠毒素，后者为_____型肠毒素。

14. 副溶血性弧菌最大的特点是_____，因此主要分布在_____中。所产生的毒素可破坏动物的_____，而导致_____。

15. 根据大肠杆菌致病的机理，可将其分为_____性、_____性、_____性和_____性大肠杆菌。

16. 可产生黄曲霉毒素的霉菌有_____、_____等。

17. 按囊尾蚴的寄生部位可将其分为_____、_____、_____。

18. 细菌性食物中毒的预防措施包括_____、_____和杀灭病原菌及破坏毒素。

19. 镰刀菌毒素主要包括单端孢霉烯族化合物、_____和_____。

20. 常见引起肉毒中毒的食品是_____。

21. 常用防止食品腐败变质的措施有_____和_____。

22. 常见引起葡萄球菌肠毒素食物中毒的食品是_____。

23. 去除油脂中黄曲霉毒素的方法有_____、_____。

24. 化学保藏分类有_____保藏和_____保藏。

25. 物理保藏分类有_____、辐照保藏和_____。

26. 盐渍方法有_____和_____两种方法。

三、判断题

1. 食品的生物性污染中以寄生虫污染范围最广，危害最大。（　　）

2. 微生物中使食品产生不良气味和味道的酶为细胞外酶。（　　）

3. 食品腐败变质时，首先是感官性状发生改变，其次是食品成分分解，最后受到微生物污染。（　　）

4. 低温贮存食品可起到杀死微生物的作用。（　　）

5. 巴氏杀菌法优点是最大限度地保持食品原有风味和特性。（　　）

6. 盐腌制法的原理是提高渗透压，其浓度在 8%～10% 可杀死微生物。（　　）

7. 酸发酵法是利用乳酸杆菌和醋酸杆菌等发酵产酸，防止食物腐败。（　　）

8. 食物中检出大肠菌群表明食物已经受到人和动物粪便的污染。（　　）

9. 黄曲霉毒素不属于肝脏毒。（　　）

10. 黄曲霉毒素的预防以去毒为主。（　　）

11. 黄曲霉毒素污染的品种以花生、花生油、玉米最为严重。（　　）

12. 生物富集是指化学物质每经过一种生物体，其浓度就有一次明显降低。（　　）

13. 当食品 pH 为 4.5 以下时，致病菌和绝大部分的腐败菌都可以被抑制杀死。（　　）

14. 只有黄曲霉菌才能产生黄曲霉毒素。（　　）

15. 食品污染的污染源是外来的。（　　）

16. 食物中毒属传染性或亚急性疾病。（　　）

17. 食物中毒患者对健康人不具传染性。（　　）

18.沙门菌食物中毒的五种临床表现中不包括类伤寒型。（　　　）

19.彻底加热也不能杀死肉毒梭菌。（　　　）

20.有毒食品是含有毒性物质，可能会引起食物中毒。（　　　）

21.中毒原因的调查中一般以发生中毒的个人为起点。（　　　）

22.中毒患者个案调查一般在一起食物中毒的调查处理后期进行。（　　　）

23.食品的菌落总数是判断食品清洁状态的标志。（　　　）

24.食品的菌落总数与食品的腐败产物没有关系。（　　　）

25.食品腐败中蛋白质分解主要是在微生物的作用下发生的。（　　　）

26.食物中毒的调查方法要进行三方面的工作中包括流行病学调查。（　　　）

27.食物中毒临床诊断中，潜伏期对判断中毒类型是主要的线索和依据。（　　　）

28.空气中二氧化碳的浓度较低时，有利于葡萄球菌产生肠毒素。（　　　）

29.蜡样芽孢杆菌在酸性、无氧环境下可很好地生长。（　　　）

30.蜡样芽孢杆菌更易污染谷物食物。（　　　）

31.霉菌可在各种环境下生长、繁殖，并产生毒素，如果人食用了霉变食品，即可因霉变在人体内产生大量毒素而中毒。（　　　）

32.带绦虫、蛔虫、姜片虫和旋毛虫都可致腹泻。（　　　）

33.人的消化液在一定程度上可杀死姜片虫幼虫。（　　　）

34.冷冻食品应贯彻慢冻慢解和快冻快解的原则。（　　　）

35.食品在物理、化学和有害微生物等因素的作用下，可失去原有的色、香、味、形而腐烂变质。（　　　）

四、选择题

1.与食品腐败变质无关的环境因素有（　　　）。

A.温度　　　　　　B.湿度　　　　　　C.氧气　　　　　　D.红外线

2.食品中蛋白质的分解，与食品腐败变质程度之间有明确的对应关系的是（　　　）。

A.细菌脱羧酶　　　B.过氧化值　　　　C.挥发性碱基总氮　D.羰基化合物

3.食品腐败可引起（　　　）。

A.溶剂残留　　　　B.渗透压提高　　　C.食物中毒　　　　D.发烧

4.易受黄曲霉毒素污染的地区是（　　　）。

A.高温区　　　　　B.低温区　　　　　C.高温高湿区　　　D.高温干燥区

5.下列能使食品腐败变质的是（　　　）。

A.辐照　　　　　　B.脱水与干燥　　　C.常温贮存　　　　D.低温贮存

6.花生最易受到（　　　）污染而出现食品卫生学问题。

A.大肠杆菌　　　　B.肠道致病菌　　　C.霉菌　　　　　　D.酵母菌

7.不属于人畜共患传染病的是（　　　）。

A.鼻疽　　　　　　B.猪瘟　　　　　　C.麻风病　　　　　D.结核病

8.下列不属于食品中毒具有的特点是（　　　）。

A.爆发性、潜伏期短、来势急剧　　　　B.出现恶心、呕吐、腹痛、腹泻

C.发病与食物有关　　　　　　　　　　D.具有传染性

9.下列属于非细菌食物中毒的是（　　　）。

A.毒蕈中毒　　　　　　　　　　　　　B.沙门菌中毒

C.葡萄球菌中毒　　　　　　　　　　　D.大肠杆菌食物中毒

10. 不属于食物中毒调查与处理内容的是（　　　）。

A. 食物中毒的调查　　　　　　　　　B. 有毒植物的调查

C. 中毒原因调查　　　　　　　　　　D. 中毒患者个案调查

11. 食物中毒与其他急性疾病最本质的区别是（　　　）。

A. 潜伏期短　　　　　　　　　　　　B. 急性胃肠道症状为主

C. 很多人同时发病　　　　　　　　　D. 患者曾进食同一批某种食物

12. 中国常见的食物中毒是（　　　）。

A. 毒蕈中毒　　　　B. 化学性食物中毒　　C. 细菌性食物中毒　　D. 物理性食物中毒

13. 中国引起肉毒梭菌食物中毒最常见的原因是（　　　）。

A. 肉制品　　　　　　　　　　　　　B. 鱼制品

C. 肉毒梭菌产生的外毒素　　　　　　D. 肉毒梭菌产生的内毒素

14. 主要以神经系统症状为主的食物中毒有（　　　）。

A. 肉毒梭菌食物中毒　　　　　　　　B. 沙门菌食物中毒

C. 大肠杆菌中毒　　　　　　　　　　D. 毒蕈中毒　　　　　E. 河豚中毒

15. 副溶血性弧菌食物中毒（　　　）。

A. 是沿海地区最常见的食物中毒　　　B. 因海产品引起中毒

C. 易在冬季出现　　　　　　　　　　D. 腹泻严重

E. 具有神经系统的损害

16. 细菌性食物中毒的流行病学特点是（　　　）。

A. 一般病程短　　　　　　　　　　　B. 全年皆可发病，尤以 7～9 月高发

C. 病死率较高　　　　　　　　　　　D. 是常见的一类食物中毒

E. 引起中毒的食品以植物性食品为主

17. 属于食源性疾病的有（　　　）。

A. 食物中毒　　　　　　　　　　　　B. 旋毛虫病

C. 食源性变态反应性疾病　　　　　　D. 营养不良

E. 食源性肠道传染病

18. 菌落总数的食品卫生学意义是（　　　）。

A. 食品清洁状态指标　　　　　　　　B. 食品曾受温血动物粪便污染

C. 预测致病菌污染可能性　　　　　　D. 预测食品耐保藏性

E. 食品对人体健康的危害程度

19. 沙门菌引起的疾病可分为（　　　）。

A. 伤寒和副伤寒型　　　　　　　　　B. 败血症型

C. 肠炎型　　　　　　　　　　　　　D. 神经型

20. 在细菌性食物中毒中对人体危害最大的是（　　　）食物中毒。

A. 蜡样芽孢杆菌　　　B. 葡萄球菌　　　C. 肉毒梭菌　　　　D. 沙门菌

21. 葡萄球菌在生长繁殖过程中可产生（　　　）。

A. 细胞毒素　　　　B. 肠毒素　　　　C. 凝固酶　　　　　D. 脂酶

22. 适宜蜡样芽孢杆菌生长、繁殖的条件为（　　　）。

A. 35℃　　　　　　B. pH 10　　　　C. 氧气　　　　　　D. 高浓度二氧化碳

23. 属肉毒梭菌毒素食物中毒症状的有（　　　）。

A. 便秘或腹泻　　　B. 视力模糊　　　C. 语言不清　　　　D. 抬头困难

24. 肠侵袭性大肠杆菌致腹泻是由于（　　　）。

A. 产生肠毒素，引起小肠液和电解质过度分泌，超过肠黏膜重吸收能力

B. 破坏肠组织细胞，造成肠炎或溃疡

C. 破坏肠刷状缘，使肠绒毛萎缩，上皮细胞功能损害

D. 引起溶血

25. 适宜 B 曲霉菌生长的食物有（　　　）。

A. 小麦　　　　　　B. 玉米　　　　　　C. 花生　　　　　　D. 火腿

26. 囊尾蚴是（　　　）的幼虫。

A. 牛肉绦虫　　　　B. 猪肉绦虫　　　　C. 旋毛虫　　　　　D. 蛔虫

27. 人体受（　　　）侵害后可获得保护性免疫力。

A. 带绦虫　　　　　B. 蛔虫　　　　　　C. 旋毛虫　　　　　D. 肝吸虫

28. 肝吸虫从虫卵至成虫的寄生宿主依次为（　　　）。

A. 淡水鱼、虾　　　B. 哺乳动物　　　　C. 淡水蟹　　　　　D. 淡水螺

29. 传播痢疾杆菌的生物有（　　　）。

A. 家畜　　　　　　B. 植物　　　　　　C. 动物　　　　　　D. 病人及带菌者

30. 可经消化道传播的肝炎为（　　　）。

A. 甲型　　　　　　B. 乙型　　　　　　C. 丙型　　　　　　D. 丁型　　　　E. 戊型

31. 黄曲霉毒素主要损害的部位是（　　　）。

A. 神经　　　　　　B. 肝脏　　　　　　C. 肾脏　　　　　　D. 膀胱

32. 可引起骨痛病的是（　　　）有害金属元素中毒。

A. 汞　　　　　　　B. 铅　　　　　　　C. 砷　　　　　　　D. 镉

33. 一般不传染人的是（　　　）牲畜传染病。

A. 猪瘟　　　　　　B. 猪丹毒　　　　　C. 炭疽　　　　　　D. 结核

34. 下列属食物中毒的范畴的是（　　　）。

A. 伤寒　　　　　　B. 甲型肝炎　　　　C. 肉毒中毒　　　　D. 暴饮暴食性胃肠炎

35. 肉毒中毒特征性的临床表现为（　　　）。

A. 剧烈呕吐　　　　B. 黄绿色水样便　　C. 紫绀　　　　　　D. 神经系统损伤症状

36. 黄曲霉毒素污染最重的食品是（　　　）。

A. 奶类　　　　　　B. 畜禽肉类　　　　C. 粮油及制品　　　D. 水产品

37. 葡萄球菌肠毒素中毒典型的症状是（　　　）。

A. 剧烈呕吐　　　　B. 腹痛、腹泻　　　C. 发热　　　　　　D. 神经系统症状

38. 下列人畜共患传染病的牲畜肉熟后可食用的是（　　　）。

A. 猪瘟　　　　　　B. 猪水疱病　　　　C. 口蹄疫　　　　　D. 结核

39. 河豚毒素的毒作用部位为（　　　）。

A. 消化系统　　　　B. 神经系统　　　　C. 血液系统　　　　D. 生殖系统

40. 副溶血性弧菌属食物中毒的中毒食品主要是（　　　）。

A. 奶类　　　　　　B. 畜禽肉类　　　　C. 海产品　　　　　D. 粮豆类

41. 下列可去除食品中的黄曲霉毒素的方法有（　　　）。

A. 加碱　　　　　　B. 加酸　　　　　　C. 加热　　　　　　D. 紫外线照射

42. 河豚毒素含量最多的器官是（　　　）。

A. 鱼肉和血液　　　B. 鱼头和鱼尾　　　C. 肝脏和卵巢　　　D. 鱼鳃和眼睛

43. 影响食品腐败变质的因素是（　　　）。

A. 食品的水分 B. 微生物

C. 食品的营养成分 D. 环境温度

44. 食物中毒的发病特点为（   ）。

A. 人与人之间可直接传染 B. 潜伏期短

C. 中毒病人有相似的食物史 D. 中毒病人有相似的临床症状

E. 中毒由动物性食品所引起

45. 阿托品可缓解下列（   ）的症状。

A. 有机磷中毒 B. 亚硝酸盐中毒

C. 肉毒中毒 D. 河豚中毒

E. 神经、精神型毒蕈中毒

46. 为保证食品质量对冷冻工艺要求（   ）。

A. 快速冷冻 B. 快速解冻 C. 缓慢冷冻 D. 缓慢解冻

E. 冷冻食品挂冰

47. 与食品卫生关系密切的霉菌主要是（   ）。

A. 曲霉属 B. 根霉属 C. 青霉属 D. 镰刀菌属

E. 木霉属

48. 细菌性食物中毒的发病特点为（   ）。

A. 人与人之间可直接传染 B. 细菌性食物中毒最常见

C. 有明显的地区性 D. 有明显的季节性

E. 中毒由动物性食品所引起

49. 黄曲霉毒素的产毒菌株主要是（   ）。

A. 赭曲霉 B. 黄曲霉 C. 构巢曲霉 D. 烟曲霉

E. 寄生曲霉

50. 毒蕈中毒按临床表现可分为（   ）。

A. 胃肠炎型 B. 败血症型 C. 溶血型 D. 神经、精神型

E. 脏器损害型

51. 耐热性最强的食物中毒病原是（   ）。

A. 金黄色葡萄球菌 B. 肉毒梭菌

C. 沙门菌 D. 链球菌

52. 耐盐最强的食物中毒病原是（   ）。

A. 金黄色葡萄球菌 B. 链球菌

C. 变形杆菌 D. 副溶血性弧菌

53. 下列病原引起的食物中毒都表现为胃肠道症状，除了（   ）。

A. 金黄色葡萄球菌 B. 链球菌

C. 副溶血性弧菌 D. 变形杆菌

E. 肉毒梭菌

54. 以下对于细菌性食物中毒的说法不正确的是（   ）。

A. 明显的季节性 B. 发病急，病死率低

C. 发病与进食有关 D. 无传染性

E. 病愈所需时间长

55. 中毒表现为全身皮肤青紫现象的是以下的（   ）。

A. 毒蕈食物中毒　　　　　　　　　　B. 金黄色葡萄球菌食物中毒

C. 沙门菌食物中毒　　　　　　　　　D. 亚硝酸盐食物中毒

E. 肉毒梭菌食物中毒

56. 食品一般卫生指标是（　　　）。

A. 细菌总数　　　　B. 大肠杆菌　　　　C. 致病菌　　　　D. 霉菌

E. 以上都不是

57. 腌渍保藏的原理是（　　　）。

A. 降低食品的水分活性　　　　　　　B. 杀菌

C. 不改变渗透压　　　　　　　　　　D. 不破坏营养素

58. 冷却保藏是（　　　）。

A. 温度降低到冰点以下　　　　　　　B. 常用温度是 4～8℃

C. 可长期保存食物　　　　　　　　　D. 不宜保藏蔬菜

59. 高压灭菌法主要用于的食品有（　　　）。

A. 奶类　　　　B. 酒类　　　　C. 果汁　　　　D. 肉类罐头　　　E. 酱油

60. 细菌性食物中毒发病机制中引起发热的主要因素是（　　　）。

A. 细菌鞭毛　　　　B. 细菌内毒素　　　　C. 细菌芽孢　　　　D. 细菌外毒素

E. 腺苷酸环化酶

61. 能产生"神奈川现象"的细菌是（　　　）。

A. 沙门菌　　　　B. 金黄色葡萄球菌　　C. 副溶血弧菌　　　D. 细菌外毒素肉毒梭菌

E. 变形杆菌

62. 食品中菌落总数的主要食品卫生学意义是（　　　）。

A. 预测对人体健康的危害程度　　　　B. 肠道致病菌污染食品的指示菌

C. 预测食品营养价值降低的程度　　　D. 预测食品的耐保藏性

E. 估计食物中毒发生的可能性

63. 某村一家 8 人，吃了自制的豆酱后，一两天内相继出现头晕、头痛、食欲不振，之后出现视力模糊、复视、咀嚼、吞咽困难或声音嘶哑、头下垂等症状，但神志清楚，该食物中毒的病原可能是（　　　）。

A. 沙门菌　　　　B. 河豚毒素　　　　C. 肉毒毒素　　　　D. 葡萄球菌肠毒素

E. 副溶血性弧菌

64. 对黄曲霉毒素最敏感的动物是（　　　）。

A. 兔　　　　B. 大白鼠　　　　C. 雏鸭　　　　D. 猪　　　　E. 小鼠

65. 黄曲霉毒素中毒，主要病变器官是（　　　）。

A. 骨骼　　　　B. 肾脏　　　　C. 卵巢　　　　D. 肝脏　　　E. 神经系统

66. 对于食物中毒的流行病学特点，以下说法错误的是（　　　）。

A. 细菌性食物中毒最为多见，其次为化学性食物中毒

B. 食物中毒一年均可发生，但以第二、第三季度为高发季节

C. 引起食物中毒的食品以动物性食品占多数

D. 在植物性食物中毒中，谷与谷制品占首位

E. 食物中毒无明显地区性

67. 下列属嗜盐性细菌的有（　　　）。

A. 副溶血性毒素　　　　　　　　　　B. 致病性大肠杆菌

C. 变形杆菌　　　　　D. 肉毒梭菌　　　　　E. 金黄色葡萄球菌

68. 引起肉毒中毒最多见的食品是（　　　）。

A. 肉制品　　　　　B. 鱼制品　　　　　C. 自制发酵食品　　　D. 豆制品

E. 罐头食品

69. 变形杆菌和金黄色葡萄球菌食物中毒流行病和流行方面的类似之处是（　　　）。

A. 中毒食品以奶和奶制品多见　　　　　B. 都有过敏反应

C. 潜伏期短者为 1～2h　　　　　D. 病因诊断，主要依靠血清凝集价上升

E. 体温正常

70. 确诊食物中毒的依据是（　　　）。

A. 多数人集体突然发病

B. 临床表现为急性胃肠炎

C. 所吃的食物中检验出有毒有害物质

D. 流行病学特点，并尽可能从可疑食物中检出有毒有害物质

E. 流行病学特点，或尽可能从可疑食物中检出有毒有害物质

五、简答题

1. 食物中毒有哪些特点？

2. 细菌性食物中毒发生的基本条件是什么？

3. 简述沙门菌食物中毒的流行病学特点。

4. 副溶血性弧菌食物中毒的流行病学特点有哪些？

5. 引起食品腐败变质的原因有哪些？

6. 怎样控制食品的腐败变质？

7. 简述食品的大肠菌群及其食品卫生学意义。

六、论述题

1. 叙述黄曲霉毒素的来源、毒性作用、易受污染的食品、预防控制措施。

2. 叙述食物中毒调查的主要内容和方法。

3. 举例阐述细菌性食物中毒的发病机制及流行病学的特点。

4. 试述防止食品腐败变质的措施及原理。

5. 请你从禽流感的感染源、微生物特性、传播途径、致病性以及预防和防治等方面谈谈对其认识。

第三章
食品的化学性污染

第一节　概　述

随着科技的进步和化学科研成果的广泛应用，食品行业发展迅速并创造了无数新产品，使人们的物质生活水平得到极大的改善。但伴随而来的化学污染（环境污染是主要因素之一）问题愈来愈严重。也许某些受化学污染的粮食和蔬菜正摆在餐桌上，它会对人们的健康带来潜在的危害。化学性污染是指食品中含有的（或人为添加的）对人体健康产生急性或慢性危害的物质。食品的生物性污染人们比较熟悉，防范控制比较严格。由于化学物质被广泛应用到食品的生产和加工过程中，某些剧毒物质摄入量很少就会引起急性中毒；有些虽然不引起急性中毒，但长时间食用后，会在体内积蓄起来，引起各种疾病。所以防止食品污染，特别是食品的化学污染，应是现代社会迫切注意的问题。

一、食品化学性污染的途径

食品的化学性污染主要来自环境污染。近年来，由于工业"三废"治理滞后于工业发展，环境污染问题突出，加上新技术、新材料、新原料的应用使食品的化学污染呈现出多样化和复杂化，如违规使用呋喃丹、甲胺磷、酰胺磷、氧化乐果、敌敌畏等剧毒农药，超量使用食品添加剂和防腐剂都会使食品中有害化学物质残留。水体污染、土壤污染、大气污染导致汞、铅、铬等重金属、有毒气体等有害化学物质沉积或附着在食品中。食品的包装物如金属包装物、塑料包装物及其他包装物都可能含有有害的化学成分污染食品。食品化学性污染不容忽视。

1. 水质污染

我国城乡居民的饮用水源主要有地表水、地下水和自来水。据 21 世纪世界水资源委员会的一份报告指出，全世界 50% 以上的大河被污染，生态环境遭到严重破坏。水污染主要是由工业废水、生活污水以及农业生产中使用农药化肥等造成的。被污染的水体中 COD、BOD 值一般较高，Hg、Cd、Cr、Cu、As、Pb 等重金属、酚类、硝基化合物类、氨基化合物类、氰化物类等多种有毒物均有检出或超标，这些物质不仅破坏了水质，还会进一步污染食品。

水质污染进而造成食品污染通常有两个途径。一是粮食、蔬菜、水产品在其生长过程中受到污染。比如直接用污水灌溉农田、菜地，污水中的有害化学物质会被农作物吸收积蓄，受污染的江河湖泊中的鱼类、贝类在其生长过程中也会富集这些有害物质。二是食品在加工过程中因为用水而造成污染。这些有害物质通过食品被传递到人体，对人体健康带来直接的或潜在的危害如致癌、致畸、致突变等。因此，为获得洁净的饮用水源和无污染的食品，控制和治理水污染至关重要。

2. 农用化学品的污染

农用化学品主要包括化学农药、化肥、植物生长调节剂等，它们在消灭病虫害、使农作物高产稳产方面作用非凡，但同时由于品种的不合理和过度使用，给生态环境和人类的健康带来了严重的负面影响。目前使用的农药大多属于重金属类或有机磷类，这些物质稳定性强，不易分解，会残留在农作物或土壤中，从而引起蔬菜粮食等食品的化学污染和二次污染问题。如果长期食入有机磷类农药超标的蔬菜，对人体的神经系统、肝脏、肾脏会造成损害。化肥的过量使用会造成粮食、蔬菜中硝酸盐含量高（超过食用标准），且其附近水域富营养化。植物吸收过量化肥后，基本上不会受到影响，而人吃了蔬菜、粮食上残留的化肥后，部分要在人体唾液的作用下转化为亚硝酸盐，亚硝酸盐与仲胺反应生成亚硝胺，亚硝胺是强致癌物质，可导致人体患胃癌或食道癌。肉及肉制品虽说没有被农用化学品直接污染，但如果饲料中含有催长剂、化肥等物质，肉类就会被间接污染。为减少农用化学品对食品造成的污染，应引导农民合理地使用化肥，选用高效、低毒、低残留的农药，并尽量减少施用量。消费者在食用蔬菜和瓜果时应采取削皮、日晒、水烫、炒煮等措施以消除残留农药，平时多食用一些高纤维食品，促进胃肠蠕动，排出有害物质，多食富含维生素 C 的食物，以抑制化肥在人体内转化为有害物质。

3. 喂养过程中的污染

为增加产量，厂家在禽畜饲料中常常添加一些生长激素类的化学物质，这些物质若在禽畜体内不能完全分解，那么会通过禽畜肉在人体内富集、浓缩、累积到一定量后，在诱因的作用下产生畸变，严重地危害人体的健康。甚至有的厂商为牟取暴利，用受污染的饲料喂养家禽，受污染的家禽会将污染通过食物传递给人类。

4. 加工过程中的污染

在方便食品的加工过程中，为增加食品的感官性质，延长保存时间，常在食品中加入少量合成的或天然的化学物质，即食品添加剂。这些食品添加剂包括色素、香精、调味品、防腐剂等，其中大多对人的肝、肾有亲和性，其解毒反应需很长时间才能完成，若人体摄入过多会损伤肝、肾功能，甚至诱发癌症。例如，广泛应用于酱油、醋、果汁、罐头、汽水、蜜饯等食品的苯甲酸钠，对抑制广泛的微生物繁殖非常有效，是目前较为理想的防腐剂。但是苯甲酸钠进入人体后的解毒反应须在肝脏内进行，通常需要 $9\sim15h$ 才能完成，因此，肝功能衰弱的人应尽量少食或不食含苯甲酸钠的食品，即使健康的人也应该控制含苯甲酸钠食品的摄入量。一般来讲，化学合成添加剂对人体的危害总有一个剂量与效应的关系问题，除严格控制食品加工过程中化学添加剂的使用量外，还要控制人们对含化学添加剂食品的食用量。因此，消费者应克服不科学的饮食习惯，有意识地控制含化学添加剂类食品的摄入量，饮食上崇尚自然，使其餐桌上的食品绿色化、科学合理化。

5. 包装材料的污染

食品的包装材料直接接触食品，如果含有有毒物质，就很容易污染食品；同时，有些食品在某种条件下，会腐蚀包装材料，反过来使食品受到污染。比如，很多塑料容器是以邻苯二甲酸酯作增塑剂制成的，就不能用于盛放食品，因为邻苯二甲酸酯对血液中的蛋白质有破坏作用，当该塑料处于加热或酸性条件下，邻苯二甲酸酯会析出而污染食品。铁质容器不能用于盛放酸性食品，因为酸能溶解铁而产生低价铁的化合物，低价铁摄入过多会引起舌头、牙齿变黑，出现恶心、呕吐等症状；长期使用铝制容器，会增加人体对铝的摄入量，这会影响少儿智力发育，引发老年痴呆症。所以，应科学认识并合理使用食品的包装材料，同时还应注意存放食品的种类及存放条件，以防止对食品造成化学性污染。

二、食品化学性污染的种类

食品化学性污染有：①食物农药、兽药、鱼药残留；②工业"三废"中有害金属（汞、铅、镉等）污染；③食品加工不当产生的有毒化学物质，如多环芳烃类（苯并芘）、N-亚硝基化合物等；④滥用食品添加剂、生长促进剂和违法使用有毒化学物质（如苏丹红、孔雀石绿）等造成的食品污染。

第二节　工业"三废"对食品的污染

一、概述

环境中的金属可以通过饮食与饮水进入人体，在这些金属中，有相当一部分是人体的正常组成成分或维持正常生理功能所必需，如 K、Na、Ca、Fe、Zn 等，称为人体的必需元素；但有的金属却能在少量摄入后对人体呈现出毒性作用，这些称为有毒金属，如 Hg、Cd、Pb、As，由于这些有毒金属大多密度较大，因而又被称为重金属。

二、食品中金属的来源

食用动植物均在自然界中生长发育，金属污染物主要是通过人类活动造成环境污染后，经食物链进入人体从而影响人体的健康。因此金属对食品的污染是造成金属影响人体健康的主要因素之一，食品中的金属主要有以下几种来源。

（1）某些地区特殊自然环境中的高本底含量　自然环境中通常含有各种金属，岩石或土壤中的可溶性有毒金属盐类广泛移行于天然水中。自然环境中的金属被食用动植物吸收、吸附，其含量往往和当地的动植物体内这些金属元素的含量呈正相关，因此在某些地区因地质地理条件特殊，在土壤、空气、水中某些金属元素含量较高，如湖北的恩施、陕西的紫阳均是我国的富硒区，其土壤中硒含量较高。生长于此地的动植物体内这些元素往往含量较高。

因此自然环境中的金属含量对食品中金属含量有重要影响。

（2）环境污染而造成有毒金属对食品的污染　未经处理的工业"三废"（废水、废气、废渣）的排放，是汞、镉、铅、砷等重金属元素及其化合物对食品造成污染的主要渠道。大气中的重金属主要来源于能源、运输、冶金和建筑材料生产所产生的气体和粉尘。除汞以外，重金属基本上是以气溶胶的形态进入大气，经过自然沉降和降水进入土壤。农作物通过根系从土壤中吸收并富集重金属，也可通过叶片从大气中吸收气态或尘态铅和汞等重金属元素。据研究，蔬菜中铅含量过高与汽车尾气中铅污染有很大的关系。作物中积累的重金属可通过食物链进入人体而给人们健康带来潜在危害。

农业上施用的农药和化肥是造成食品污染的另一渠道。磷肥含有镉，其施用面广而且量大，可造成土壤、作物和食品的严重污染。长期使用含 Pb、Cd、Cu、Zn 的农药、化肥，如磷矿粉、波尔多液、代森锰锌等，也将导致土壤中重金属元素的积累。有机汞农药含苯基汞和烷氧基汞，在体内易分解成无机汞化合物。目前我国已禁止生产、进口和使用有机汞农药。但民间剩余的农药，仍有间断使用的，应引起重视。

（3）食品加工、贮存、运输和销售过程中使用或接触的机械、管道、容器以及添加剂中含有的有毒金属元素导致食品污染　在食品加工过程中使用的机械、管道等与食品摩擦接触，会造成微量的金属元素掺入食品中，引起污染。贮藏食品的大多数金属容器含有重金属元素，在一定条件下也可污染食品。另外，重金属元素还会随部分食用药物进入人体，产生危害。当前，国际上进口中药材和中成药国家对中药材和中成药中重金属的含量提出了严格要求。

三、工业"三废"中的有毒重金属对食品的污染

工业化的发展促进了社会物质文明的进步，但同时引起的环境污染问题严重地影响了现代社会生活。工业废气、废渣、废水进入到人类生活的环境中，也经过水体污染、土壤污染、大气污染、有害成分被植物吸收而残留在植物中，聚集在动物的体内，从而污染了食物、饮水和人类赖以生存的空气，通过食物链与生物富集作用，最终影响人类的健康。

工业"三废"中对人体危害较大的有害物质是汞、镉、砷、铅、铬等重金属以及有机毒物。

食品中有害金属污染的毒性作用特点是强蓄积性，可通过食物链的生物富集作用而在生物体内及人体内达到很高的浓度。毒性以慢性中毒和远期效应为主，对体内酶的影响，主要是抑制作用，汞、镉、砷等重金属作用于细胞，引起细胞膜通透性改变。

在这几种有毒重金属中，铅对人体的危害最大，其次是砷和汞。铅对人体各系统均有毒害作用，主要病变在神经系统、造血系统和血管方面。神经系统方面，早期可出现高级神经机能障碍，晚期则可造成器质性脑病及神经麻痹。对造血系统，主要是铅干扰血红素的合成而造成贫血。铅对儿童的生长发育影响极大。幼儿大脑对铅污染更为敏感，严重影响儿童的智力发育和行为。儿童血液中铅的含量超过 $0.6\mu g/mL$ 时，就会出现智能发育障碍和行为异常。根据《食品安全国家标准　食品中污染物限量》（GB 2762—2022）规定，铅含量指标为：谷物及其制品为 $0.2mg/kg$，生乳、巴氏杀菌乳、灭菌乳、酸乳为 $0.02mg/kg$，调制乳、发酵乳为 $0.04mg/kg$。

砷在环境中由于受到化学作用和微生物作用，大都以无机砷和烷基砷的形态存在。不同形态的砷，其毒性相差很大。三价砷化合物的毒性大于五价砷化合物，砷化氢和三氧化二砷

（俗称砒霜）毒性最大。口服三氧化二砷 5～50mg 即可中毒，60～100mg 即可致死。长期接触砷，会引起细胞中毒，有时会诱发恶性肿瘤，特别是无机砷是皮肤癌与肺癌的致癌物质。砷还能透过胎盘损害胎儿。根据《食品安全国家标准　食品中污染物限量》（GB 2762—2022）规定，砷限量指标为：谷物（稻谷除外）总砷为 0.5mg/kg，生乳、巴氏杀菌乳、灭菌乳、调制乳、发酵乳中总砷限量为 0.1mg/kg。

汞通过食物链的传递而在人体蓄积，蓄积体内最多的部位为骨髓、肾、肝、脑、肺、心等。汞对人体的神经系统、肾、肝脏等可产生不可逆的损害。汞对组织有腐蚀作用，与蛋白质结合，形成疏松的蛋白化合物。汞元素在世界的某些地方，已成为大众健康的公害。汞在我国蔬菜中的检出率较高，应引起足够重视。根据《食品安全国家标准　食品中污染物限量》（GB 2762—2022）规定，汞限量指标为：谷物及其制品总汞限量为 0.02mg/kg。

镉进入人体内可损害血管，导致组织缺血，引起多系统损伤；镉还可干扰铜、钴、锌等微量元素的代谢，阻碍肠道吸收铁，并能抑制血红蛋白的合成，还能抑制肺泡巨噬细胞的氧化磷酰化过程，从而引起肺、肾、肝损害。镉是人体非必需且有毒元素，可能具有致癌、致畸和致突变作用，特别是 20 世纪 60 年代研究人员提出了镉污染与日本"痛痛病"的因果关系后，环境镉污染与公众健康的关系日益受到人们的关注。根据《食品安全国家标准　食品中污染物限量》（GB 2762—2022）规定的镉限量指标：谷物（稻谷除外）为 0.1mg/kg，新鲜水果、新鲜蔬菜（叶菜蔬菜、豆类蔬菜、块根和块茎蔬菜、茎类蔬菜、黄花菜除外）为 0.05mg/kg，而叶菜蔬菜、芹菜、黄花菜限量为 0.2mg/kg。

人类若长期摄取有机锡，有毒物质将在人体内积累，达到一定浓度就会表现出慢性毒性效应。日本从 20 世纪 60 年代后期开始，在近海渔业和海水养殖中使用有机锡防污涂料，到 80 年代就发现了污染问题。人们一旦大量食用了被污染过的鱼虾、贝类，就会发生行走功能障碍和肝脏方面的疾病。

控制重金属对食品的污染，首先要从源头上把关，严格控制工业"三废"和城市生活垃圾对农业环境的污染。其次，加快推行标准化生产，加强农产品质量安全关键控制技术研究与推广，加大无公害农产品生产技术标准和规范的实施力度。再次，加强食品安全监督与检验，强化质量管理，完善食品安全检验检测体系。另外，还要加强食品安全教育，提高公众环保意识，加强群众监督，共同保护自然生态环境，维护人体健康。

1. 汞对食品的污染

（1）食品中汞的来源　汞极易由环境中的污染物通过各种途径对食品造成污染，直接影响人们的饮食安全，危害人体的健康。汞是蓄积作用较强的元素，主要在动物体内蓄积。湖泊、沼泽中的水生植物、水产品易蓄积大量的汞。

人体内虽普遍含有微量的汞，但汞并非人体所必需的元素，超过人体生理负荷便会对人类健康造成损害。由于汞的毒性具有持久性、生物累积性和神经毒性，它已被多个国际机构列为重点污染物。汞在自然界分布广泛，但与其他一些元素相比，其含量为少量和微量。排放到大气中的汞可以通过大气进行长距离迁移，在自然界不同环境介质中循环。在自然环境中，无机汞可以在一定介质条件下转化为甲基汞和二甲基汞，这一过程被称为汞的甲基化。

汞对食品的污染主要是通过环境引起的，汞开采和冶炼，造纸业、氯碱、含汞农药、医疗药物、灯泡、电池等生产和应用中均可造成含汞废水、废气、废渣的排放，进而污染食品。除职业接触外，人体的汞主要来源于受污染的食物，其中又以鱼贝类食品的甲基汞污染对人体的危害最大。汞的工业废水未经净化处理排放入河川海域等水体后，汞含量增加较多，进入水中的汞多吸附在悬浮的固体微粒上而沉降于水底，使底泥中含汞量比水中高 7～

25 倍，且可转化为甲基汞，并通过食物链逐级提高生物组织中汞含量。鱼体中甲基汞的蓄积是主要的，其所占比例在鱼类可达体内含汞总量的 80%。因此鱼体中甲基汞含量比其他食品高得多，有的鱼对汞的浓缩系数甚至可达数千倍以上。海洋中处于生物链最高层的鲨鱼、箭鱼、金枪鱼、带鱼等大型鱼类以及海豹体内的汞含量最高。震惊世界的日本"水俣病"就是由于长期食用受甲基汞污染的鱼贝类而引起的慢性甲基汞中毒。

（2）汞对人体的危害　汞对人体健康的影响与汞的化学形式、影响途径及剂量以及生物本身特征密切相关。对于普通人群而言，补牙、使用化妆品和服用一些中草药，可能造成无机汞摄入人体。而对于职业人群，主要指生产或者使用汞及其化合物行业的从业者，无机汞（特别是汞蒸气）影响的风险更大。

无机汞对于人体的毒性危害主要表现为神经毒性和肾脏毒性。人的中枢神经系统被认为是受汞蒸气影响最敏感的靶器官之一，比较典型的症状包括情绪不稳定、注意力不集中、失眠、记忆力衰退、说话震颤、视力模糊、神经肌肉功能变化、头痛以及综合性神经异常等。肾脏也是受汞蒸气影响的主要器官，早期中毒症状主要为急性肾小管坏死、尿成分异常及肾小管功能障碍，严重者则发展为急性肾功能衰竭，甚至出现少尿、无尿、尿毒症等表现。对汞过敏者会引发急性过敏性肾炎，出现明显血尿、嗜酸粒细胞尿，伴全身过敏等症状，而后可发展为急性肾小管坏死。

人类受甲基汞影响的主要途径是食用鱼类及其他水产品，因此甲基汞污染对公众健康构成威胁。根据《食品安全国家标准　食品中污染物限量》规定，水产动物及其制品（肉食性鱼类及其制品除外）甲基汞限量为 0.5mg/kg，肉食性鱼类及其制品甲基汞限量为 1.0mg/kg。

甲基汞的毒性主要为神经毒性。甲基汞进入脑组织后，损害最严重的部位是小脑和大脑两半球，特别是脑枕叶、脊髓后束和末梢感觉神经。此外，肢体感觉神经损害症状也很常见。胎儿对甲基汞比成人更敏感，而甲基汞可随血液透过胎盘屏障，侵入胎儿脑组织，对胎儿脑细胞造成广泛而严重的损害。因此，患儿可能从未直接摄入过被甲基汞污染的食物，却具有明显的神经系统发育障碍，多在出生后 3 个月内表现出来，如反应迟钝、不爱笑，继而出现愚笨、痴呆、运动功能失调等脑性麻痹综合征。甲基汞还具有较强的致癌性，并对心血管、生殖系统和免疫系统等具有破坏作用。

2. 铅对食品的污染

（1）食品中铅的来源　铅在自然界分布甚广，是工业生产中的一种重要原料。自工业革命以来，全世界铅的产量逐年增加。工业用铅可分为金属铅和含铅化合物两大类，进入环境的铅主要是含铅化合物。含铅排放物除小部分可以回收利用外，其余均通过各种途径进入环境，造成污染和危害。食品中铅污染的来源是：①食品容器、食具中铅污染食品，如陶瓷、马口铁罐头、焊锡、蒸馏酒的容器和管道等。②含铅粉尘、废气、废水对食品的污染。以往使用含铅汽油，一辆汽车行驶 1 年可向空气中释放铅 2.5kg，其中一半沉积在公路两旁 30m 以内，污染农作物，其铅含量可高达 3000mg/kg。③使用含铅农药，如砷酸铅可使水果和粮食上铅残留量达 1mg/kg。

铅及其化合物侵入人体的途径，主要是呼吸道，其次是消化道，完整的皮肤不能吸收。铅通常以蒸气、烟尘及粉尘形态进入，一般说，吸入的铅 70%～75% 仍随呼气排出，仅 30%～50% 吸收人体内。铅通过消化道进入人体，主要来自在作业场所进食和饮水。日常生活食物、饮料中每天摄入铅量约 300mg。对目前国内蔬菜中重金属污染的资料进行研究分析表明，蔬菜中的铅污染问题非常突出。我国食品中重金属污染主要是铅污染。

（2）食品铅污染对人体的危害　食品铅污染所致的中毒主要是慢性损害作用，临床上表现为贫血、神经衰弱、神经炎和消化系统症状，如面色苍白、头昏、头痛、乏力、食欲不振、失眠、烦躁、肌肉关节疼痛、肌无力、口有金属味、腹痛、腹泻或便秘等，严重者可致铅中毒性脑病。儿童对铅较成人更敏感，过量铅摄入可影响其生长发育，导致智力低下。

（3）铅中毒的预防措施　在日常生活中，人们需要在以下六个方面加强对铅中毒的预防。

① 来自生活环境中的土壤和尘埃，玩具和学习用具，家庭装修用劣质油漆和印刷油墨，用铅壶或含铅的锡壶烫酒、饮酒，滥用含铅的丹药或偏方等。

② 食物中的铅，某些饮料、劣质食品、中草药等。某些罐装食品，由于用铅焊接缝而导致食物含铅量增加；含铅量高的食品主要有用含铅量高的容器加工成的爆米花，加入氧化铅以加快其成熟的松花蛋，大街小巷叫卖的"白馒头"也有一部分是用含铅等杂质的硫黄熏蒸而成。

③ 植物性食品受土壤、化肥、农药及灌溉用水含铅量的影响。动物性食品受饲料、牧草、空气和饮用水含铅量的影响。

④ 大气污染，如用含铅汽油的汽车尾气，以及煤制品（如煤球、煤饼）为燃料的家庭，室内空气中铅平均含量比室外空气的铅含量高很多。

⑤ 暴露在含铅环境下的大人及衣物又交叉感染给孩子，例如交通岗、印刷厂、钢铁厂、炼油厂、铸造厂、蓄电池行业和矿山等都是铅污染重灾区，许多行业都有接触铅化合物的机会，作为大人平时应注意预防铅中毒，既要保护自己，更要保护孩子。

⑥ 使用含铅的上釉瓷器；使用含铅的化妆品。

预防铅中毒，应增加维生素 B_1 的摄入，促进铅通过胆汁经粪便排出；摄入充足的抗坏血酸，使其与铅结合形成溶解度较低的抗坏血酸盐，降低铅的吸收。每日应补充抗坏血酸 $125\sim150\text{mg}$；限制脂肪，减少铅的吸收；补充铁以抑制铅的吸收和蓄积；增加维生素 B_6、维生素 B_{12} 以保护神经系统。同时，铅作业者，不宜喝牛奶，因牛奶中的乳糖，会促进人体对有毒矿物质元素铅的吸收，可用酸奶代替牛乳。还可经常吃大蒜，每日 15g，连服 3 个月，就不会出现铅中毒现象，对中毒也会好转。

3. 镉对食品的污染

（1）食品中镉的来源　20 世纪 50 年代日本爆发了由镉引起的"骨痛病"事件后，诸如此类的事件时有发生，并引起世界各国的共同关注。环境中的镉不能生物降解，随着工农业生产的发展，受污染的镉含量也逐年上升。镉在体内的生物半衰期长达 $10\sim30$ 年，为已知的最易在体内蓄积的毒物。虽然在特定条件下生理剂量范围内镉对动物有促进生长、提高生长性能和繁殖性能以及促进某些酶活性的作用，但是镉在生物体内极易蓄积，会造成动物性食品的污染，对人类健康造成了极大的威胁。职业人群镉暴露的主要途径是呼吸道吸入，镉对肾、肺、肝、睾丸、脑、骨骼及血液系统均可产生毒性，而且还有致癌、致畸、致突变作用。镉在肾脏的一般蓄积量与中毒阈值很接近，安全系数很低。镉是重要的工业原料和环境污染物，镉对环境的污染主要来自如铅、锌矿的开采冶炼，合金钢、电镀镉、玻璃、蓄电池、塑料、陶瓷、照相材料等的生产加工过程。大气中的镉扩散后向地面降落，沉积于土壤中，是植物吸收镉的主要来源。动物性食品含镉量比植物性食品略高些，内脏含镉量明显比肌肉高。水生生物能从水中富集镉，其体内浓度可比水体含镉量高 4500 倍左右。不同食物被镉污染的情况差异很大，谷类能蓄积较多的镉。海产品、肉类（特别是肾脏）、食盐、油类和烟叶中镉的平均含量比蔬菜和水果高，在海产品中贝类含镉量最高。用含镉的容器存放酸性食品时，镉易溶出，以致污染食品导致镉中毒。

环境一旦遭受镉的污染，很难消除，因此要坚持环境监测，以防为主。专家建议：严格控制"三废"排放，加强对工业镉"三废"的治理，合理采矿和冶炼。对于含镉量较高的饲料，可以添加与镉有拮抗作用的元素如锌、铁、铜、钙、硒、维生素C，降低镉对动物的毒性。对于人类来说，要尽量减少食用含镉量较高的贝类、海鲜，不吸烟或少吸烟。

（2）镉对人体的危害　虽然在特定条件下生理剂量范围内镉对动物有促进生长、提高生长性能和繁殖性能以及促进某些酶活性的作用，但是镉在生物体内极易蓄积，会造成动物性食品的污染，对人类健康造成了极大的威胁。职业人群镉暴露的主要途径是呼吸道吸入，镉对肾、肺、肝、睾丸、脑、骨骼及血液系统均可产生毒性，而且还有致癌、致畸、致突变作用。镉在肾脏的一般蓄积量与中毒阈值很接近，安全系数很低。

镉在人体有蓄积作用，其半减期长达13年，主要贮存于肝和肾。镉中毒时肾小管损伤，使再吸收发生障碍，而出现蛋白尿、氨基酸尿和糖尿。另外，镉可使骨钙析出，从尿排出体外，如补钙不及时引起骨质疏松。镉污染造成的主要疾病是"痛痛病"，其典型症状是背下部和腿部疼痛。

4. 砷对食品的污染

（1）食品中砷的来源　砷污染是指由砷或其化合物所引起的环境污染。砷和含砷金属的开采、冶炼，用砷或砷化合物作原料的玻璃、颜料、原药、纸张的生产以及煤的燃烧等过程，都可产生含砷废水、废气和废渣，对环境造成污染。大气含砷污染除岩石风化、火山爆发等自然原因外，主要来自工业生产及含砷农药的使用、煤的燃烧。采矿、冶炼的废渣，冶金、化工、农药、染料和制革等的工业废水和地热发电厂的废水中均含砷，被砷污染的河水，会降低生化需氧量。含砷废水、农药及烟尘都会污染土壤。砷在土壤中累积并由此进入农作物组织中。砷对农作物产生毒害作用最低浓度为3mg/L，对水生生物的毒性亦很大。砷和砷化物一般可通过水、大气和食物等途径进入人体，造成危害。元素砷的毒性极低，砷化物均有毒性，三价砷化合物比其他砷化合物毒性更强。

（2）砷对人的危害　砷进入人体内被吸收后，破坏了细胞的氧化还原能力，影响细胞正常代谢，引起组织损害和机体障碍，可直接引起中毒死亡。如果将砷作用于人体局部，最初有刺激症状，久之出现组织坏死。砷对黏膜具有刺激作用，可直接损害毛细血管。经黏膜或皮肤吸收的砷及化合物，主要沉积在毛发、指甲、骨、肝和肾等器官。误服三氧化二砷可导致急性中毒，出现恶心、呕吐，腹痛，大便有时混有血液，四肢痛性痉挛，少尿、无尿昏迷，抽搐，呼吸麻痹而死亡。大量吸入亦可引起急性中毒。急性中毒半数致死量实验数据为LD_{50} 10mg/kg（大鼠经口）；20mg/kg（大鼠经口）。

四、二噁英对食品的污染

二噁英类化合物是一种重要的环境持久有机污染物，它是目前世界上已知毒性最强的化合物，也称"世纪之毒"。

1. 二噁英的主要污染源及污染途径

二噁英及其类似物主要来源于含氯工业产品的杂质，垃圾焚烧、纸张漂白及汽车尾气排放等。二噁英类化合物在环境中非常稳定，难以降解，亲脂性高，具生物累积性。可经空气、水、土壤的污染，通过食物链，最后在人体达到生物富集，从而使人类的污染负荷达到最高。某些塑料饲料袋，尤其是聚氯乙烯袋、经漂白的纸张或含油墨的旧报纸包装材料等都会将二噁英转移至饲料或含油脂的食品中。从被二噁英污染的纸制包装袋向牛奶的转移仅需几天的时间。人体内的二噁英95%来源于食品的摄入。

2. 二噁英的危害

二噁英具有致癌、免疫及生理毒性，一次污染可长期留存体内，长期接触可在体内积蓄，即使低剂量的长期接触也会造成严重的毒害作用，主要有：致死作用、胸腺萎缩及免疫毒性、"氯痤疮"（发生皮肤增生或角化过度）、肝中毒、生殖毒性、发育毒性和致畸性、致癌性。二噁英是全致癌物，单独使用二噁英即可诱发癌症，但它没有遗传毒性。国际癌症研究机构（IARC）已将二噁英定为对人致癌的Ⅰ级致癌物。

3. 预防二噁英污染的措施

（1）减少化学和家庭废物。禁止焚烧固体垃圾和作物秸秆。加强对垃圾填埋场的监管。

（2）禁止用含氯的塑料包装物包装食品和饲料。

（3）加强对食品从原料到产品的检测，制定国家限量标准和检测方法。

（4）加强对二噁英及其类似物的危险性评估和危险性管理方面的研究。

（5）加强对预防二噁英污染方面的知识宣传，提高对二噁英污染中毒的自我保护意识。

第三节　农药对食品的污染

一、概述

1. 基本概念

农药的定义是指用于预防、消灭或者控制危害农业、林业的病、虫、草和其他有害生物以及有目的地调节植物、昆虫生长的化学合成或者来源于生物、其他天然物质的一种物质或者几种物质的混合物及其制剂。

农药残留是指农药使用后残存于环境、生物体和食品中的农药母体、衍生物、代谢物、降解物和杂质的总称。残留的数量称为残留量，表示单位是 mg/kg 食品或食品农作物。

2. 农药的分类

目前世界各国的化学农药品种约1400多种，作为基本品种使用的有40种左右。

（1）按来源分类　分为有机合成农药、生物源农药、矿物源农药。

有机合成农药是由人工研制合成并由有机化学工业生产的一类农药。按其化学结构可分为有机氯、有机磷、氨基甲酸酯、拟除虫菊酯等。

生物源农药指直接用生物活体或生物代谢过程中产生的具有生物活性的物质或从生物体提取的物质作为防治病、虫、草、害的农药，包括微生物农药、动物农药和植物农药三类。目前，我国常用的生物农药有苏云金杆菌杀虫剂、农用抗生素制剂（如井冈霉素）等。

矿物源农药是有效成分起源于矿物的无机化合物和石油类农药，包括硫制剂、铜制剂和矿物油乳剂等。

（2）按用途分类　分为杀虫剂、杀螨剂、杀真菌剂、杀细菌剂、杀线虫剂、杀鼠剂、除草剂、杀螺剂、熏蒸剂、植物生长调节剂等。

（3）按化学组成分类　分为有机氯、有机磷、有机氟、有机氮、有机硫、有机砷、有机汞、氨基甲酸酯类等。

3. 农药污染食品的途径及影响因素

农药在生产和使用中，可经呼吸道、皮肤等进入人体，主要是通过食物进入人体，占进入人体总量的 90% 左右。其污染食品的主要途径如下。

（1）喷洒作物　为防治农作物病虫害使用农药，直接污染食用作物，但农药在食用作物上的残留受农药的品种、浓度、剂型、施用次数、施药的方法、施药的时间、气象条件、植物的品种以及生长发育阶段等多种因素的影响。

（2）植物根部吸收　据研究证实，喷洒农药后有 40%～60% 的农药降落在土壤中，土壤中农药可通过植物的根系吸收转移至植物组织内部和食物中，土壤中农药污染量越高，食物中的农药残留量也越高，但还受植物的品种、根系分布等多种因素的影响。

（3）空中随雨雪降落　喷洒农药后，有一小部分以极细小的微粒漂浮于大气中，长时间随雨雪降落到土壤和水域，也能造成食品的污染。

（4）食物链富集　农药对水体造成污染后，使水生生物长期生活在低浓度的农药中，水生生物通过多种途径吸收农药，通过食物链可逐级浓缩，尤其是一些有机氯农药和有机汞农药等。这种食物链的生物浓缩作用，可使水体中微小的污染而导致食物的严重污染。

（5）运输和贮存中混放　食品在运输中由于运输工具、车船等装运过农药未予清洗以及食品与农药混运，可引起农药的污染。另外，食品在贮存中与农药混放，尤其是粮仓中使用的熏蒸剂没有按规定存放，则也可导致污染。

4. 食品中农药残留的危害

环境中的农药被生物摄取或通过其他方式进入生物体，蓄积于体内，通过食物链传递并富集，使进入食物链顶端——人体内的农药不断增加，严重威胁人类健康。农药除了可造成人体的急性中毒外，绝大多数对人体产生的慢性危害，多是通过污染食品的形式造成。某些农药对人和动物的遗传和生殖造成影响，产生畸形和引起癌症等方面的毒性作用。大量流行病学调查和动物实验研究结果表明，农药对人体的危害可概括为以下三方面。

（1）急性毒性　主要由于职业性（生产和使用）中毒、自杀或他杀以及误食、误服农药，或者食用刚喷洒高毒农药的蔬菜和瓜果，或者食用因农药中毒而死亡的畜禽肉和水产品而引起。中毒后常出现神经系统功能紊乱和胃肠道症状，严重时会危及生命。

（2）慢性毒性　目前使用的绝大多数有机合成农药都是脂溶性的，容易残留于食品原料上。若长期食用农药残留量较高的食品，农药则会在人体内逐渐蓄积，可损害人体的神经系统、内分泌系统、生殖系统、肝脏和肾脏，引起结膜炎、皮肤病、不育、贫血等疾病。中毒轻者感觉头痛、头晕、无力、恶心；中度中毒出现乏力、呕吐、肌肉震颤、心慌；严重者出现全身抽搐、昏迷、心力衰竭直至死亡等。这种中毒过程较为缓慢，症状短时间内不明显，不容易引起人们的注意，而其潜在的危害性很大。

（3）特殊毒性　目前通过动物实验已经证明，有些农药具有致癌、致畸、致突变作用，或者具有潜在"三致"作用。

二、常用农药对食品的污染及危害

1. 有机氯农药对食品的污染及危害

有机氯农药是早期使用的最主要杀虫剂。我国曾经生产和使用的有机氯农药主要是六六六，其他如 DDT、林丹等。有机氯农药虽然毒性中等，但残留期长。曾因广谱、高效、价廉而广泛使用。有机氯农药具有高度的化学、物理和生物学的稳定性，半衰期长达数年，在自然界极难分解。由于有机氯农药的脂溶性强，在食品加工过程中经单纯的洗涤不能去除。有机氯农药容易在人体内蓄积，污染食品只存在慢性毒性作用，主要表现在侵害肝、肾及神经系统，动物实验证实有致畸、致癌作用。由于长期和大量使用有机氯农药，造成环境、食品污染以及人体危害，我国已于1983年停止生产，1984年停止使用。

（1）食品污染　食品中有机氯农药残留总的情况是动物性食品的残留高于植物性食品，含脂肪多的食品高于含脂肪少的食品，猪肉高于牛、羊、兔肉，水产品中淡水产品高于海洋产品，池塘产品高于河湖产品。植物性食品中的污染趋势是按植物油、粮食、蔬菜、水果的顺序递减。蔬菜中的含量按下列顺序递减：苋菜＞胡萝卜＞辣椒＞黄瓜＞番茄＞芋头。晚稻米六六六含量较早稻米或春粮（小麦、蚕豆）高。牛奶和烟叶中也有有机氯农药残留。

（2）对人及动物的危害　残留六六六和DDT对人体影响主要是肝脏组织和肝功能的损害。有机氯农药能透过胎盘进入胎儿体内，还通过母乳排出，因此婴儿可通过母乳接触有机氯农药。

DDT对动物的急性中毒主要是损害神经系统和肝、肾。实验动物长期低剂量摄入有机氯农药可致慢性中毒，主要表现为肝脏病变、血液和神经系统损害。某些有机氯农药具有一定的雌激素活性，尤其是DDT及其代谢产物DDD、DDE等，均已证实可引起动物的雌性化，并可增加乳腺癌等激素相关肿瘤发生的危险性。实验动物和人体资料都表明六六六和DDT能引起血液细胞染色体畸变。

2. 有机磷农药对食品的污染及危害

有机磷农药是继有机氯农药以后被广泛使用的一类农药，目前生产使用的有60余种，使用的多为高效低毒低残留的品种，如乐果、敌百虫、杀螟松、倍硫磷，还有毒性极低的马拉硫磷、双硫磷、氯硫磷、辛硫磷、碘硫磷、地亚农等，但如甲拌磷、内吸磷等毒性较高的品种因为杀虫效果好也在个别地区使用，有机磷农药化学性质不稳定，在自然界极易分解而失去毒性，污染食品后残留时间较短，在生物体的蓄积性亦较低。有机磷农药是目前和近期内我国的主要农药类别以及卫生问题的焦点。它既有引起急性中毒的危险，又有引起慢性损害的可能性。农药中毒和死亡主要由有机磷农药引起。

有机磷属于神经毒剂，对人体的危害以急性中毒为主，主要是抑制血液和组织中胆碱酯酶的活性，引起乙酰胆碱在体内大量积聚而出现一系列神经中毒症状，如出汗、震颤、共济失调、精神错乱、语言失常等。部分品种有迟发性神经毒作用。慢性中毒主要是神经系统、血液系统和视觉损伤的表现。多数有机磷农药无明显的致癌、致畸、致突变作用。但有的有机磷农药在哺乳动物体内有使核酸烷化作用，造成DNA损伤，具有诱变作用。

3. 有机汞农药对食品的污染及危害

有机汞农药多为杀菌剂，在土壤中的半衰期为10～30年。常用的有机汞杀菌剂有西力生（氯化乙基汞）、赛力散（醋酸苯汞）、富民隆（磺胺汞）和谷仁乐生（磷酸乙基汞）。有机汞农药进入土壤后逐渐被分解为无机汞，可保留多年，还能转化为甲基汞被植物再吸收。

有机汞对人的毒性，不仅能引起急性中毒，而且可在人体内蓄积，引起慢性中毒。汞中毒主要侵犯神经系统和肝脏，急性汞中毒的主要症状为口内金属味、烦渴、恶心、呕吐、腹痛、腹泻等，慢性汞中毒以头痛、失眠、噩梦等神经系统的症状为主。在食品中的汞90％以上是以甲基汞的形式存在。我国已于1971年规定不生产、不进口、不使用有机汞农药。

4. 氨基甲酸酯类农药对食品的污染及危害

目前使用的氨基甲酸酯类农药品种已有 50 多种。此类农药可用于杀虫、除草和杀线虫等。氨基甲酸酯类是一种高效、低毒、低残留的农药，有西维因、杀灭威、速灭威、叶蝉散等，除草剂如敌草隆、敌稗也属于这类农药。氨基甲酸酯类农药的优点是对虫害选择性强，药效快，对温血动物、鱼类和人的毒性较低，易被土壤微生物分解，且不易在生物体内蓄积。

其毒作用机制与有机磷类似，也是胆碱酯酶抑制剂，但氨基甲酰化酶易水解，一般经数小时即恢复活性，因此症状消失亦较快。氨基甲酸酯属可逆性胆碱酯酶抑制剂。其急性中毒亦主要表现为胆碱能神经兴奋症状，但目前尚未见有迟发性神经毒作用。慢性毒性和致癌、致畸、致突变毒性方面的报道亦不完全一致，近年来有研究表明此类农药在弱酸条件下可与亚硝酸盐生成亚硝胺，可能有一定潜在致癌作用。

5. 拟除虫菊酯类农药对食品的污染及危害

拟除虫菊酯类农药是近年来应用较多的杀虫剂，具有高效、低毒、低残留等特点。按化学结构可分为两型：Ⅰ型不含氰基，如丙烯菊酯、联苯菊酯等；Ⅱ型含氰基，如氯氰菊酯、溴氰菊酯等。

拟除虫菊酯类农药多具有中等毒性或低毒性，属于神经毒。Ⅰ型拟除虫菊酯类农药通过引起膜的重复放电而引发动作电位；Ⅱ型拟除虫菊酯类农药通过使膜的通透性改变，钠离子通道持续开放，钠离子由膜外向膜内转移，造成去极化电位升高，动作电位的阈值升高，因而动作电位不易发生而出现传导阻滞。

拟除虫菊酯类农药的蓄积性较弱，因此不易引起慢性中毒，急性中毒误服或生产性接触。急性中毒以神经系统症状为主，主要表现为流涎、多汗、意识障碍、言语不清、反应迟钝、视物模糊、肌肉震颤、呼吸困难等，重者可致昏迷、抽搐、心动过速、瞳孔缩小、对光反射消失、大小便失禁，可因心衰和呼吸困难而死亡。拟除虫菊酯类农药对皮肤和黏膜的刺激性较大，可引起眼睛及上呼吸道的不适，亦可引起皮肤的感觉异常及迟发性变态反应。

拟除虫菊酯类农药降解快，残留浓度低，但对多次采收的蔬菜，仍有污染的可能性。

6. 除草剂对食品的污染及危害

除草剂的使用很广泛，品种也逐渐增多，目前，使用较多的除草剂有 2,4-滴（苯氧羧酸类）、除草醚（二苯醚类）、敌稗（酰胺类）、氟乐灵（二硝基苯胺类）、西玛津（均三氮苯类）。多数除草剂对人畜的急性毒性较低，但某些除草剂会使喂饲动物产生甲状腺肿瘤和其他肿瘤，多种除草剂含有致癌的亚硝胺类，所以对除草剂本身的毒性、代谢物毒性以及所含杂质的毒性需要进一步研究。除草剂主要通过植物吸收，并进行降解和蓄积，造成对食品的污染。

第四节　化肥对食品的污染

一、化肥的一般成分

农业化肥一般包含一种或多种植物所需要的主要营养元素——氮、磷、钾。氮肥大部分是氨的衍生物，如硝酸铵（NH_4NO_3）、硫酸铵 $[(NH_4)_2SO_4]$ 及尿素 $[CO(NH_2)_2]$ 等。

磷肥大部分为磷酸盐，主要成分是氟磷灰石 $[Ca_3(PO_4)_2 \cdot CaF_2]$。

农业生产中施用化肥，能给农作物补充正常生长所需的养料，对提高农作物产量有很大作用。但是化肥本身，特别是在不合理施用的情况下，也会使环境受到污染，化肥在使用过程中约有 70% 逸散于环境中，如果过度施用，很容易造成农业环境的污染。

二、化肥污染食品的方式

氮肥施入土壤后，作物通过根系吸收土壤中的硝酸盐，硝酸根离子进入作物体内后，被作物体内的硝酸酶还原成亚硝态氮，再转化为氨基酸类化合物，以维持作物的正常生理代谢。同时还有相当数量的硝酸盐蓄积于作物的叶、茎和根中，这种积累对作物本身无害，但对人畜产生危害。在新鲜蔬菜中，亚硝酸盐的含量通常低于 1mg/kg，而硝酸盐的含量可达到每千克数千毫克。

三、过量施用化肥的危害

施氮过多的蔬菜中硝酸盐含量是正常情况的 20～40 倍。人畜食用含硝酸盐的植物后，极易引起高铁血红素白血症，主要表现为行为反应障碍、工作能力下降、头晕目眩、意识丧失等，严重的会危及生命。过多施用化肥，会影响农作物产品品质，如禾本科作物过量施用氮肥，虽然籽粒蛋白质总量增加，但氨基酸比例会发生变化，从而导致产品品质下降。

过量的磷肥会对果蔬中有机酸、维生素 C 等成分的合成以及果实形状、大小、色泽、香味等带来不良影响；同时，磷肥中常含砷、镉等化合物，有可能导致重金属污染。如磷石灰中除含铜、锰、硼、钼、锌等植物营养成分外，还含有砷、镉、铬、氟、汞、铅、铈和钒等对植物有害的成分。此外，磷肥含镉量 10～20mg/kg，含铅约 10mg/kg。因此长期施用磷肥会引起土壤的镉、铅积累，导致作物中镉、铅的含量较高。化肥中的氟和钒也值得注意，长期施用会导致土壤中氟的积累；茶树具有积累氟的特性，大量施用过磷酸钙肥料，会使茶叶中含氟量增高。钒在过磷酸钙中的含量也较高，每千克可达数十至数千毫克，过量施用会造成土壤和作物中的含钒量增高。

四、化肥造成的污染

（1）化肥随农业退水和地表流水进入河、湖、库、塘，造成水体富营养化。据监测，农村许多浅层地下水中硝酸盐、氨态氮肥、亚硝酸盐等含氮化合物严重超标，其中还含有一些致癌物质。

（2）化肥施用不合理，使土壤板结、地力下降。

（3）从化肥原料和生产过程中产生的一些对人体有毒有害的微量重金属、无机盐和有机物等成分通过化肥而进入土壤，并在土壤中累积。

（4）化肥施用方法不当，造成大气污染。例如氮素化肥浅施，撒施后往往造成氮的逸失，进入大气，造成污染；氮肥使用不当，也会增加大气中二氧化碳的含量，增强温室效应，造成植物营养失衡，使植物徒长而造成病虫害大面积发生。

第五节　兽药对食品的污染

一、概述

由于畜牧业的需要，大量应用药物，用于促进生长、同步发情等。治疗药物的种类也在不断增加。由于兽药用量增大，食品动物的组织和产品中残留的药物对消费者的健康和环境的潜在危害也日趋严重，因此，兽药管理越来越受到各国农业部及卫生部的重视，并为减少兽药残留对消费者健康的危害做了不少工作。主要的残留兽药有抗生素类、磺胺药类、呋喃药类、抗球虫药、激素药类和驱虫药类。兽药通常是通过在预防和治疗动物疾病用药、在饲料添加剂中使用药物而带来对食品的污染。

1. 兽药残留

兽药残留是指动物产品的任何可食部分所含兽药的母体化合物及（或）其代谢物，与兽药有关的杂质。所以兽药残留既包括原药，也包括药物在动物体内的代谢产物和兽药代谢产物中所伴生的有害杂质。

2. 兽药残留的来源

（1）使用违禁或淘汰药物　凡未列入《饲料药物添加剂使用规范》中的药物品种均不能当饲料添加剂使用。养殖户将禁药当作添加剂使用，例如：盐酸克伦特罗（瘦肉精）、类固醇激素（己烯雌酚）。对于有些不允许使用的药物当作添加剂使用往往会对人体危害严重。

（2）不按规定执行应有的休药期　畜禽屠宰前或畜禽产品出售前需停药不仅针包括兽药也包括药物添加剂，通常规定的休药期为 4～7 天。但是大多数养殖户使用含药物添加剂时很少按规定实施休药期。

（3）随意加大药物用量或把治疗药物当成添加剂使用　如使用医用抗生素不符合用药剂量、给药途径、用药部位和用药动物种类等规定的现象。

（4）滥用药物　多次使用商品名称不同、成分相同的药物等。

（5）饲料加工过程受到污染　若将盛过抗菌药物的容器贮藏饲料，或使用盛过药物而没有充分清洗干净的贮藏器，都会造成饲料加工过程中兽药污染。

（6）用药方法错误，或未做用药记录　在用药剂量、给药途径、用药部位和用药动物的种类等方面不符合用药规定，因此造成药物残留在体内。由于没有用药记录而重复用药等都会造成药物在动物体内大量残留。

（7）屠宰前使用兽药　为掩盖病畜的临床症状，以逃避宰前检验，造成畜肉中兽药残留的现象。

（8）厩舍粪池中含兽药。

3. 兽药在动物体的代谢

兽药经各种途径进入动物体后，分布到几乎全身各个器官，也可通过泌乳和产蛋过程残留在乳和蛋中。动物体内的药物可通过各种代谢途径，随排泄物排出体外，因此进入体内兽药的量随着时间推移而逐渐减少，经一定时间内残留量可在安全标准范围内，此时可屠宰动物或允许动物产品（奶、蛋）上市，这一段时间就称之为休药期。休药期是依照在动物体内的消除规律确定的，药物在动物体内的消除规律就是按最大剂量、最长用期给药，停药后在不同的时间点屠宰，采集各个组织进行残留量的检测，直至在最后时间点采集的所有组织中均检测不出药物为止。

4. 影响兽药残留的因素

兽药在动物体内的残留量与兽药种类、给药方式、停药时间及器官和组织的种类有关系。在一般情况下，对兽药有代谢作用的脏器，如肝脏、肾脏，其兽药残留量较高。另外动物种类不同，兽药代谢的速率也不同，例如通常所用的药物在鸡体内的半衰期大多数在 12h 以下，多数鸡用药物的休药期为 7d。

5. 兽药残留对人体的危害

长期食用含药物残留的动物性食品，药物会在体内逐渐蓄积，引起各种组织器官发生病变，从而严重损害人体的健康。其主要表现如下。

（1）毒性作用　人长期摄入含兽药的动物性食品后，药物不断在人体内蓄积，当积累到一定程度后，就会对人体产生毒性作用。磺胺类药物可引起泌尿系统损害，特别是在体内形成的乙酰化胺，其在酸性尿中溶解度很低，可在肾小管、肾盂等处析出结晶，损害肾脏，磺胺类药物还影响体内核酸的合成。链霉素对神经有明显毒性作用，造成耳聋，对婴幼儿尤为严重。

（2）诱导病原菌产生耐药性　细菌耐药性是指某些细菌菌株对通常能抑制其生长繁殖的某种浓度的抗菌药物产生耐受性，当发生这些耐药菌株引起的感染性病原时，就会给人类治疗带来困难。动物在经常反复接触某一种抗菌药物后，其体内的敏感菌株将受到选择性的抑制，细菌产生耐药性，使耐药菌株大量繁殖。人体经常食用含药物残留的动物性食品，动物体内的耐药菌株可传播给人体，当人体发生疾病时，就给临床上感染性疾病的治疗带来一定的困难，延误正常的治疗。已发现长期食用低剂量的抗生素能导致金黄色葡萄球菌耐药菌株的出现，也能引起大肠杆菌耐药菌株的产生。至今为止，具有耐药性的微生物通过动物性食品转移到人体内时对人体健康产生危害的问题尚未得到解决。

（3）过敏反应　过敏反应与个体的免疫学特异性有关，与药物的剂量无关。其中，青霉素、四环素、磺胺类药物的致敏威胁大，轻度过敏时出现皮疹，严重时可导致休克甚至死亡。经常食用一些含低剂量抗菌药物的食品还能使易感个体出现过敏反应，这些药物包括青霉素、四环素、磺胺类药物及某些氨基糖苷类抗生素等。这些药物具有抗原性，刺激机体内抗体的形成，造成过敏反应，严重者可引起休克、喉头水肿、呼吸困难等严重症状。呋喃类引起人体的不良反应主要是胃肠反应和过敏反应，表现在以周围神经炎、药热、嗜酸性白细胞增多为特征的过敏反应。磺胺类药物的过敏反应表现为皮炎、白细胞减少、溶血性贫血和药热。抗菌药物残留所致变态反应比起食物引起的其他不良反应所占的比例小。青霉素药物引起的变态反应，轻者表现为接触性皮炎和皮肤反应，严重者表现为致死性过敏性休克。

（4）"三致"作用　某些抗菌类药物可引起癌症、胚胎畸变、基因突变，对人体产生危害，如四环素、呋喃类、氨基糖苷类。这些药物在肉、乳、蛋中残留，通过食物链在人体内富积，从而产生严重的后果。

（5）破坏微生态平衡　在正常条件下，人体消化道内的微生态环境中存在多种微生物，各菌群之间维持着共生状态的平衡。长期或过量摄入残留抗菌兽药的动物性食品，会破坏微生态的平衡，有益菌群受到抑制，有害菌群大量繁殖，造成消化道内微生态环境紊乱，从而导致长期腹泻或引起维生素缺乏。

二、几种主要兽药对食品的污染

目前对人畜危害较大的兽药及药物饲料添加剂包括抗生素类、磺胺类、硝基呋喃类、抗寄生虫类和激素类药物。

1. 抗生素类药物对食品的污染

（1）抗生素类药物的分类和特点

① 分类

a. β-内酰胺类。包括青霉素类、头孢菌素类和克拉维酸等。

b. 氨基糖苷类。包括链霉素、双氢链霉素、庆大霉素、卡那霉素、新霉素、阿米卡星、大观霉素、安普霉素等。

c. 大环内酯类。包括红霉素、泰乐菌素、北里霉素、替米考星等。

d. 四环素类。包括金霉素、土霉素、四环素、多西环素等。

e. 多肽类。包括多黏菌素、杆菌肽、维吉尼霉素等。

f. 离子载体类。又称聚醚类，包括莫能霉素、盐霉素、马杜霉素、海南霉素等。

g. 其他抗生素。包括甲砜霉素、氟苯尼考、林可霉素、黄霉素、泰妙菌素等。

② 特点。天然青霉素抗菌谱窄，但其抗菌作用强，用于细菌繁殖期杀菌，对各种革兰阳性菌及部分革兰阴性菌、各种螺旋体和放线菌有强大的抗菌作用。头孢菌素类是由头孢菌所产生的头孢菌素 C 催化水解而成，为广谱抗生素。氨基糖苷类抗生素易溶于水，抗菌谱较广，易吸收、排泄，但毒性普遍较大，主要对第八对脑神经（听神经）及肾脏有损害。大环内酯类抗生素对革兰阳性菌和某些革兰阴性球菌有效，对耐其他常用抗生素的耐药菌有效。四环素类抗生素为广谱抗生素，属酸碱两性化合物，但在酸性情况下极稳定，遇碱与高温可促进分解。

（2）抗生素类药物的选用　由革兰阳性菌引起的疾病，如猪丹毒、破伤风、炭疽、马腺疫、气肿疽、牛放线菌病、葡萄球菌性和链球菌性炎症、败血症等，可选用青霉素类、头孢菌素类、四环素类和大环内酯类、林可霉素等。

由革兰阴性菌引起的疾病，如巴氏杆菌病、大肠杆菌病、沙门菌病、肠炎、泌尿道炎症，选用氨基糖苷类、氟喹诺酮类等。

由耐青霉素、金黄色葡萄球菌所致呼吸道感染、败血症等，可选用耐青霉素酶的半合成青霉素，如苯唑西林、氯唑西林，也可选用大环内酯类和头孢菌素类抗生素。

由绿脓杆菌引起的创面及尿路感染、败血症、肺炎等，选用庆大霉素、多黏菌素等。

由支原体引起的猪喘气病和鸡慢性呼吸道病，则应首选氟喹诺酮类药，如恩诺沙星、红霉素、泰乐菌素、泰妙菌素等。

（3）对人类的危害　这类药物多为天然发酵产物，是临床应用最多的一类抗菌药物，如青霉素类、氨基糖苷类、大环内酯类、四环素类、螺旋霉素、链霉素、土霉素、金霉素等。青霉素类最容易引发超敏反应，四环素类、链霉素有时也能引起超敏反应。轻至中度的超敏反应一般表现为短时间内出现血压下降、皮疹、身体发热、血管神经性水肿、血清病样反应等，极度超敏反应可能导致过敏性休克甚至死亡。长期摄入含氨基糖苷类残留超标的动物性食品，可损害听力及肾脏功能。

2. 磺胺类药物对食品的污染

（1）磺胺类药物在兽医临床上的应用　磺胺药对大多数革兰阳性和阴性细菌都有抑制作用，在食源性动物的饲养中，磺胺类药物不仅作为兽药被广泛用于兽医临床对细菌感染性疾病的防治，有时也被用作饲料添加剂。

其主要用于抗菌消炎，如磺胺嘧啶、磺胺二甲嘧啶、磺胺脒、菌得清、新诺明等。近年来，磺胺类药物在动物性食品中的残留超标现象，在所有兽药当中是最严重的。长期摄入含磺胺类药物残留的动物性食品后，药物可不断在人体内蓄积。

（2）对食品的污染　使用过磺胺类药物的动物，如果不遵守适当的休药期，其肌肉组织、蛋和奶就会被残留的磺胺类药物污染；短期大剂量或长期小剂量给药，很容易造成磺胺类药物在动物各组织中蓄积。当饲料或饮水被磺胺类药物污染后，也可导致动物性食品中磺胺类药物残留量严重超标。

很多研究表明猪肉及其制品中磺胺药物超标现象时有发生，特别是致癌性的磺胺二甲基嘧啶残留给人类的健康带来了威胁。

各国政府对动物性食品中磺胺类药物严格规定了最高残留限量（MRL）。欧盟、美国规定磺胺类药物 MRL 为 0.1mg/kg，日本规定为 0.02mg/kg。除最高残留限量要求，饲养过程也有要求。欧盟规定磺胺类不宜作饲料添加剂，美国规定禁止在进口动物源食品中使用磺胺类药物，日本规定家禽类禁止使用磺胺类药物。我国未规定限制使用，但《食品安全国家标准　食品中兽药最大残留限量》规定，所有食品动物（产蛋期禁用）、牛、羊、鱼中磺胺类兽药最大残留限量为 100μg/kg。

（3）对人类的危害

① 磺胺类药主要经肾脏排出，在尿中浓度较高，其溶解度又较低，尤其当尿液偏酸性时，可在肾盂、输尿管或膀胱内析出结晶，产生刺激和阻塞，造成泌尿系统损伤，引起结晶尿、血尿、管型尿。

② 引起过敏反应。

③ 抑制造血系统。

④ 导致细菌产生抗药性。

3. 硝基呋喃类药物对食品的污染

硝基呋喃类主要用于抗菌消炎，如呋喃唑酮、呋喃西林、呋喃妥因等。食品中超量硝基呋喃类残留，对人体造成的危害主要是胃肠反应和超敏反应。剂量过大或肾功能不全者，可引起严重毒性反应，主要表现为周围神经炎、嗜酸性白细胞增多、溶血性贫血等。长期摄入可引起不可逆性末端神经损害，如感觉异常、疼痛及肌肉萎缩等，我国尚未制定硝基呋喃类药物残留检测标准。

4. 抗寄生虫类药物对食品的污染

这类药物主要用于驱虫或杀虫，如苯并咪唑、左旋咪唑、克球酚、吡喹酮等。而常用的苯并咪唑类抗寄生虫药物有丙硫苯咪唑、丙氧咪唑、噻苯咪唑、甲苯咪唑、丁苯咪唑等。

食用残留有苯并咪唑类药物的动物性食品，对人主要的潜在危害是致畸作用和致突变作用。对于妊娠期的孕妇有可能发生胎儿畸形，如短肢、兔唇等；对所有消费者来说，可能由于其致突变作用使消费者发生癌变和性染色体畸变，从而其后代有发生畸形的危险。

5. 激素类药物对食品的污染

这类药物主要用于提高动物的繁殖和加快生长发育速度，使用于动物的激素有性激素和皮质激素，而以性激素最常用，如孕酮、睾酮、雌二醇等。正常情况下，动物性食品中天然存在的性激素含量是很低的，因而不会干扰消费者的激素代谢和生理机能。

（1）常见的种类　激素的种类很多，按化学结构可分为固醇或类固醇和多肽或多肽衍生物两类。按来源可分为天然激素和人工激素。

（2）对人类的危害　残留的激素类药物主要是己烯雌酚、己烷雌酚、双烯雌酚和雌二酚。另外还有盐酸克伦特罗，人们俗称"瘦肉精"，是一种高选择性的兴奋剂和激素。一些年来，人们已经知道在畜牧生产中，瘦肉精适合于用作改进剂，特别是改进脂肪型动物的瘦肉与脂肪的比例或加速动物生长。然而现在，这些化合物并没有被批准作为合法的加速生长调节剂。当用作生长调节剂时，其剂量是治疗剂量的 5～10 倍，因此盐酸克伦特罗很可能残留在动物体内，不合法的使用会给消费者带来危害。

摄入激素残留超标的动物性食品，可能会影响消费者的正常生理机能，并具有一定的致癌性，可能导致儿童早熟、儿童发育异常、儿童异性趋向等。

第六节　食品添加剂对食品的污染

食品添加剂是食品工业发展的重要影响因素之一，随着国民经济的增长和人民生活水平的提高，食品的质量与品种的丰富就显得日益重要。如果要将丰富的农副产品作为原料，加工成营养平衡、安全可靠、食用简便、货架期长、便于携带的包装食品，食品添加剂的使用是必不可少的。现今，食品添加剂已进入所有的食品加工业和餐饮业。全世界批准使用的食品添加剂有 25000 种，中国允许使用的食品添加剂分为 23 类，共 2400 多种。从某种意义上说，没有食品添加剂，就没有现代食品加工业。

食品添加剂的使用对食品产业的发展起着重要的作用，它可以改善风味、调节营养成分、防止食品变质，从而提高质量，使加工食品丰富多彩，满足消费者的各种需求。但若不科学地使用也会带来很大的负面影响，近几年来食品添加剂使用的安全性引起了人们的关注。

一、食品添加剂的定义

食品"有添加"并不意味着不安全

1983 年食品法典委员会（CAC）规定："食品添加剂是指其本身不作为食品消费，也不是食品特有成分的任何物质，而且不管其有无营养价值，在食品的制造、加工、调制、处理、装填、包装、运输或保藏过程中，由于技术上的需要有意向食品中加入的物质，但不包括污染物或者为提高食品营养价值而加入食品中的物质"。

《中华人民共和国食品安全法》（简称《食品安全法》）规定：食品添加剂是指为改善食品品质和色、香、味以及防腐和加工工艺的需要加入食品中的化学合成物质或天然物质。

二、食品添加剂的分类

1. 根据制造方法分类

（1）化学合成的添加剂　利用各种有机物、无机物通过化学合成的方法而得到的添加剂。目前，使用的添加剂大部分属于这一类添加剂。如防腐剂中的苯甲酸钠，漂白剂中的焦硫酸钠，色素中的胭脂红、日落黄等。

（2）生物合成的添加剂　一般以粮食等为原料，利用发酵的方法，通过微生物代谢生产的添加剂称为生物合成添加剂，若在生物合成后还需要化学合成的添加剂，则称之为半合成法生产的添加剂。如调味用的味精，色素中的红曲红，酸度调节剂中的柠檬酸、乳酸等。

（3）天然提取的添加剂　利用分离提取的方法，从天然的动、植物体等原料中分离纯化后得到的食品添加剂。如色素中的辣椒红等，香料中天然香精油、薄荷油等。

2. 按使用目的分类

（1）满足消费者嗜好的添加剂

① 与味觉相关联的添加剂。如调味料、酸味料、甜味料等。调味料主要调整食品的味道，大多为氨基酸类、有机酸类、核酸类等。

② 与嗅觉相关联的添加剂。食品中广泛使用的这类添加剂有天然香料与合成香料。它们一般与其他添加剂一起使用，但使用剂量很少。天然香料是从天然物质中得到的，一般认为比较安全。

③ 与色调相关联的添加剂。如天然着色剂与合成着色剂。主要在糕点、糖果、饮料等产品中应用。有些罐装食品自然褪色，所以一般使用先漂白、再着色的方法处理。在肉制品加工中，通常使用硝酸盐与亚硝酸盐作为护色剂。

（2）防止食品变质的添加剂　为了防止有害微生物对食品的侵蚀，延长其保质期，保证产品的质量，防腐剂的使用是较为普遍的。但是防腐剂大部分是毒性强的化学合成物质，因此并不提倡使用这些物质，即使在各种食品中使用也要严格限制在添加的最大限量以内，以确保食品的安全。由于有些霉菌所产生的毒素有较强的致癌作用，所以防霉菌剂的使用是非常必要的。食用油脂或含油脂的食品在保存过程中容易被空气氧化，这不仅影响食品的风味，而且生成毒性较强的物质。为了避免氧化的发生，常添加抗氧化剂。

（3）作为食品制造介质的添加剂　作为食品制造介质的添加剂是指最终在产品成分中不含有，或只是在制造过程中使用添加剂。比如水解过程中使用的盐酸，中和酸使用的高纯度氢氧化钠等。

（4）改良食品质量的添加剂　如增稠剂、乳化剂、面粉处理剂、水分保持剂等均对食品质量的改进起着重要的作用，在食品行业的快速发展与激烈竞争中起着至关重要的作用。

（5）食品营养强化剂　食品营养强化剂是以强化补给食品营养为目的的添加剂，在食品中通常添加的各种盐、微量元素和维生素都属于这一类，如钙、锌、铁、镁、锰、硒、维生素 A、维生素 D、维生素 E、维生素 K 等。

3. 按安全性划分

FAO/WHO 下设的食品添加剂专家联合委员会（JECFA）为了加强对食品添加剂安全性的审查与管理，制定出它们的 ADI（日容许摄入量）值，并向各国政府建议。该委员会建议把食品添加剂分为如下四大类。

第一类为安全使用的添加剂，即一般认为是安全的添加剂，可以按正常需要使用，不需建立 ADI 值。

第二类为 A 类，是 JECFA 已经制定 ADI 值和暂定 ADI 值的添加剂，它又分为两类：A_1 类和 A_2 类。

A_1 类：经过 JECFA 评价认为毒理学资料清楚，已经制定出 ADI 值的添加剂。

A_2 类：JECFA 已经制定出暂定 ADI 值，但毒理学资料不够完善，暂时允许用于食品。

第三类为 B 类，JECFA 曾经进行过安全评价，但毒理学资料不足，未建立 ADI 值，或者未进行安全评价者，它又分为两类：B_1 类和 B_2 类。

B_1 类：JECFA 曾经进行过安全评价，因毒理学资料不足，未建立 ADI 值。

B_2 类：JECFA 未进行安全评价。

第四类为 C 类，JECFA 进行过安全评价，根据毒理学资料认为应该禁止使用的食品添加剂或应该严格限制使用的食品添加剂，它分为两类：C_1 类和 C_2 类。

C_1 类：JECFA 根据毒理学资料认为，在食品中应该禁止使用的添加剂。

C_2 类：JECFA 认为应该严格限制，作为某种特殊用途使用的添加剂。

三、食品添加剂的作用

食品添加剂的发展大大促进了食品工业的发展，之所以如此，是因为食品添加剂具有以下作用。

（1）增加食品的保藏性，防止腐败变质　据报告，各种生鲜食品在采收后由于不能及时加工或加工不当损失 20%～30%，防腐剂和抗氧化剂可降低这种损失并增加食品的保存期。

（2）改善食品的感官性状　食品的色、香、味、形态和质地等是衡量食品质量的指标，食品加工后，有的褪色，有的变色，风味和质地也可有所改变，如若适当使用色素、香料、乳化剂、增稠剂等可提高食品的感官质量。

（3）有利于食品加工操作，适应生产的机械化和连续化　在食品加工中使用澄清剂、助滤剂和消泡剂等有利于加工操作。

（4）保持或提高食品的营养价值　食品质量的高低与其营养价值密切有关，防腐剂和抗氧化剂在防止食品腐败变质的同时对保持食品的营养价值有一定作用。此外，向食品中加入适当的属于天然营养素范围的食品营养强化剂，可大大提高食品的营养价值。

（5）满足其他特殊需要　例如，无营养的甜味剂可满足糖尿病等患者的特殊需要。某些加工食品在真空包装后，为了防止水分蒸发需要保湿剂等。

四、食品添加剂的选用原则

（1）各种食品添加剂都必须经过一定的安全性毒理学评价，证明在限量内长期使用安全无害。生产、经营和使用食品添加剂应符合国家卫生健康委员会颁发的《食品安全国家标准　食品添加剂使用标准》（GB 2760—2014）和《食品添加剂卫生管理办法》以及国家标准局颁发的《食品添加剂质量规格标准》。此外，对于食品营养强化剂应遵照我国国家卫生健康委员会颁发的《食品安全国家标准　食品营养强化剂使用标准》（GB 14880—2012）和《食品营养强化剂卫生管理办法》执行。

（2）鉴于有些食品添加剂具有一定毒性，应尽可能不用或少用，必须使用时应严格控制使用范围及使用量。

（3）食品添加剂应有助于食品的生产、加工和贮存等过程，具有保持营养成分、防止腐败变质、改善感官性状和提高产品质量等作用，而不应破坏食品的营养素，也不得影响食品的质量和风味。

（4）食品添加剂不能用来掩盖食品腐败变质等缺陷，也不能用来对食品进行伪造、掺假等违法活动。不得使用非定点生产厂家生产的、无生产许可证及过期或污染、变质的食品添加剂。

（5）选用的食品添加剂应符合相应的质量指标，用于食品后不得分解产生有毒物质，用后能被分析鉴定出来。

五、食品添加剂的安全使用

食品添加剂的生产工艺、理化性质、质量标准、使用效果、范围、加入量、毒理学评价及检验方法等做出的综合性的安全评价，其中最重要的是毒理学评价。通过毒理学评价确定食品添加剂在食品中无害的最大限量，并对有害的物质提出禁用或弃用的理由，以确保食品添加剂使用的安全性。

在我国，新中国成立初期普遍使用的 β-萘酚、奶油黄等防腐剂和色素，后来被证实存在致癌作用，不少地区曾因使用含砷的盐酸、食碱，或过量的食品添加剂如亚硝酸盐、漂白剂、色素等而发生急、慢性中毒。在国外，也有因食品添加剂引起的恶性中毒事件。各国均有不少添加剂因被证实或怀疑有致癌、致畸、致突变等远期危害而从允许使用的名单上删除。近年来食品添加剂引起变态反应的报道也日益增多，如糖精引起的皮肤瘙痒症、日光性皮炎，香料中很多物质引起的呼吸道炎症、支气管哮喘、荨麻疹、口腔炎等。还有脂溶性添加剂在体内的蓄积效应，使维生素 A、维生素 D、二丁基羟基甲苯等过量摄入有慢性中毒危险。另外有些食品添加剂在制造、贮存过程中会产生杂质，有些和食物成分反应生成致癌物，如亚硝酸盐可与食物中的仲胺合成 N-亚硝基化合物、偶氮染料形成游离芳香族胺等。某些添加剂共同使用时是否会产生有害物质的问题也受到人们的广泛关注。目前已禁止将甲醛、硼酸、硼砂、β-萘酚、水杨酸、硫酸铜、黄樟素、香豆素等物质用作食品添加剂。

人们对食品添加剂安全性的认识是随着科学技术的进步、检测手段的日臻完善、生活水平的提高而逐渐深入的，食品添加剂已经和化学农药、重金属、微生物等常规污染物一起被列为食品污染源。我国目前使用的食品添加剂都有充分的毒理学评价，并且符合食用级质量标准，因此只要其使用范围、使用方法与使用量符合《食品安全国家标准　食品添加剂使用标准》（GB 2760—2014），一般来说其使用的安全性是有保证的。

以亚硝酸盐为例，亚硝酸盐长期以来一直被作为肉类制品的护色剂和发色剂，但随着科学技术的发展，人们不但认识到它本身的毒性较大，而且还发现它可以与仲胺类物质作用生成对动物具有强烈致癌作用的亚硝胺。但亚硝酸盐在大多数国家仍批准使用，因为它除了可使肉制品呈现良好色泽外，还具有防腐作用，可抑制多种厌氧性梭状芽孢菌，尤其是肉毒梭状芽孢杆菌，防止肉类中毒，这一功能在目前使用的添加剂中还找不到理想的替代品。况且只要严格控制其使用量，其安全性是可以得到保证的。

六、常见的食品添加剂的应用及毒性作用

1. 酸度调节剂的应用及毒性作用

（1）酸度调节剂的应用　酸度调节剂是增强食品中酸味和调节 pH 或具有缓冲作用的酸、碱、盐类物质的总称。酸类主要品种有柠檬酸、富马酸、磷酸、乳酸、己二酸、酒石酸、马来酸、苹果酸等，其中以柠檬酸、磷酸用量最大，柠檬酸约占酸味剂总耗量的 2/3。酸类在食品中的重要功能之一是参与缓冲系统，有的还能用作乳化剂、膨胀剂、

常见的食品添加剂

稳定剂和食品保藏中的微生物抑制剂。很多有机酸是食品的正常成分，或参与机体正常代谢，因而安全性高，使用广泛。柠檬酸钠用作食品添加剂，需求量最大。另外，柠檬酸钠同柠檬酸配伍，用作各种果酱、果冻、果汁、饮料、冷饮、奶制品和糕点等的胶凝剂、营养增补剂及风味剂。

柠檬酸钠是目前最重要的柠檬酸盐，主要由淀粉类物质经发酵生成柠檬酸，再跟碱类物质中和而产生，具有以下优良性能。

① 安全无毒性能。由于制备柠檬酸钠的原料基本来源于粮食，因而绝对安全可靠，对人类健康不会产生危害。联合国粮农组织与世界卫生组织对其每日摄入量不作任何限制，可认为该品属于无毒品。

② 具有生物降解性。柠檬酸钠经自然界大量的水稀释后，部分变成柠檬酸，两者共存于同一体系中。柠檬酸在水中经氧、热、光、细菌以及微生物的作用，很容易发生生物降解。

③ 具有金属离子络合能力。柠檬酸钠对 Ca^{2+}、Mg^{2+} 等金属离子具有良好的络合能力。对其他金属离子，如 Fe^{2+} 等离子也有很好的络合能力。

④ 极好的溶解性能，并且溶解性随水温升高而增加。

⑤ 具有良好的 pH 调节及缓冲性能。柠檬酸钠是一种弱酸强碱盐，与柠檬酸配伍可组成较强的 pH 缓冲剂，因此在某些不适宜 pH 大范围变化的场合有其重要用处。另外，柠檬酸钠还具有优良的缓凝性能及稳定性能。

（2）酸度调节剂的毒性作用　用含 1.2%（质量分数）柠檬酸的饲料喂养大鼠 2 年和 2 代饲养，没有发现对血象、生长、病理学等有影响，只发现对牙齿有损伤。其急性中毒症与低血钙症相似，出现运动亢进、呼吸急促、毛细血管扩张、强直性痉挛、发绀等，继之死亡。柠檬酸是人体三羧酸循环的重要中间体，参与体内正常的代谢，无蓄积作用。常饮大量含高浓度柠檬酸的饮料，可造成牙齿珐琅质受腐蚀。生物试验结果表明柠檬酸及其钾盐、钠盐、钙盐对人体没有明显危害。

2. 抗结剂的应用及毒性作用

（1）抗结剂的应用　抗结剂是指添加于颗粒、粉末状食品中防止结块、成团、聚集，保持松散的物质。我国目前许可使用约五种：亚铁氰化钾、硅铝酸钙、磷酸三钙、二氧化硅、微晶纤维素。比如常用硅铝酸钙来防止发酵粉、食盐和其他食品及配料的结块，除了吸收水分，硅铝酸钙还能有效地吸收油和其他非极性的有机化合物。粉末状食品中常添加硬脂酸钙、二氧化硅、磷酸三钙等促进加工时的流动，还使终产品在货架期防止结块。

（2）抗结剂的毒性　大多数品种的安全性均很好，ADI 值未作规定，只有亚铁氰化物规定了 ADI 值为 $0\sim0.25mg/kg$ 体重。

3. 消泡剂的应用及毒性作用

（1）消泡剂的应用　消泡剂是指用以消除或抑制食品生产过程中产生的泡沫的一类添加剂。在食品加工过程中为降低表面张力、消除泡沫而添加的物质。消泡剂的表面张力低于气泡液膜的表面张力，容易在气泡的液膜表面顶走原来的起泡剂，而其本身由于链短又不能形成坚固的吸附膜，故产生裂口，泡内气体外泄，导致泡沫破裂，起到消泡作用。我国目前批准使用的约七种：乳化硅油、高碳醇脂肪酸酯复合物、聚氧乙烯聚氧丙烯季戊四醇醚、聚氧乙烯聚氧丙醇胺醚、聚氧丙烯甘油醚、聚氧丙烯氧化乙烯甘油醚、聚二甲基硅氧烷。其他消泡剂有山梨糖醇、高级脂肪酸类、食品用表面活性剂、天然油脂类。

由于食品中不同程度存在卵磷脂、皂苷等表面活性物质和蛋白质胶体等泡沫稳定剂，因此在加工过程中会有起泡现象，若不及时消除，从容器中溢出，则妨碍操作进行，既影响生产效率又降低产品质量。

（2）消泡剂的毒性作用　化学性质稳定，暴露空气不发生胶化，与制品也不发生作用。具耐高温、耐药品性，在高温条件，酸性、碱性介质中都能充分发挥消泡作用。毒性低，国内外临床试验证明没有毒性。美国、英国、日本等国法定为食品工业消泡剂。

① 乳化硅油。用含 0.3％硅油的饲料喂养大鼠 2 年，未发现异常，即在生长、死亡、全身状态、行动、血液、器官等方面未发现值得注意的变化，主要内脏器官也无变化。

② 高碳醇脂肪酸酯复合物（DSA-5）。大鼠经口 $LD_{50}>15g/kg$。用含 8％DSA-5 的饲料喂养大鼠 3 个月，未发现异常。经 Ames 试验（鼠伤寒沙门菌/哺乳动物微粒体酶试验），大鼠骨髓细胞染色体畸变试验和显性致突变试验均为阴性。致畸试验和胚胎毒性试验均未发现有毒性作用。

③ 聚氧乙烯聚氧丙烯季戊四醇醚。Ames 试验（污染物致突变性检测）及骨髓细胞微核试验，均无致突变作用。

4. 抗氧化剂的应用及毒性作用

（1）抗氧化剂的应用　抗氧剂是防止食品氧化变质，延长食品的保质期，起到保鲜作用的一种添加剂，主要用于防止油脂及富脂食品的氧化酸败。抗氧化剂能与自由基反应，中止自动氧化过程，但不是氧的驱除剂或吸附剂，它们只能延缓油脂氧化的进程和开始变质的时间，但不能使已经氧化的产物复原。油脂的自动氧化有一段相当长的诱导期，一旦越过诱导期，就会生成自动催化的过氧化物，使氧化反应迅速进行。只有在诱导期之前加入抗氧化剂才能切断该氧化过程，故加入越早越好。随着肉类制品和含油脂食品的增多，抗氧化剂需求量不断增加。目前各国常用的品种有丁基羟基苯甲醚、二丁基羟基甲苯（BHT）、叔丁基-4-羟基茴香醚（BHA）、没食子酸丙酯（PG）、叔丁基对苯二酚（TBHQ）、异抗坏血酸钠、维生素 E、维生素 C 和从茶叶中提取的茶多酚等。

（2）抗氧化剂的毒性作用　异抗坏血酸钠、维生素 E、维生素 C 和从茶叶中提取的茶多酚这几种经喂养小白鼠实验各种异常现象均没有发生，也没有发现致癌作用，由此可见这几种抗氧化剂为一种较为安全的添加剂。

① 二丁基羟基甲苯（BHT）。由于担心 BHT 作为食品添加剂的安全性，与之相关的研究一直没有中断。被美国食品药物管理局归类为公认为安全（GRAS），因此允许添加在食品中。《食品安全国家标准　食品添加剂使用标准》（GB 2760—2014）中规定可用于脂肪、油和乳化脂肪制品，干制蔬菜（仅限脱水马铃薯粉），熟制坚果与籽类（仅限油炸坚果与籽类），油炸面制品，即食谷物，方便米面制品，饼干，腌腊肉制品类（如咸肉、腊肉、板鸭、中式火腿、腊肠），风干、烘干、压干等水产品，膨化食品，最大使用量为 0.2g/kg。胶基糖果的最大使用量为 0.4g/kg。

② 没食子酸丙酯（PG）。与 BHA、BHT 相比，PG 不仅低毒，使用安全性高，而且抗氧化性优于 BHT 及 BHA，因而被广泛使用，是联合国粮农组织（FAO）和世界卫生组织（WTO）批准使用的优良油脂抗氧化剂之一。《食品安全国家标准　食品添加剂使用标准》（GB 2760—2014）中规定在可用食品中其最大使用量为 0.1g/kg。胶基糖果的最大使用量为 0.4g/kg。

③ 特丁基对苯二酚（TBHQ）。TBHQ 作为油溶性抗氧化剂食品添加剂，早在多个国家使用，后由于发现 TBHQ 可能有致癌作用，2004 年日本禁止使用。《食品安全国家标准　食品添加剂使用标准》（GB 2760—2014）中规定在可用食品中最大使用量均为 0.2g/kg。

5. 漂白剂的应用及毒性作用

（1）漂白剂的应用 漂白剂能使食品中的发色物质分解，使其褪色或使食品免于褐变。我国批准使用的具有漂白作用的物质约十种，分还原型和氧化型两类。氧化型漂白剂主要包括 H_2O_2 和面粉类漂白剂；还原型漂白剂主要包括七种亚硫酸及其盐类物质（二氧化硫、焦亚硫酸钾、亚硫酸氢钠、低亚硫酸钠、焦亚硫酸钠、亚硫酸钠、硫黄）。我国自古以来就有用硫黄熏蒸食物进行漂白的，现在使用的大多是以亚硫酸类化合物为主的还原型漂白剂，通过产生的二氧化硫发挥作用。二氧化硫溶于水中形成亚硫酸，阻碍氧化酶活性，防止植物性食品褐变，又可抑制微生物生长。

（2）漂白剂的毒性作用 还原性漂白剂最终都通过产生 SO_2 起作用。在食品中要有一定的残留量，只有当其存在于食品中时方能发挥作用，一旦消失，则食品会再次显色。残留的 SO_2 有一定毒性，如可诱发过敏性疾病和哮喘，对眼和呼吸道有强的刺激性，同时破坏维生素 B，会导致胃肠功能紊乱，还会损害肝脏，使人体血红细胞减少。因此在我国允许使用的品种中，除硫黄外，均规定了 ADI 值，分别为 $0\sim0.7mg/kg$ 体重，并在控制使用量的同时严格控制二氧化硫残留量在 $0.03\sim0.2g/kg$。

亚硫酸钠：食品中残留的亚硫酸盐进入人体后，被氧化为硫酸盐，并与钙结合成为硫酸钙，可通过正常解毒后排出体外。人内服 4g 亚硫酸钠，即呈现中毒症状，5.8g 则呈现明显的胃肠刺激症状。

6. 膨松剂的应用及毒性作用

（1）膨松剂的应用 膨松剂是指添加于生产焙烤食品的主要原料小麦粉中，并在加工过程中受热分解，产生气体，使面胚起发，形成致密多孔组织，从而使制品膨松、柔软或酥脆的一类物质。我国允许使用八种：碳酸氢铵、碳酸氢钾、碳酸氢钠、硫酸铝钾、硫酸铝铵、磷酸氢钙、酒石酸氢钾、碳酸钙。主要有碱性膨松剂和复合膨松剂两大类，前者主要是碳酸氢钠和碳酸氢铵等，产气之外还产生碱性物质，影响制品质量，因此目前多用复合膨松剂，常由碳酸盐、酸性物质和淀粉三种组分构成。

（2）膨松剂的毒性作用 含铝膨松剂比较常见的是硫酸铝钾，又称明矾，化学式为 $KAl(SO_4)_2 \cdot 12H_2O$。铝进入胃肠道的吸收率为 0.1%，大部分随粪便排出体外，体内少量的铝经肠道吸收与多种蛋白质、酶等人体重要成分结合，影响体内多种生化反应，长期摄入会损伤大脑；铝与体内的磷酸结合生成磷酸铝排出体外，体内没有足够多的磷酸便与钙结合沉积在骨中，从而引起骨质疏松等疾病，尤其对身体抵抗力较弱的老人、儿童和孕妇产生危害。而中国的厂家大多数采用的是含铝膨松剂，因为无铝膨松剂的成本要高 $3\sim4$ 倍，所以要尽可能地少吃或者不吃膨化食品。

碳酸氢钠：钠离子是人体内正常成分，一般长期摄入碳酸氢钠对身体无害。此外，碳酸氢钠与碳酸在体内形成 $NaHCO_3/H_2CO_3$ 缓冲体系，对多量酸或碱性物质进入体内起缓冲作用，使 pH 无显著变化。一次服用大量碳酸氢钠，可引起胃膨胀，甚至胃破裂。

7. 胶姆糖基础剂的应用及毒性作用

（1）胶姆糖基础剂的应用 胶姆糖基础剂的定义是赋予胶姆糖起泡、增塑、耐咀嚼等作用的物质，简称胶基。它必须为惰性物，不易溶于唾液。胶姆糖是由胶基（20%～30%）、糖、香精（0.5%～2.0%）等制成的一种糖品，包括口香糖、泡泡糖。胶基的组成以高分子胶状物质如天然树胶、合成树胶等为主，再加上增塑剂、乳化剂、软化剂、填充剂及某些添加剂（抗氧化剂、防腐剂、色素、香精、胶剂等）等组成。胶基是多元的混合物，成分复杂，是经咀嚼后口中唯一的剩余物质，分为天然和合成两类，目前发达国家几乎都采用合成胶基。我国 1994 年公布停止使用塑料胶基（聚乙烯、聚丁烯等），使胶基向橡胶胶基单方面发展，现正式批准使用的胶姆糖基础剂共 2 种（聚乙酸乙烯酯和丁苯橡胶），并有推荐性的配料料单。

（2）胶姆糖基础剂的毒性作用

① 聚乙酸乙烯酯。大鼠饲以分别含 0、5％、10％、20％聚乙酸乙烯的饲料，喂养 6 个月，在生长发育、食量、食物利用率、血象、生化检查、体重变化、精子检查、病理等，与对照组比较，均无异常，只有 20％剂量组的体重略减轻。

② 丁苯橡胶。丁二烯、苯乙烯蒸气有刺激性，共聚体橡胶无刺激性。苯乙烯刺激阈值 TLV 为 100mg/kg。当为 375mg/kg 时，接触 1h，可出现轻度功能性损伤，没有苯样血液障碍。丁二烯 TLV 为 1000mg/kg，只有在高浓度时有麻醉作用，实际无害。

8. 着色剂的应用及毒性作用

（1）着色剂的应用　着色剂又称色素，能够改善加工食品的色泽，矫正食品在贮藏、加工、包装和销售过程中所致的天然颜色的变化；赋予食品以颜色，增加消费者的购买欲；帮助矫正食品或成分在颜色上的天然偏差；帮助区分、识别食品，强化食品风味或保存区别食品的特性。

着色剂分为食用天然色素和食用合成色素两大类。一般认为前者较为安全，后者有些可能具有毒性，但由于成本低、色泽鲜艳、着色力强、色调多样等优势仍被广泛应用。

食用合成色素指用人工合成方法制得的有机色素，按化学结构可分为偶氮类和非偶氮类两类，目前世界各国允许使用的合成色素几乎都是水溶性色素。此外在许可使用的食用合成色素中，还包括它们各自的色淀，是由水溶性色素沉淀在许可使用的不溶性基质（通常为氧化铝）上制备的特殊着色剂。

（2）着色剂的毒性　据研究，食用合成色素对人体的毒性可能有 3 个方面，即一般毒性、致泻性与致癌性。它们的致癌机制一般认为与偶氮结构有关，偶氮化合物在体内进行生物转化形成芳香胺化合物，经代谢活化可转变成易与大分子亲核中心结合的终致癌物。许多合成色素除本身或代谢产物具有毒性外，在生产过程中还可能混入铅、砷和芳香胺有毒的中间产物，因此必须严格管理，严格规定食用色素的生产单位、种类、纯度、规格、用量及使用范围等。由于安全性问题，各国实际使用的合成色素品种正逐渐减少，目前普遍使用的品种安全性均较好。

食用天然色素大多来自天然可食资源，主要由植物组织提取，也包括来自动物和微生物的一些色素，品种甚多。它们的稳定性一般不如人工合成品，但由于人们对其安全感较高，故近年来发展迅速，各国允许使用的品种和用量均在不断增加。但天然色素也不是绝对安全，植物的病虫害、喷洒的残留农药等，在提取天然色素时，往往被带入而污染食品，所以同样需要严格审批管理，保证质量和安全。此外还有将人工合成的化学结构与自然界中的品种完全相同的有机色素归为第三类食用色素，即天然等同色素，如 β-胡萝卜素等。

9. 护色剂的应用及毒性作用

（1）护色剂的应用　护色剂又叫发色剂，指为了使肉制品呈现良好的色泽，在加工过程中添加的硝酸盐和亚硝酸盐等成分。硝酸盐先被亚硝化菌作用变成亚硝酸盐，与肌肉中的乳酸作用产生游离的亚硝酸，亚硝酸不稳定，加热时分解产生 NO，NO 与肌红蛋白结合，最后形成对热稳定的亚硝基肌红蛋白，使肉制品保持稳定的鲜艳红色。亚硝酸盐还有抑制微生物增殖和提高肉制品风味的作用。由于大量摄入亚硝酸盐可使血红蛋白变成高铁血红蛋白失去携氧能力，而且亚硝酸盐是亚硝胺（已证明对动物有致癌作用）的前体物，因此使用中要求，在保证发色的前提下，把硝酸盐和亚硝酸盐的添加量限制在最低水平。有的国家几次修订食品卫生法规，限制其使用范围和用量，也有提出禁用而改用其他方法。由于 6 个月以内的婴儿对硝酸盐类特别敏感，欧盟故建议亚硝酸盐禁用于儿童食品，硝酸盐应予限用。

（2）护色剂的毒性　大量摄入亚硝酸盐可引发高铁血红蛋白血症，使血液输送氧的能力下降，引起红细胞破碎，血色素将出现在血浆及尿中，造成尿细管的堵塞，引起中毒。急性中毒的症状：呼吸困难、呕吐、血压下降等，大量产生的高铁血红蛋白可引起致病中毒。同时亚硝酸盐是形成亚硝胺的前体物，亚硝胺的致癌性一直引起国内外学者的重视问题。

10. 乳化剂的应用及毒性作用

（1）乳化剂的应用　乳化剂是指食品加工工艺中使互不相溶的两相如水和油形成均匀分散体或乳化体的物质，是一类具有亲水基和疏水基的表面活性剂。如乳化剂中常用的单硬脂酸甘油酯，它既有亲水的羟基，又有亲油的十八碳烷基，因此能分别吸附在油和水两种相互排斥的相面上，降低两相的界面张力，使之形成均质状态的分散体系。其乳化能力的强弱一般用亲水亲油平衡值（HLB）表示，混合使用不同 HLB 值的乳化剂，可获得稳定的乳浊液。乳化剂的主要品种有：脂肪酸单甘油酯、山梨醇脂肪酸酯、蔗糖脂肪酸酯、大豆卵磷脂、丙二醇酯等，广泛用于面包、酸乳、蛋黄酱等食品。

（2）乳化剂的毒性作用　蔗糖脂肪酸酯的大鼠经口 LD_{50} 为 39g/kg，无亚急性和慢性毒性，属于比较安全的添加剂。丙二醇酯的大鼠经口 LD_{50} 为 10g/kg，无亚急性和慢性毒性，属于比较安全的添加剂。

11. 酶制剂的应用及毒性作用

（1）酶制剂的应用　酶制剂是从动物、植物、微生物中提取的具有生物催化能力的物质，主要用于加速食品加工过程和提高食品产品质量。酶制剂来源于生物体，同时酶具有催化活性高、特异性强、反应条件温和等优点，所以在食品工业中的应用越来越广泛。由于生产酶制剂设备条件低，酶的使用量少，副产物少，便于产品的提纯和简化工艺步骤，在环境保护等方面起了重要作用。动物性酶制剂主要有胰酶、胰蛋白酶、酯酶、胃蛋白酶、过氧化氢酶等。植物性酶制剂主要有淀粉酶、菠萝蛋白酶、无花果蛋白酶、麦芽及木瓜蛋白酶等。微生物原酶制剂品种最多，主要有糖酶、凝乳酶、葡萄糖异构酶、葡萄糖氧化酶、酯酶、植酸酶、蛋白酶、微生物凝乳酶等。国际生物化学和分子生物学学会（IUBMB）规定了酶的命名和编号。

（2）酶制剂的毒性　酶制剂应用于食品加工，一般在食品制成后不会残留，属于加工助剂，而且来源于生物，可能比化学合成物质安全，因此绝大部分酶制剂的 ADI 值无需作特殊规定，用量可根据生产工艺适量应用，但在生产过程和产品质量方面还应加强管理。

12. 增味剂的应用及毒性作用

（1）增味剂的应用　增味剂又称风味增强剂，指能补充、增强、改进食品中的原有口味或滋味的物质，有些也称为鲜味剂或品味剂。我国允许使用约 6 种。按化学性质不同可分为氨基酸系列（L-丙氨酸钠、L-谷氨酸钠）、核苷酸系列（5′-鸟苷酸二钠、5′-肌苷酸二钠、5′-呈味核苷酸二钠）、有机酸系列（琥珀酸二钠）三类。鲜味剂的特点：风味独特，富含营养功能成分，发展很快；主要应用是与其他增味剂、物质复合生产高级调味料、食品营养的强化，并作为功能性食品的基料。

（2）增味剂的毒性作用　味精是一种化学调味料，其主要成分为谷氨酸钠，在人体内可分解转变成一种抑制性神经递质。味精摄入过多，可能会导致人体中各种神经功能处于抑制状态，出现眩晕、头痛、肌肉痉挛等症状。

13. 面粉处理剂的应用及毒性作用

（1）面粉处理剂的应用　能使面粉增白和提高烘烤制品质量的一类添加剂，即对小麦粉起漂白和增强或减弱筋力的食品添加剂。我国目前允许使用的约六种，包括氧化剂（过氧化苯甲酰、偶氮甲酰胺、过氧化钙）、还原剂（L-半胱氨酸盐酸盐）和填充剂（碳酸镁、碳酸钙）三类。

面粉处理剂是一类在面粉加工过程中加入的物质，功效大致分为三类：①主要起漂白作用，如过氧化苯甲酰，一般在小麦磨粉时加入，引发面粉中类胡萝卜素氧化成无色化合物；②同时参与漂白和面粉改良，如氯气、亚硝酰氯、二氧化氮和四氧化二氮，都是气态的强氧化剂，当与面粉接触时，立即发生作用；③仅参与面团改良的，如碘酸钙、碘酸钾等，只在面团阶段起作用，可氧化面筋中的巯基，产生大分子间的二硫键，这种交联使面筋蛋白质形成薄而坚韧的蛋白质网，改良最终产品的性质。

（2）面粉处理剂的毒性作用　过氧化苯甲酰过量加入会对小麦粉的品质产生一定的破坏作用。此外，过氧化苯甲酰分解产物为苯甲酸，长期过量食用苯甲酸对肝脏功能有损害。

L-半胱氨酸盐酸盐摄入后可成为半胱氨酸，最终可分解生产硫酸盐和丙酸，经代谢排出。

在美国，偶氮甲酰胺属于"公认安全"的食品添加剂，在英国，将其视为致呼吸敏感物，在中国，可作为面粉处理剂限量使用。《食品安全国家标准　食品添加剂使用标准》（GB 2760—2014）中规定小麦粉中其最大使用量为 0.045g/kg。

14. 被膜剂的应用及毒性作用

（1）被膜剂的应用　涂抹在食品的外表面起保质、保鲜、上光、防止水分蒸发等作用的物质。作用是：延长果蔬的保鲜时间；使糖果上光、外观美观、防止粘连、保质；使面包等制品易脱模。我国目前批准使用的有 11 种：白油、吗啉脂肪酸盐（果蜡）、石蜡、紫胶（虫胶）、二甲基聚硅氧烷、松香季戊四醇酯、巴西棕榈蜡、硬脂酸、硬脂酸镁、脱乙酰甲壳素、松香甘油酯。不同的被膜剂作用于不同食品有不同的效果，果蜡用于果蔬，具有抑制水分蒸发、调节呼吸、防腐、保鲜作用；液状石蜡用于焙烤业，是理想的脱模剂、润滑剂；还有的用于糖果食品，可防潮、防黏和上光。

（2）被膜剂的毒性

① 紫胶：是天然的被膜剂，有清热、解毒等功效，安全性高。

② 石蜡：GRAS（Generally Recognized as Safe），ADI 0～20mg/kg。不被机体吸收，少量几乎无毒，大量长期服用有一定毒性。

③ 白油：根据毒理学资料，高碳、高分子量、高黏度的矿物油食用安全性大。高黏度白油 ADI 0～20mg/kg。

④ 果蜡：LD_{50} 1600mg/kg，GRAS，无蓄积、致畸、致突变作用。

15. 水分保持剂的应用及毒性作用

（1）水分保持剂的应用　水分保持剂指为保持食品中的水分而加入的物质，多指用于肉类和水产品加工中增强其水分的稳定性和具有较高持水性的磷酸盐类。我国目前允许使用的约 14 种，磷酸盐类分正磷酸盐、焦磷酸盐、聚磷酸盐、偏磷酸盐四类；其他为乳酸钠、乳酸钾、甘油。

磷酸盐类应用在肉制品上，作为水分保持剂，提高肉的持水性；利用其金属离子螯合作用，发样抗氧化作用；具有防腐作用（如磷酸三钠、三聚磷酸钠）；软化肌肉组织，使肌肉的嫩度和弹性增强（焦磷酸盐特有的功能）。磷酸盐类应用在焙烤制品上，作为酸味剂，与碱性碳酸盐反应产生气体；面团改良作用，能改善面团的流变特性；具有防腐作用（聚磷酸盐）。磷酸盐类应用在饮料中，利用其金属离子螯合作用，可防止饮料氧化、变败、色调变化，防止沉淀形成。

（2）水分保持剂的毒性　磷酸盐的使用是安全的，但在食用中应注意摄入的钙磷比例以 1：1.2 为好。

16. 防腐剂的应用及毒性作用

（1）防腐剂的应用　防腐剂是为防止食品腐败变质，延长贮存期和保鲜期，抑制食品中微生物繁殖的物质，不包括有同样效果的调味物质（如盐、糖等），作为食品容器消毒灭菌的消毒剂亦不在此列。

一般分为酸型、酯型和生物防腐剂等。常用的酸型防腐剂有苯甲酸、山梨酸和丙酸（及其盐类），其抑菌的效果主要取决于它们未离解的酸分子，其效力随 pH 而定，酸性越大，效果越好，而在碱性中几乎无效。酯型防腐剂的特点是 pH 4～8 范围内均有较好效果，包括对羟基苯甲酸酯类。生物型防腐剂是指乳酸链球菌素，对肉毒杆菌等厌氧芽孢杆菌及嗜热脂肪芽孢杆菌有很强的抑制作用，一般应用于乳制品、罐装食品、植物蛋白食品的防腐，它可在消化道内被降解，不会改变肠道正常菌群，是一种比较安全的防腐剂。其他还有双乙酸钠、仲丁胺（只在果蔬贮藏期使用）、二氧化碳等。

（2）防腐剂的毒性作用

① 苯甲酸。苯甲酸进入机体后，在生物转化过程中，与甘氨酸结合形成马尿酸或与葡萄糖醛酸结合形成苯甲酸葡萄糖醛酸苷，并全部从尿中排出体外，苯甲酸不在人体蓄积，安全系数性高。但有报道苯甲酸可引起过敏性反应，对皮肤、眼睛和黏膜有一定的刺激性，还可引起肠道不适。

② 山梨酸。一种不饱和脂肪酸，在体内可直接参与正常脂肪代谢，最后被氧化为 SO_2 和水，因此几乎没有毒性。但有报道其对皮肤有一定刺激作用。

③ 丙酸。是人体正常代谢的中间产物，可完全代谢和利用，安全无毒。

17. 稳定和凝固剂的应用及毒性作用

（1）稳定和凝固剂应用　稳定和凝固剂是使食品结构稳定或使食品组织结构不变；使蛋白质凝固或防止新鲜果蔬软化的一类添加剂。常见的有各种钙盐，如氯化钙、乳酸钙、枸橼酸钙等，有的是豆制品加工的重要用料，有的能使可溶性果胶成为凝胶状不溶性果胶酸钙，以保持果蔬加工制品的脆度和硬度。还有丙二醇、葡萄糖酸-δ-内酯、EDTA 等。广泛用于冷冻柠檬、柑橘、青豆、芦笋、胡萝卜、甜菜根等果蔬罐头食品。

（2）稳定和凝固剂毒性作用

① 硫酸钙（石膏）。钙和硫酸根是人体内正常成分，且硫酸钙的溶解度亦较小，在消化道内难以吸收，所以硫酸钙对人体无害。

② 氯化钙。美国食品和药物管理局将氯化钙列为一般公认安全物质。氯化钙除皮肤外，对其他组织有强刺激性。

③ 氯化镁。人经口服 4～15g，能引起腹泻，属低毒物质。

④ 丙二醇。美国食品和药物管理局将本品列为一般公认安全物质。小鼠、大鼠摄入量

过度，会使动物中枢神经兴奋、内脏器官淤血。

⑤ 乙二胺四乙酸二钠（EDTA-2Na）。EDTA 进入体液后主要是与体内的钙离子络合，最后由尿排出，大部分在 6h 内排出，体内有重金属离子时形成络合物，由粪便排出，无毒性。

⑥ 葡萄糖酸-δ-内酯。人服用本品，剂量为 167mg/kg（bw），7h 后由尿排出 7.7%～15%，未发现尿有异常。

18. 甜味剂的应用及毒性作用

（1）甜味剂的应用　甜味剂是指以赋予食品甜味为目的而加入的食品添加剂。甜味剂的种类很多，按照不同的分类方法又可分为不同的种类。

① 按来源分为天然甜味剂和人工合成甜味剂。天然甜味剂又分为糖醇类和非糖类。糖醇类有木糖醇、山梨糖醇、甘露糖醇、乳糖醇、麦芽糖醇、异麦芽糖醇、赤藓糖醇；非糖类包括甜菊糖苷、甘草、奇异果素、罗汉果素、索马甜。人工合成甜味剂其中磺胺类有糖精钠、环己基氨基磺酸钠、乙酰磺胺酸钾。二肽类有天冬酰苯丙酸甲酯、阿力甜。蔗糖的衍生物有三氯蔗糖、异麦芽酮糖醇、新糖（果糖低聚糖）。

② 按营养价值分为营养型和非营养型甜味剂。热值相当于蔗糖的热值 2% 以上的甜味剂称为营养型，而低于其 2% 的甜味剂为非营养型。具体来讲，不参与代谢的甜味剂均为非营养型甜味剂。

一般具有甜味的食用原料都应属甜味剂的范畴，但是对于蔗糖、葡萄糖、果糖等物质，这些糖类除赋予食品以甜味外，还是重要的营养素，供给人体以热能，通常被视作食品原料，一般不作为食品添加剂加以控制，未被列入食品添加剂的管理范围，因此未列入国家有关甜味剂的标准中。

我国规定允许使用的甜味剂有：糖精钠、环己基氨基磺酸钠（甜蜜素）、异麦芽酮糖醇（氢化帕拉金糖）、天冬酰苯丙氨酸甲酯（又名甜味素）、麦芽糖醇、山梨糖醇（液）、木糖醇、甜菊糖苷、甘草、甘草酸一钾及三钾、乙酰磺胺酸钾（安赛蜜）、甘草酸铵、L-α-天冬氨酰-N-(2,2,4,4-四甲基-3-硫化三亚甲基)-D-丙氨酰胺（阿力甜）、乳糖醇（4-β-D-吡喃半乳糖-D-山梨醇）、罗汉果甜苷、三氯蔗糖（蔗糖素）、环己基氨基磺酸钙、D-甘露糖醇、赤藓糖醇、N-(3,3-二甲基丁酯)-L-α-天冬氨酰-L-苯丙氨酸-1-甲酯（纽甜），共 20 种。

可用于饮料、酱菜类、复合调味料、蜜饯、配制酒、雪糕、冰淇淋、冰棍、糕点、饼干、面包、瓜子、话梅、陈皮、杨梅干、芒果干、无花果干、花生果、带壳（去壳）炒货食品。

（2）甜味剂的毒性作用

① 糖精钠。最早使用的人工合成甜味剂，已有近百年的应用历史，它是有机化工合成产品。糖精钠不参加人体代谢，大部分以原型从肾脏排出。

糖精钠除了在味觉上引起甜的感觉外，对人体无任何营养价值。相反，当食用较多的糖精时，会影响肠胃消化酶的正常分泌，降低小肠的吸收能力，使食欲减退。极少数人短时间内食用大量糖精钠，会引起血小板减少而造成急性大出血、多脏器损害等，引发恶性中毒事件。它对人体最大的危害是损害人的味觉器官。

长期大剂量食用糖精钠致动物膀胱癌的问题已争论 20 多年。据国外资料记载，1997 年加拿大进行的一项多代大鼠喂养实验发现，摄入大量的糖精钠可以导致雄性大鼠膀胱癌。因此，美国等发达国家的法律规定，在食物中使用糖精时，必须在标签上注明"使用本产品可能对健康有害，本产品含有可以导致实验动物癌症的糖精"的警示。西方一些发达国家都对糖精钠严格控制使用，其控制标准一般为不超过消费食糖总量的 5%，且主要用于牙膏等工业用途。而我国与发达国家相比，糖精钠使用量明显较高。目前国际上对于糖精钠使用的安全性仍存在争议，我国规定在一定范围内可限量使用。

② 环己基氨基磺酸钠（甜蜜素）。世界上有包括美国、英国、日本等国在内的 40 多个国家禁止使用甜蜜素作为食品甜味剂；另外有中国、澳大利亚、新西兰在内的 80 多个国家允许在食品中添加甜蜜素。

甜蜜素在美国曾经是一种消费量很大的人工甜味剂，被公认为安全物质，这种情况一直持续到 1969 年。这一年美国国家科学院研究委员会收到有关甜蜜素为致癌物的实验证据，美国食品和药物管理局（FDA）为此立即发布规定严格限制使用，并于 1970 年 8 月发出了全面禁止的命令。1982 年 9 月，Abbott 实验室和能量控制委员会在大量试验事实的基础上，以最新的研究事实证明甜蜜素的食用安全性，许多国际组织也相继发表大量评论明确表示甜蜜素为安全物质，但 FDA 至今还没有最终解决这个问题。目前美国仍然禁止使用甜蜜素作为食品添加剂。

③ 异麦芽酮糖醇。异麦芽酮糖醇在机体内有 50% 被分解成山梨醇、甘露醇和葡萄糖。

④ 天冬酰苯丙氨酸甲酯（又名甜味素）。本品进入机体内，可分解为苯丙氨酸、天冬氨酸和甲醇，经过正常代谢后排出体外。

⑤ 麦芽糖醇。本品在体内不被分解利用，安全性高。

⑥ 山梨糖醇。人摄入后在血液中不转化为葡萄糖，其代谢过程不受胰岛素控制。人体饮食过量可致腹泻和消化紊乱。

⑦ 木糖醇。木糖醇无试验数据证明其有毒副作用，但由于木糖醇在肠道内吸收率不到 20%，容易在肠壁积累，造成渗透性腹泻，以中国人的体质，一天摄入木糖醇的上限是 50g。过量食用木糖醇会使血脂升高。

⑧ 甜菊糖苷。致畸、致突变和致癌试验均呈阴性。

⑨ 甘草酸一钾及三钾。骨髓微核试验，无致突变作用。

⑩ 乙酰磺胺酸钾（安赛蜜）。致突变试验：骨髓微核试验、Ames 试验，均无致突变性。本品在体内不参与代谢，并可随尿液排出。

⑪ 甘草酸铵。骨髓微核试验无致突变作用。

⑫ 乳糖醇。大剂量可引起腹泻。致突变试验：微核试验、精子畸变试验、Ames 试验，均呈阴性。

⑬ 罗汉果甜苷。罗汉果甜苷当有控制的使用时很安全，没有任何不良副作用。

⑭ 三氯蔗糖（蔗糖素）。经过发达国家长达十多年的药理、毒理、生理等严格的试验，证明对人体是安全的，1990 年该产品得到联合国粮食与农业组织和世界卫生组织（FAO/WHO）的联合食品添加剂专家委员会的批准，并以商品名"Sucralose"向全世界宣传与销售。目前，中国、美国、英国、日本、加拿大、俄罗斯、澳大利亚等国家已被允许作为食品添加剂使用。

⑮ D-甘露糖醇。甘露糖醇能量低、不会引起龋齿、不升高血糖，属于健康甜味剂。但每天的食用量最好别超过 20g，因为它们会促进肠道蠕动，过量食用能引起轻度腹泻。

19. 增稠剂的应用及毒性作用

（1）增稠剂的应用　增稠剂能增加液态食品的黏度或形成凝胶，从而改善其物理性质，赋予黏润、适宜的口感，并兼有稳定、乳化和悬浮作用的一类食品添加剂。在加工食品中可起到提高稠性、黏度、黏附力、凝胶形成能力等作用。主要是一类水溶性胶体物质，大部分是从天然动植物中提取或加工而成。天然品种主要有阿拉伯胶、卡拉胶、果胶、琼脂、海藻酸类、黄原胶、甲壳素、槐豆胶和瓜尔胶等多糖，还有部分是蛋白质结构，如明胶。合成和半合成品种有羧甲基纤维素钠、海藻酸丙二醇酯以及近年发展较快的变性淀粉等。

（2）增稠剂的毒性　从天然中提取的增稠剂基本安全无毒。

20.食用香料的应用及安全性

（1）食用香料的应用　香精香料是使食品增加香气香味，提高食欲的物质，其品种繁多，约占食品添加剂品种数量的 80%。按来源和制造方法不同，通常分为天然香料、天然等同香料和人造香料三类。产品本身无香味，需要依靠香精香料产生香味，如碳酸饮料，其香味完全来自香精、香料。食品本身的香味在加工中部分损失，为了增强其风味使加工食品具有特征性香味，需要添加香精、香料；同时使用香精、香料来修饰或掩盖产品本身所具有的不良风味。

（2）食用香料的安全性　由于香料品种多，目前经过安全性评价的香料数量比较少；香料属于"自我限量"的食品添加剂，用量很小，量大反而使人不能接受；香精中香料经过稀释后，每种香料在香精中所占的比例就更小。我国对香料的安全性评价和管理：参照国际通用或发达国家的香料立法和管理状况，按有关规定进行评价，通过允许或暂时允许使用的名单，并陆续制定国家标准，由有关部门批准公布后遵照执行。不少天然香料已有上千年的食用史，一般情况下在正常使用范围内无毒性问题；凡与天然等同的香料，其安全性要高于人造香料。

21.营养强化剂的应用及毒性作用

（1）营养强化剂的应用　营养强化剂为增强营养成分，维持人体正常生长发育而加入食品中的天然的或人工合成的属于天然营养素范围的食品添加剂。主要包括五大类：氨基酸及含氮化合物、维生素类、无机盐或矿物质类、脂肪酸类、核苷酸类。维生素类有维生素 C、维生素 B、维生素 E、叶酸和 β-胡萝卜素等，微量元素补充剂有钙强化剂、锌强化剂、硒强化剂等。根据国家对营养强化剂卫生管理规定，营养强化剂不能在任何食品中添加，它必须根据食用对象来确定，对添加量也有一定规定。我国维生素类营养强化剂主要由医药行业生产。氨基酸及含氮化合物包括 8 种人体必需的氨基酸，最大品种是赖氨酸。牛磺酸在美国、日本等发达国家已用于专供婴幼儿的食用牛奶、奶粉中，其营养价值接近母乳。为了进一步改善儿童营养状况，改善食物结构，提高婴幼儿副食品质量，日本还将牛磺酸加入饮料、复合味精、豆制品、乳制品中以增强营养。

（2）营养强化剂的毒性　无毒，安全可靠。

第七节　动植物中天然有毒物质对食品的污染

一、概述

由于人们不断开发利用丰富的生物资源，以增加食物的种类。长期以来，人们对化学物质引起的食品安全性问题有了不同程度的了解，对食品中添加物质产生反感，而对天然的食物非常感兴趣，但忽视了人们赖以生存的动植物本身所具有的天然毒素。动植物中的天然有毒物质引起的食物中毒屡有发生，由

动植物中天然有毒物质的污染及预防

此而带来的经济损失触目惊心。

1. 动植物天然有毒物质的概念

动植物天然有毒物质是指有些动植物中存在的某种对人体有害的非营养性天然物质成分，或者因贮存方法不当，在一定条件下产生的某种有毒成分。

2. 动植物天然有毒物质的种类

动植物中含有的天然有毒物质，它们结构复杂，种类繁多，有些化学成分还不十分清楚，比较常见的主要有以下几种。

（1）苷类　苷类也称糖苷。在植物中，糖分子中的半缩醛羟基和非糖化合物中的羟基缩合而成具有环状缩醛结构的化合物称为苷，又叫配糖体。苷类大多为带色晶体，一般味苦，可溶于水和醇中，易被酸或酶水解，水解的最终产物为糖及苷元。苷元是苷中的非糖部分。由于苷元的化学结构不同，苷的种类也有多种，主要有氰苷、皂苷、芥子苷、黄酮苷、强心苷等。它们广泛分布于植物的根、茎、叶、花和果实中，其中氰苷和皂苷常引起人类的食物中毒。

① 氰苷。氰苷是结构中含有氰基的苷类，其水解后产生氢氰酸，从而对人体造成危害。因此有人将氰苷称为生氰糖苷。生氰糖苷由糖和含氮物质（主要为氨基酸）缩合而成，能够合成生氰糖苷的植物体内含有特殊的糖苷水解酶，将生氰糖苷水解产生氢氰酸。

氰苷在植物中分布广泛，它能麻痹咳嗽中枢，因此有镇咳作用，但过量可引起中毒。氰苷对人的致死量以体重计为 18mg/kg。氰苷的毒性主要来自氢氰酸和醛类化合物的毒性。氢氰酸是一种高活性、毒性大、作用快的细胞原浆毒。当氢氰酸被胃吸收后，随血液循环进入组织细胞，并透过细胞膜进入线粒体，与线粒体中细胞色素氧化酶的铁离子结合，导致细胞的呼吸链中断，造成组织缺氧，机体陷入内窒息状态。氢氰酸还可损伤呼吸中枢神经系统和血管运动中枢，使之先兴奋后抑制与麻痹，最后导致死亡。

对于慢性氰化物中毒的现象，应采取预防措施：首先，不直接食用各种生果仁，对杏仁、桃仁等果仁及豆类在食用前要反复用清水浸泡，充分加热，以去除或破坏其中的氰苷。其次，在习惯食用木薯的地区，要注意饮食卫生，严格禁止生食木薯，食用前去掉木薯表皮，用清水浸泡薯肉，使氰苷溶解出来。最后，发生氰苷类食品中毒时，应立刻给病人口服亚硝酸盐或亚硝酸酯，使血液中的血红蛋白转变为高铁血红蛋白，高铁血红蛋白的加速循环可将氰化物从细胞色素氧化酶中脱离出来，使细胞继续进行呼吸作用。再给中毒者服用一定量的硫代硫酸钠进行解毒，被吸收的氰化物可转化成硫氰化物而随尿排出。

② 皂苷。皂苷是类固醇或三萜类化合物的低聚配糖体的总称。由于其水溶液振摇时能产生大量泡沫，与肥皂相似，所以称皂苷，又叫皂素。皂苷对黏膜，尤其对鼻黏膜的刺激性较大，内服量过大可引起食物中毒。含有皂苷的植物有豆科、蔷薇科、葫芦科、苋科等，动物有海参和海星等。

（2）生物碱　生物碱是一类具有复杂环状结构的含氮有机化合物，主要存在于植物中，少数存在于动物中，有类似碱的性质，可与酸结合成盐，在植物体内多以有机酸盐的形式存在。其分子中具有含氮的杂环，如吡啶、吲哚、嘌呤等。

生物碱的种类很多，已发现的就有上千种。有毒生物碱主要有烟碱、茄碱、颠茄碱、吗啡碱、秋水仙碱、黄连碱等。生物碱多数为无色味苦的结晶体固体，游离的生物碱一般不溶或难溶于水，易溶于醚、醇、氯仿等有机溶剂，但其无机酸盐或小分子有机酸易溶于水。由于生物碱具有明显的生理作用，在医学中常有独特的药理活性，如镇痛、镇痉、镇静、镇咳、收缩血管等作用。一般有毒植物多半都是药用植物。

（3）酚类及其衍生物　主要包括简单酚类、黄酮、异黄酮、香豆素、鞣酸等多种类型化合物，是植物中最常见的成分。

（4）毒蛋白和肽　蛋白质是生物体中最复杂的物质之一。当异体蛋白质注入人体组织时可引起过敏反应，内服某些异体蛋白质也可产生各种毒性。植物中的胰蛋白抑制剂、红细胞凝集素、蓖麻毒素等均属有毒蛋白，动物中鲇鱼、鳇鱼等鱼类的卵中含有的鱼卵毒素也属于有毒蛋白。此外，毒蘑菇中的毒伞菌、白毒伞菌等含有毒肽和毒伞肽。

（5）酶类　某些植物中含有对人体健康有害的酶类。它们通过分解维生素等人体必需成分或释放出有毒化合物。蕨类植物中的硫胺素酶可破坏动植物体内的硫胺素，引起人和动物维生素 B_1 缺乏症。

（6）非蛋白类神经毒素　这类毒素主要指河豚毒素、石房蛤毒素、肉毒鱼毒素、螺类毒素、海兔毒素等，多数分布于河豚、蛤类、螺类、海兔等水生动物中，它们本身没有毒，却因摄取了海洋浮游生物中有毒藻类（如甲藻、蓝藻等），或通过食物链间接摄取将毒素积累和浓缩于体内。

（7）植物中的其他有毒物质

① 硝酸盐和亚硝酸盐。叶菜类蔬菜中含有较多的硝酸盐和极少量的亚硝酸盐。一般来说，蔬菜能主动从土壤中富集硝酸盐，其硝酸盐的含量高于粮谷类，尤其叶菜类的蔬菜含量更高。人体摄入的 NO_3^- 中80％以上来自所吃的蔬菜，蔬菜中的硝酸盐在一定条件下可还原成亚硝酸盐，当其蓄积到较高浓度时，食用后就能引起中毒。

② 草酸和草酸盐。草酸在人体内可与钙结合形成不溶性的草酸钙，不溶性的草酸钙可在不同的组织中沉积，尤其在肾脏，人食用过多的草酸也有一定的毒性。常见的含草酸多的植物主要有菠菜等。

（8）动物中的其他有毒物质　畜禽肉是人类动物性食品的主要来源，但其体内的腺体、脏器和分泌物，如摄食过量或误食，可干扰人体正常代谢，引起食物中毒。

① 肾上腺皮质激素。在家畜中由肾上腺皮质激素分泌的激素为脂溶性类固醇（类甾醇）激素。如果人误食了家畜肾上腺，那么会因该类激素浓度增高而干扰人体正常的肾上腺皮质激素的分泌活动，从而引起系列中毒症状。

② 甲状腺激素。甲状腺激素是由甲状腺分泌的一种含碘酪氨酸衍生物。若人误食了甲状腺，则体内的甲状腺激素突然增高，扰乱了人体正常的内分泌活动，从而表现一系列的中毒症状。甲状腺激素的理化性质非常稳定，在600℃以上的高温才可以被破坏，一般烹调方法难以去毒。

③ 动物肝脏中的有毒物质。在狗、羊、鲨鱼等动物肝脏中含有大量的维生素A，大量食用其肝脏，则因维生素A食用过多而发生急性中毒。此外，肝脏是动物最大的解毒器官，动物体内各种毒素，大多经过肝脏处理、转化或结合，所以，肝脏中暗藏许多毒素。此外，进入动物体内的细菌、寄生虫往往在肝生长、繁殖，其中肝吸虫病较为常见，而且动物也可能患肝炎、肝硬化、肝癌等疾病，因而动物肝脏存在许多潜在不安全因素。

二、动植物天然有毒物质的中毒条件

动植物中的天然有毒物质引起的食物中毒有以下几种原因。

1. 食物过敏

食物成分和食用量都正常，因过敏反应而发生症状，如一些日常食而无害的食品，有些人食用后因体质敏感而引起局部或全身症状时，称食物过敏。引起过敏的食物称过敏原食物。各种肉类、鱼类、蛋类以及各种蔬菜、水果都可能成为某些人的过敏原食物。如菠萝是很多人喜欢的水果，但有人对菠萝中含有的一种蛋白酶过敏，当食用菠萝或菠萝汁后出现腹痛、恶心、呕吐、腹泻等症状，同时有头痛、四肢及口舌发麻、呼吸困难，严重者可引起休克、昏迷。另外，有些食物中含有光敏感物质，也会引起某些人的过敏反应。

2. 食品成分不正常

在丰富的自然资源中有许多含有有毒物质的动物、植物和微生物，如河豚、鲜黄花菜、毒蘑菇等，少量食用亦可引起相应的中毒症状。

3. 遗传因素

食物成分和食用量都正常，因遗传原因而引起症状。如牛奶对绝大多数人来说是营养丰富的食品，但有些人由于先天缺乏乳糖酶，不能将牛奶中的乳糖分解为葡萄糖和半乳糖，因而不能吸收利用，而且饮用牛奶后还会发生腹胀、腹泻等症状。

4. 食用量过大

食品的成分正常，但食用量过大也会引起各种症状。例如，荔枝是我国的著名水果，含维生素 C 较多。李时珍在《本草纲目》中记载：荔枝能补脑健体、开胃益脾。但是，连续多日大量吃鲜荔枝，可引起"荔枝病"，发病时有饥饿感、头晕、心悸、无力、出冷汗，重者有抽搐、瞳孔缩小、呼吸不规则等症状甚至死亡。有人发现荔枝含有一种可降低血糖的物质，即 α-次甲基环丙基甘氨酸，所以，"荔枝病"的实质是低血糖症。

三、植物中常见的有毒物质

有人认为有毒植物都是陌生的野生植物，一些常见的植物，特别是食用的栽培植物都是无毒的，这种认识并不全面。粮食作物、油料作物、蔬菜、水果等食用植物都包括一些可能引起中毒的植物，但引起中毒的情况有所不同，一般可分成以下几类。

（1）非食用部位有毒　有些植物的可食部位无毒，其有毒成分在非食用部位。一些常见水果，如杏、苹果、樱桃、桃、李、梨等，其果肉鲜美无毒，但其种仁、叶、花、芽、树皮等含氰苷，因食用水果种仁造成中毒甚至死亡的事件并不少见。

（2）在某个特定的发育期有毒　麦类、玉米等粮食作物在幼苗期含氰苷，如放牧时不慎被牧畜采食，则可引起牧畜中毒；未成熟的蚕豆、发芽的马铃薯都含有有毒成分。

（3）其有毒成分经加工可去除　富含淀粉的块根植物，如木薯，含有有毒成分，经水浸、漂洗等处理去除后可安全食用，但未经处理或处理不彻底均可引起中毒。菜豆、小刀豆等含有红细胞凝集素等物质，经煮沸可除去毒性。菜籽油、棉籽油等必须经过炼制，以除去毒蛋白、毒苷、棉酚等有毒成分。

（4）含有微量有毒成分，食用量过大时引起中毒　蔬菜是人们膳食中的重要组成之一，它们都含有硝酸盐，一般情况下是安全的，但是，如果大量单独连续食用含硝酸盐量高的蔬菜或腐败的蔬菜都能引起中毒。

下面重点介绍几种植物中含有的有毒成分。

1. 苷类

（1）皂苷　菜豆因地区不同又称为豆角、芸豆、梅豆角、四季豆、扁豆等，是人们普遍食用的蔬菜。但因烹调不当食用菜豆中毒者在各地时有发生。菜豆中的有毒成分可能为皂苷及红细胞凝集素。菜豆中毒是因为烹调时贪图脆嫩或色泽，没有充分加热，豆内所含毒素未完全破坏造成。中毒与年龄、性别无明显关系，中毒程度与食入量有关。

中毒症状：菜豆中毒的潜伏期一般1～5h。主要症状有恶心、呕吐、腹痛、腹泻、头晕、头痛，少数病人有胸闷、心慌、出冷汗等症状。体温一般正常。病程短，恢复快，多数病人在24h内恢复健康。预后良好，无死亡。

预防措施：烹调时炒熟煮透，最好炖食，以破坏其中的毒素。

（2）氰苷　木薯、苦杏仁、桃仁、李子仁、枇杷仁、樱桃仁、杨梅仁、亚麻仁等植物中含有氰苷。木薯、亚麻仁中含有的氰苷为亚麻苦苷，如果亚麻苦苷的甲基被乙基取代就叫百脉根苦苷，苦杏仁、桃仁、李子仁、枇杷仁、樱桃仁中含有的氰苷为苦杏仁苷。

中毒症状：苦杏仁中毒的潜伏期一般为1～2h，最短的0.5h，长者12h。木薯中毒的潜伏期稍长些，短者2h，长者12h，一般为6～9h。苦杏仁中毒时，先有口中苦涩、流涎、头晕、恶心、呕吐、脉搏加快以及四肢无力等症状，继而出现不同程度的呼吸困难、胸闷，患者呼出气中可闻到苦杏仁味。严重者意识不清、呼吸微弱、昏迷、四肢冰冷、常发生尖叫，继之意识丧失、瞳孔散大、对光反射消失、牙关紧闭、全身阵发性痉挛，最后因呼吸麻痹或心跳停止而死亡。

此外，个别病例可出现多发性神经炎，临床表现除头昏、吐泻、四肢无力外，主要为肢端麻木，触觉、痛觉迟钝，下肢肌肉弛缓或轻度萎缩，腱反射减弱及视物模糊等。

预防措施：①加强宣传教育，向群众特别是儿童宣传苦杏仁中毒的知识，不生吃苦杏仁、李子仁、桃仁和木薯等，也不要吃炒果仁；②使用杏仁做咸菜时，应反复用水浸泡，充分加热，使氢氰酸挥发掉后再食用；③木薯加工首先必须去皮，然后洗涤薯肉，用水煮熟，煮木薯时一定要敞开锅盖，再将熟木薯用水浸泡16h，煮薯的汤及浸泡木薯的水应弃去；不能空腹吃木薯，一次也不宜吃得太多，儿童、老人、孕妇及体弱者均不宜吃。

2. 生物碱

（1）龙葵素　龙葵素是发芽马铃薯中含有的难溶于水的茄碱，是一类胆甾烷类生物碱。龙葵素也存在于番茄及茄子等茄科植物中。

马铃薯中龙葵素的含量随品种和季节的不同而有所不同，在新鲜组织的含量一般为20～100mg/kg。在贮存过程中逐渐增加，如将马铃薯暴露于阳光下5天，其表皮中的龙葵碱可达到500～700mg/kg。当贮藏马铃薯不当，导致马铃薯发芽或部分变黑绿色时，其中的龙葵素大量增加，马铃薯发芽后，其幼芽和芽眼部分的龙葵素含量高达0.3%～0.5%。

中毒症状：食入龙葵素0.2～0.4g即可引起中毒。龙葵素对胃肠道黏膜有较强的刺激作用，对呼吸中枢有麻痹作用，并能引起脑水肿、充血。龙葵素吸收进入血液后有溶血作用。此外，龙葵素的结构与人体的类固醇类激素如雄激素、雌激素、孕激素等的结构相类似。孕妇若长期大量食用含生物碱较高的马铃薯，蓄积体内会产生致畸效应。中毒潜伏期为数十分钟至数小时，多数为2～4h。开始的症状为咽喉抓痒感及烧灼感，并有上腹部烧灼感或疼痛，其后出现胃肠炎症状，如剧烈呕吐、腹泻导致脱水、电解质紊乱。轻者1～2天自愈。此外可有头晕、头痛、轻度意识障碍、呼吸困难，重症者可因呼吸麻痹而致死。

预防措施：在田间马铃薯根茎部分要覆盖一定厚度的泥土，避免日光直接照射马铃薯。在低温、无直射阳光照射的地方贮存马铃薯，防止发芽；加强宣传教育，不吃发芽过多、黑绿色皮的马铃薯，对发芽较少的马铃薯，加工食用时应彻底挖去芽、芽眼及芽周部分，在加工时可加些食醋，以加速龙葵素的破坏等。

（2）秋水仙碱　黄花菜又名金针菜，为多年生草本植物。鲜黄花菜中含有秋水仙碱，这种物质本身并无毒性，但当它进入人体并在组织间被氧化后，会迅速生成二秋水仙碱，这是一种剧毒物质。成年人一次食入 0.1～0.2mg 秋水仙碱（相当于 50～100g 鲜黄花菜）即可引起中毒，一次摄入 3～20mg 即可导致死亡。

中毒症状：二秋水仙碱主要对人体胃肠道、泌尿系统具有毒性并产生强烈的刺激作用。鲜黄花菜引起的中毒一般在 4h 内出现症状。主要是嗓子发干、心慌胸闷、头痛、呕吐、腹痛及腹泻，重者还可出现血尿、血便、昏迷等。

预防措施：一是烹调前处理即浸泡处理，先将鲜黄花菜焯水，然后清水浸泡 2～3h，中间换水，因秋水仙碱易溶于水，经此处理后可去除大部分；二是采摘后先晒干再食用，可保证安全。

3. 毒蛋白和肽

（1）胰蛋白酶抑制剂　生大豆中含有胰蛋白酶抑制剂，进入机体后可抑制体内胰蛋白酶的正常活性，并对胃肠有刺激作用。喝豆浆中毒常常是因为喝了生豆浆或未煮开的豆浆而导致的。

中毒症状：一般在食用生豆浆或未煮开的豆浆后数分钟至 1h 出现恶心、呕吐、腹痛、腹胀和腹泻等胃肠炎症状，其中毒表现和菜豆角中毒类似。

预防措施：豆浆一定要煮熟煮透，煮开后并继续加热数分钟后才能食用。

（2）蓖麻毒素　蓖麻子含蓖麻毒素、蓖麻碱和蓖麻血凝素三种毒素，以蓖麻毒素毒性最强，1mg 蓖麻毒素或 160mg 蓖麻碱可致成人死亡，儿童生食 2～7 粒蓖麻子可致死，成人生食 3～20 粒可导致严重中毒或死亡。蓖麻子无论生熟都不能食用，但由于蓖麻子外观漂亮饱满，易被儿童误食。

中毒症状：恶心、呕吐、腹痛、腹泻、便血，严重的可出现脱水、休克、昏迷、抽风和黄疸，如救治不及时，2～3 天将出现心力衰竭和呼吸麻痹。目前对蓖麻毒素无特效解毒药物。

（3）毒蕈毒素　蕈类为大型真菌，平时所食用的蘑菇即属蕈类。根据蕈类是否可以食用可分为：可食蕈、条件可食蕈和毒蕈。我国有百余种毒蕈，可致人死亡的有十种左右。毒蕈中毒多发生在气温高、雨水多的夏秋两季。各种毒蕈所含的毒素种类不同。多数毒蕈的毒性较小，中毒表现轻微。但有些蘑菇毒素的毒性极高，可迅速致人死亡。毒性较强的毒素有：毒肽，主要损害肝脏；毒伞肽，引起肝肾损害；毒蝇碱，作用类似于乙酰胆碱；光盖伞素，会引起幻觉和精神症状；鹿花毒素，导致红细胞破坏。根据毒蕈的毒性和临床症状可分为四类：肝肾损害型、神经精神型、胃肠炎型和溶血型。

① 肝肾损害型毒蕈中毒。此种中毒主要是由毒伞、白毒伞、鳞柄白毒伞等引起的。这些毒蕈含有极毒的毒素，可严重损害胃、肠、肝、肾、心、脑等器官，重症者可因脱水、呼吸及循环衰竭而死亡。潜伏期一般为 6～72h。病死率可高达 50%～60%，但病愈后一般无后遗症。

② 神经精神型毒蕈中毒。此种中毒主要由毒蝇伞、豹斑毒伞、裸盖菇属、柠檬黄伞、小美牛肝菌等引起。不同毒蕈其致病部位、致病机理可相同，也可不同，但总的来说可分为两种类型：一类是以神经系统兴奋为主，另一类是以精神错乱、幻觉等精神症状为主。两种类型都可导致患者死亡，病愈后一般都无后遗症。

③ 胃肠炎型毒蕈中毒。此种中毒主要由毒粉褶菌、毛头乳菇、褐盖粉褶菌等毒蕈引起，中毒发病快，一般食用后 10～120min 即可出现胃肠炎症状，如恶心、剧烈呕吐、腹痛、腹泻（水样便）、头晕、全身乏力等。病程一般为 2～3 天，预后良好。

④ 溶血型毒蕈中毒。此种中毒主要由鹿花菌、褐鹿花菌、赭鹿花菌等所含的鹿花菌素引起，潜伏期一般为 6～12h，发病症状主要为：恶心、呕吐，少数患者可有腹泻；由于毒素具有溶血性，导致血红细胞被大量破坏而引起急性溶血性贫血、血红蛋白尿、黄疸等症状，重者可昏迷、抽搐、肾功能受损和心力衰竭而死亡。

预防措施：蘑菇是一种野生植物，味道鲜美而营养丰富，人们喜欢食用。之所以出现中毒事件是人们在未分辨清楚是否有毒的情况下误食了毒蘑菇。因此，不提倡食用野生蘑菇，要吃蘑菇最好食用人工种植的蘑菇。如果难以避免，那么在采食时一定要分辨清楚是无毒还是有毒。毒蘑菇往往色彩艳丽，不易分辨。据介绍，毒蕈中毒没有特效治疗药物，因此对毒蕈中毒的预防极为重要，对于市场上卖的野生蘑菇不能放松警惕。

四、动物体中常见的有毒物质

慧眼识"安"

1. 河豚毒素

河豚是一种海洋鱼类，全球共有一百多种，我国约有 40 种，其中常引起人中毒的主要有星点东方豚、豹纹东方豚等。

河豚的毒性是由其体内的河豚毒素引起的。河豚毒素的化学名叫氨基全氢间二氮杂萘，分子式为 $C_{11}H_{17}N_3O_8$，为剧毒物质。不同性别、不同鱼体部分以及不同季节，河豚所含毒素的量有所不同。一般来说，卵巢和肝脏含毒素量最多，故毒性也最大，其次是肾脏、血液、眼、腮和鱼皮等处。多数品种的新鲜洗净的鱼肉可视为无毒。但鱼死后再贮藏一段时间，鱼肉可染有毒素。春季为雌鱼的卵巢发育期，卵巢毒性最强，再加上肝脏毒性也在春季最强，所以春季最易发生河豚中毒，夏、秋季雌鱼产卵后，卵巢即退化而令其毒性减弱。

河豚毒素为无色针状结晶体，是一种毒性强烈的非蛋白类神经毒素。河豚毒素的理化性质较稳定，加热和用盐腌制均不能破坏其毒性。微溶于水，易溶于醋，在 pH 为 3～6 时稳定，pH 大于 7 时易被破坏，对光和热极稳定，100℃、6h 不能将其完全破坏。河豚肉用 2% 的碳酸钠溶液浸泡 24h，洗净后可视为无毒。

中毒症状：河豚毒素进入人体后可抑制神经细胞膜对 Na^+ 的通透性，从而阻断神经冲动的传导，使骨骼肌、横膈肌及呼吸神经麻痹，引起呼吸停止。潜伏期一般为 0.5～3h，食用河豚中毒的临床表现分为四个阶段。中毒的初期阶段，首先感到发热，接着便是嘴唇和舌尖发麻、头痛、腹痛、步态不稳，同时出现呕吐。第二阶段，出现不完全运动麻痹，运动麻痹是河豚中毒的一个重要特征之一。呕吐后病情的严重程度和发展速度加快，不能运动，知觉麻痹，语言障碍，出现呼吸困难和血压下降。第三阶段，运动中枢完全受到抑制，运动完全麻痹，生理反射降低。由于缺氧，出现紫绀，呼吸困难加剧，各项反射渐渐消失。第四阶段，意识消失。河豚中毒的另一个特征是患者死亡前意识清醒，当意识消失后，呼吸停止，心脏很快停止跳动。

预防措施：①掌握河豚鱼的特征，学会识别河豚鱼的方法，不生食河豚；②发现中毒者，以催吐、洗胃和导泻为主，尽快使食入的有毒食物及时排出体外。

2. 石房蛤毒素

海洋中的贝类有的含有一种可麻痹神经的毒素，称为石房蛤毒素，据研究，可能与海水中的"赤潮"有关。可引起中毒的常见贝类有：牡蛎、扇贝、螺类、蛤类和贻贝等。

中毒症状：石房蛤毒素是一种可溶于水、耐高温、小分子量的非蛋白质神经毒素，可阻断神经和肌肉间的神经冲动的传导。对人的致死量为 $0.54\sim0.90mg$。人误食后 $0.5\sim3h$ 即可出现中毒症状。主要表现为初期唇、舌、指端麻木，继而四肢和颈部麻痹，小脑受到损害，运动失调、眩晕、发音不清、流涎、头痛、口渴、恶心、呕吐，甚至可因呼吸困难而死亡，死亡率可达 10% 左右。目前尚无特效解毒药。

预防措施：贝类毒素多存在于贝类的内脏中，故应先除去其内脏及周围的暗色部分再烹调食用。

3. 组胺

青皮红肉的鱼类（如鲣鱼、鲐鱼、鲭鱼、秋刀鱼、沙丁鱼、竹荚鱼、金枪鱼等）肌肉中含血红蛋白较多，因此组氨酸含量也较高，当受到富含组氨酸脱羧酶的细菌（如莫根变形杆菌、组胺无色杆菌、埃希大肠杆菌、链球菌、葡萄球菌等）污染后，可使鱼肉中的游离组氨酸脱羧基形成组胺。当鱼品中组胺含量达到 $4mg/g$ 时，即可引起中毒。人体摄入组胺达 100mg 以上时，即易发生中毒，同时也与个人体质的过敏性有关。其他氨基酸脱羧产物如尸胺、腐胺、酪胺、氨基己醇等，可与组胺发生协同作用，使毒性增强。

中毒症状：组胺中毒是一种过敏型食物中毒，其主要症状为初期面部、颈部和胸部皮肤潮红、刺痛、有灼热感、出汗、眼结膜充血，继而剧烈头痛、头晕、脉快、胸闷、呼吸急促，重症者可出现呼吸困难、支气管痉挛、心悸，有的患者还伴随着恶心、呕吐、腹痛、腹泻、荨麻疹等。有的可出现支气管哮喘，血压下降。病程大多为 $1\sim2$ 天，预后良好。

预防措施：鱼体冷冻、冷藏，保持新鲜，或活鱼随杀随吃；对于不太新鲜但尚能食用的鱼，可加入适量的盐和醋，用水蒸气蒸 30min，去汤食用。

4. 其他有毒物质

（1）蜂蜜　蜂蜜的质量和色香味等都与蜜源有关。一般蜂蜜对人有益无害，但当蜜源植物有毒时，蜂蜜也会因而含毒。在我国福建、云南、湖南等省均有报道，其有毒蜜源来自含生物碱的有毒植物。

中毒症状：蜂蜜中毒多在食后 $1\sim2$ 天出现症状，轻症病人仅有口干、口苦、唇舌发麻、头晕、呕吐、发热及胃肠炎症状。中毒严重者有肝损害（肝肿大、肝功能异常）、肾损害（尿频或少尿、管型、蛋白尿等）、心率减慢、心律失常等症，可因循环中枢和呼吸中枢麻痹而死亡。

预防措施：加强蜂蜜检验工作，以防有毒蜂蜜进入市场；向消费者宣传鉴别蜂蜜质量的知识。对可疑蜂蜜改做工业使用，不得食用。

（2）雪卡毒素　雪卡鱼中毒泛指食用热带和亚热带海域珊瑚礁周围的鱼类而引起的食鱼中毒现象，雪卡鱼中毒的毒素称雪卡毒素。

中毒症状：潜伏期数小时，有恶心、呕吐、口干、腹痉挛、腹泻、头痛、虚脱、寒战，口腔有食金属味和广泛肌肉痛等，重症可发展到不能行走。症状可持续数小时时到数周，甚至数月。在症状出现的几天后死于呼吸麻痹。

预防措施：由于加热和冷冻均不能破坏雪卡鱼的毒性，因此，预防雪卡鱼中毒主要以不食用含毒鱼类和软体动物为主。

（3）鱼卵毒素　鱼卵中毒是由于鱼卵毒素引起的。

中毒症状：潜伏期短，恶心、呕吐、腹痛、腹泻。有的口干、眩晕、脉快、胸闷等症状。重者痉挛、抽搐、昏迷而死亡。

预防措施：产卵期鱼卵毒性大，应除净，加工、腌制时也需除去鱼卵。

（4）鱼胆汁毒素　鱼胆中毒是由于胆汁毒素引起的。我国民间有以鱼胆治疗眼病或作为"凉药"的传统习惯，但因服用量、服用方法不当而发生中毒者也不少。所用鱼胆多取自青、草、鳙、鲢、鲤等淡水鱼。鱼胆的胆汁中含胆汁毒素，此毒素不能被热和乙醇所破坏，能严重损伤人体的肝、肾，使肝脏变性、坏死，肾脏肾小管受损、集合管阻塞、肾小球滤过减少、尿液排出受阻，在短时间内便可导致肝、肾功能衰竭，也能损伤脑细胞和心肌。

中毒症状：一般在服后 5～12h 出现症状。初期恶心、呕吐、腹痛、腹泻，随之出现黄疸、肝肿大、肝功能变化；尿少或无尿，肾功能衰竭。中毒严重者可因中毒性休克及昏迷而死亡。

预防措施：由于鱼胆毒性大，无论什么烹调方法（蒸、煮、冲酒等）都不能去毒，因此应普及鱼胆有毒的知识。

（5）动物的肝脏　动物的肝脏（如犬肝、熊肝、鲨鱼肝、海豹肝等）含有丰富的维生素。动物肝脏中毒是由于维生素 A 过量引起。维生素 A 是人体必需的一种营养物质，但如果摄入大量的维生素 A 即可引起中毒。成年人如一次摄入推荐摄入量的 100 倍，儿童大于 20 倍即可出现中毒。

中毒症状：中毒的潜伏期 0.5～12h。有头痛、恶心、呕吐、腹部不适，皮肤潮红，继之脱皮。一般可自愈。

预防措施：不过量食用含大量维生素 A 的动物肝脏。肝脏是动物最大的解毒器官，动物体内各种毒素，大多经肝脏处理、转化、排泄或结合，故肝脏中暗藏毒素。此外，进入动物体内的细菌、寄生虫往往在肝脏中生长、繁殖，其中肝吸虫病、包虫病在动物中较为多见。况且动物也可能患肝炎、肝硬化、肝癌等疾病。由此可见，动物肝脏潜在许多不安全因素。

（6）动物甲状腺　动物甲状腺中毒一般皆因牲畜屠宰时未行摘除甲状腺而使其混在喉颈等碎肉中被人误食所致。人一旦误食了动物甲状腺，因突然外来大量的甲状腺激素，可导致下列不良影响。①扰乱机体正常的内分泌系统活动。内分泌系统（如垂体、胰岛、甲状腺、性腺等）所分泌的激素，可经血液循环转运或通过细胞外液弥散到附近的器官或组织，进行体液性调节。它与神经系统都是各器官活动的调节机制，两者配合而发挥其作用。②严重影响了下丘脑功能，造成一系列精神症状。下丘脑的功能是通过神经和血管途径调节脑垂体前、后叶激素的分泌和释放，调节内脏活动和参与调节自主神经系统。③机体内甲状腺激素的增加，使组织细胞氧化速率提高，代谢加快，分解代谢作用增强，产热增加，各器官系统活动平衡失调，因而具有类似甲状腺功能亢进的症状，同时又出现一系列中毒症状。

中毒症状：潜伏期为 1～10 天，一般为 12～36h。主要临床症状是头晕、头痛、胸闷、烦躁、乏力、四肢肌肉和关节痛，伴有出汗、心悸等，同时发生恶心、呕吐、腹泻或便秘等胃肠道症状。部分患者于发病后 3～4 天出现局部或全身出血性丘疹，皮肤瘙痒，兼有水泡、皮疹，个别患者全身脱皮或手足掌侧脱皮。也可导致慢性病复发和孕妇流产等。病程短者仅 3～5 天，长者可达数月，有些人较长期易患头晕、头痛、无力、脉快等症状的疾病。

预防措施：由于甲状腺激素的理化性质非常稳定，在 600℃ 以上的高温才可破坏，一般烹调方法难以去毒，故最有效的预防措施是屠宰者和消费者都应特别注意检查并摘除净家畜的甲状腺，不得与"碎肉"混在一起出售，以防误食。

第八节 食品加工、贮存过程中产生的有毒有害化学物质对食品的污染

烧烤、煎制、烟熏、油炸、烘烤、腌制等贮存及加工技术，在改善食品的外观和质地，增加风味，延长保存期，提高食品的可食用度等方面发挥了很大作用。但随之还产生了一些有毒有害物质，如 N-亚硝基化合物、多环芳烃和杂环胺等，相应的食品存在着严重的安全性问题，对人体健康可产生很大的危害。

一、 N-亚硝基化合物

1. N-亚硝基化合物的分类和性质

N-亚硝基化合物是一大类有机化合物，根据其化学结构，可分为两类：一类为亚硝胺；另一类为 N-亚硝酰胺。小分子量的亚硝胺常温下为黄色的油状物液体，溶于水和有机溶液。高分子量的亚硝胺常温下多为固体，几乎都不溶于水而溶于有机溶液。它们具有光敏性，在酸性环境或紫外线照射下会缓慢分解。

2. N-亚硝基化合物的合成及影响因素

（1）N-亚硝基化合物的合成　N-亚硝基化合物的前体物包括 N-亚硝化剂和可亚硝化的含氮有机化合物。N-亚硝化剂包括硝酸盐和亚硝酸盐以及其他氮氧化物，还包括与卤素离子或硫氰酸盐产生的复合物；可亚硝化的有机含氮化合物主要涉及胺、氨基酸、多肽、脲、脲烷、酰胺等。硝酸盐广泛存在于人类的环境中，如水、土壤和植物。在一定条件下硝酸盐可转变为亚硝酸盐，因此亚硝酸盐常伴随硝酸盐而存在。可亚硝化的含氮有机化合物在人类食物中广泛存在，特别是胺和酰胺。

（2）N-亚硝基化合物合成的影响因素

① pH。它是亚硝化速率的重要影响因素，pH 3～4 时形成的亚硝胺最多。

② 胺。在某个确定的 pH 下，一般碱性较弱的胺比碱性较强的胺反应要快，仲胺（二级胺）的亚硝化速率明显高于叔胺，伯胺被亚硝化产生不稳定的烷化剂，继续反应生成乙醇等多种产物。

③ 微生物。细菌、霉菌等微生物的作用可造成食品的腐败变质，产气产酸，分解蛋白质产生胺类化合物；某些细菌中含有硝酸盐还原酶，使食品中的胺类和亚硝酸盐含量增高；有的微生物甚至可以直接合成 N-亚硝基化合物。

④ 其他。硫氰酸根离子（SCN^-）是唾液中的正常成分，对亚硝化反应有较强的催化作用。其他影响因素还有前体物的浓度、环境的温度和某些催化剂的存在等。

天然食品中 N-亚硝基化合物的含量极少，经过腌制、熏制、高温加热、发酵、烘烤等，尤其是油炸等加工过程或不适当的贮藏，会有少量生成。

3. N-亚硝基化合物的来源

（1）蔬菜瓜果中的 N-亚硝基化合物　由于大量使用氮肥等，使植物类食品中含有较多的硝酸盐和亚硝酸盐。在对蔬菜等进行加工处理（如腌制）和贮存过程中，硝酸盐在硝酸盐

还原酶的作用下，转化为亚硝酸盐，亚硝酸盐在适宜的条件下，可与食品中蛋白质的分解产物胺反应，生成 N-亚硝基化合物。

（2）加工的肉制品　硝酸盐和亚硝酸盐是腌制食品如腊肠、肉肠、灌肠、火腿和午餐肉中的常用防腐剂，用于肉类保存已有几个世纪的历史。亚硝酸盐作为一种发色剂和肉类的血红蛋白反应，形成一种可增进食欲的桃红色，并能抑制肉类食品腐败变质，延长贮存时间，尤其能明显抑制肉毒梭菌的生长，防止肉毒素的产生。亚硝酸盐还赋予香肠、火腿和其他肉制品一种诱人的腌肉风味。硝酸盐、亚硝酸盐作为发色剂使用中，也为 N-亚硝基化合物的形成提供了前体物。

（3）空气中的氮氧化物　食品直接用火加热烘烤时，空气中的氮氧化生成氮氧化物也是潜在的亚硝化剂。例如，以前啤酒的酿造过程中，大麦芽要直接用火加热烘干，麦芽碱即可与同时产生的氮氧化物反应生成亚硝胺。现在啤酒生产中多不再采用直火烘烤大麦芽的工艺，啤酒中的亚硝胺含量也明显降低。

（4）可发生亚硝化反应的胺类化合物　蛋白质、氨基酸、磷脂等是天然动物性食品和植物性食品的重要成分，它们的合成或分解过程中会产生一定量的胺类化合物，因此胺类化合物在食品中普遍存在，经过腌制、烘烤、煎炸、发酵、长期保存或腐败变质，胺类化合物的含量还会增加，腐败霉变可使食品中的胺含量增高几十倍。这些胺类化合物及某些氨基酸、肽类、肌酸、肌酐等在适宜的条件下都可以被亚硝基化，合成亚硝胺。

4. N-亚硝基化合物的致癌性

（1）少量长期摄入 N-亚硝基化合物可诱发癌肿。

（2）可使多种动物罹患癌肿，到目前为止，还没有发现有一种动物对 N-亚硝基化合物的致癌作用具有抵抗力。

（3）亚硝胺是前致癌物，需要在肝脏代谢活化，所以主要诱发肝脏肿瘤。此外也导致消化道肿瘤，可引起胃癌、食管癌、肝癌、肠癌、膀胱癌等。

（4）妊娠期的动物摄入一定量的 N-亚硝基化合物可通过胎盘使子代动物致癌，甚至影响到第三代和第四代。有的实验显示 N-亚硝基化合物还可以通过乳汁使子代发生肿瘤。

二、多环芳烃化合物

多环芳烃（PAH）是指含有两个以上苯环的化合物，是一类非常重要的环境污染物和化学致癌物。长期接触这类物质可能诱发皮肤癌、阴囊癌、肺癌等。

食品中的多环芳烃来源于环境的污染和食品中大分子物质发生裂解、热聚合所形成。其中苯并[a]芘对人类危害最大。

1. 苯并[a]芘的来源

（1）环境污染　在工业生产和其他人类活动中，由于有机物不完全燃烧，产生大量苯并[a]芘并排放到环境中，再通过空气、接触等途径污染食品。

（2）加工过程中形成　食品成分在加热过程时，受高温的影响发生裂解与热聚合等反应，形成多环芳烃化合物，油脂在高温下发生裂解与热聚可产生苯并[a]芘。

（3）加工过程受污染　食品机械所用的润滑油含有苯并[a]芘，食品加工过程中若受到润滑油的污染，可造成食品的苯并[a]芘污染；若在沥青铺成的柏油马路上晾晒粮食，可造成粮食的苯并[a]芘污染。

（4）水产品的污染　水体受苯并[a]芘污染后，水产品可以通过生物放大作用富集苯并[a]芘。

2. 苯并[a]芘毒性及危害

对人类和动物来说是一种强的致癌物质。最初发现是致皮肤癌，后经深入研究，由于侵入途径和作用部位的不同对机体各脏器，如肺、肝、食道、胃肠等均可致癌。具有致畸性和遗传毒性。

3. 苯并[a]芘的预防措施

（1）改进食品加工烹调方法，熏制、烘干粮食应改进燃烧过程，改良食品烟熏剂，不使食品直接接触炭火熏制、烘烤，使用熏烟洗净器或冷熏液。

（2）加强环境治理，减少环境对食品污染。

（3）油炸食品可因高温造成油脂裂解与热聚，产生多环芳烃类化合物，因此应减少油炸食品的食用量，此外新鲜油脂炸出的食品中苯并[a]芘的含量低于反复使用的油脂，因此应尽量避免油脂的反复加热使用。

（4）粮食、油料种子不在柏油路晾晒，以防沥青玷污。

（5）机械化生产食品要防止润滑油污染食品，或改用食用油作润滑剂。

三、杂环胺

杂环胺是富含蛋白质的食物在烤、炸、煎过程中蛋白质、氨基酸的热解产物，甚至谷类食物经过过分焙烤如烤面包、麦片等也会产生，它是在烹调加工后的鱼和肉类食品中发现的一种致突变物。

1. 杂环胺的毒性

杂环胺类化合物主要引起致突变和致癌。杂环胺是致癌、致突变物前体，须在体内代谢活化后才有致癌、致突变性，活化后的终末致癌、致突变物为 N-羟基杂环胺。N-羟基杂环胺可以和细胞的 DNA 结合，形成杂环胺-DNA 化合物，使细胞的遗传物质发生改变，引起细胞的突变。如果这种突变的细胞在体内能够存活并传代，则可形成肿瘤。杂环胺对动物均有不同程度的致癌性，主要靶向肝脏。

2. 控制食品中杂环胺产生的措施

改进加工方法，避免明火接触食品，采用微波加工可有效减少杂环胺的产生量；尽量避免高温、长时间烧烤或油炸鱼和肉类；不食用烧焦、炭化的食品，或者将烧焦部分去除后再食用；烹调肉和鱼类食品时，添加适量抗坏血酸、抗氧化剂、大豆蛋白、膳食纤维、维生素及黄酮类物质等，可减少杂环胺的形成。

膳食纤维有吸附杂环胺化合物并降低其生物活性的作用，某些蔬菜、水果中的一些成分又有抑制杂环胺化合物的致突变性的作用。因此，增加蔬菜水果的摄入量对于防止杂环胺的可能危害有积极作用。

四、油脂氧化及有害加热物质

烧烤及油炸制品是目前人们消耗最多的食品之一。但由于高温的作用，食物中一些成分尤其是脂类极易氧化及热聚合等作用产生有毒、有害成分。油脂的氧化及其加热变性不仅对食用油脂的制造及含油食品的烹调风味、色泽及可贮性等有重要的影响，而且和许多疾病有密切关系。

1. 油脂氧化及加热时产生的有害物质

油脂自动氧化是指在常温常压下与氧气作用产生诸多氧化产物。少量的脂类氧化产物是含脂产品的风味成分，但过多氧化不仅使油脂的营养价值下降，还会产生有害物质如油脂分解物、聚合物、环状化合物等。油脂中的不饱和脂肪酸在酯解酶和氧气的作用下，能发生自由基连锁反应，产生各类氢过氧化物和过氧化物，继而进一步分解，产生低分子的醛、酮类物质，使油脂的气味、口味劣变，产生酸败。在分解过氧化物的同时，也可能聚合生成大分子的环聚化合物、二聚物、丙烯醛等。

2. 有害物质的毒性与危害

酸败油脂会生成大量的分解产物过氧化脂质，家禽食用了含有过氧化脂质的饲料会引起黄脂病，引起肝、心、肾脏的肥大，导致肝变性、脂肪肝。过氧化脂质与癌症、冠心病和衰老有密切关系，由此可见，酸败油脂中的过氧化脂质对人体健康的危害是相当严重的。

油脂酸败聚合也能产生毒性，热聚合与氧化聚合不同，它不会产生难闻的气味，人们不易发觉它们的存在，受热不当的油脂或脂肪会含有简单的二聚物、环状脂肪酸、环氧化物、内酯、聚合物、酞酸酯及其他有毒成分。

3. 防止油脂氧化及有害加热产物污染食品的预防措施

为了避免油脂的氧化酸败，可以通过密闭、避光、低温贮藏以及避免铁、铜等器皿接触等方法来延长其贮存时间。控制油温和加热时间，油脂不宜高温使用，一般认为油脂在超过180℃时容易发生氧化，同时油脂的加热时间不宜过长，一般以不超过60s为宜。避免油脂反复加热和冷却，不要把使用过的油倒回新鲜油中否则会使油脂纯度降低，加速其氧化过程。

五、丙烯酰胺

丙烯酰胺是制造塑料的化工原料，为已知致癌物，并能引起神经损伤。一些普通食品在经过煎、炸、烤等高温加工处理时也会产生丙烯酰胺，如油炸薯条、土豆片等含碳水化合物高的食物，经120℃以上高温长时间油炸，在食品内检测出含有致癌可能性的丙烯酰胺。

1. 丙烯酰胺的毒性

丙烯酰胺单体是一种有毒的化学物质，引起动物致畸、致癌。丙烯酰胺进入人体之后，可以转化为另一种分子环氧丙酰胺，此化合物能与细胞中 RNA 发生反应，并破坏染色体结构，从而导致细胞死亡或病变为癌细胞。因此，丙烯酰胺是一种可以诱发癌症的危险物质，可导致基因损伤。丙烯酰胺的毒性特点是在体内有一定的蓄积效应，并具有神经毒性效果，主要导致周围神经病变和小脑功能障碍，损坏神经系统。丙烯酰胺甚至还可能使人瘫痪。

2. 降低丙烯酰胺产生的措施

（1）尽量避免过高温度和长时间的热加工，如采用真空油炸，低温或超高温灭菌等。

（2）对一些天冬酰胺含量高的食品原料，加工温度尽可能控制在120℃以下。

（3）加工时添加一些抗氧化剂，防止丙烯醛形成丙烯酸。

（4）油炸食品中含水量越高，越促进丙烯酰胺的形成，因此降低食品中的含水量。

第九节　包装材料和容器对食品的污染

食品容器、包装材料是指包装、盛放食品用的纸、竹、木、金属、搪瓷、陶瓷、塑料、橡胶、天然纤维、化学纤维、玻璃等制品和接触食品的涂料。食品包装的主要目的是保护食品质量和卫生，不损失原始成分和营养，方便运输，促进销售，提高货架期和商品价值。食品用具设备是指食品在生产经营过程中接触食品的机械、管道、传送带、容器、用具、餐具等。随着化学工业与食品工业的发展，新的包装材料已越来越多，包装材料直接和食物接触，很多材料成分可迁移到食品中，造成食品的化学性污染，将给人体带来危害。对于食品包装材料和容器的基本要求不仅适应食品的耐冷冻、耐高温、耐油脂、防渗漏、抗酸碱、防潮等功能外，还不得向食品中释放有害物质，不得与食品中营养成分发生反应。所以应该严格注意它们的卫生质量，防止产生有害物质向食品迁移以保证人体健康。目前，《食品包装容器及材料分类》（GB/T 23509—2009）规定了食品包装容器及材料的类别有塑料包装容器及材料、纸包装容器及材料、玻璃包装容器、陶瓷包装容器、金属包装容器及材料、复合包装容器及材料、其他包装容器（木质、竹材、搪瓷、纤维）七大类。某些高分子食品容器、包装材料在生产加工过程中需要加入加工助剂，根据《食品安全国家标准　食品接触材料及制品用添加剂使用标准》（GB 9685—2016）的规定，我国允许使用的食品接触材料及制品添加剂有1294种。本章重点介绍最易出问题的塑料、橡胶两种。

一、塑料制品

塑料是以一种高分子聚合物树脂为基本成分，再加入一些用来改善性能的各种添加剂制成的高分子材料。它可分为热塑性塑料和热固性塑料。用于食品包装及容器的热塑性塑料有聚乙烯、聚丙烯、聚苯乙烯、聚氯乙烯等；热固性塑料有脲醛树脂及三聚氰胺等。塑料用作包装材料是现代包装技术发展的重要标志。

塑料中有害物质的来源主要有以下几个方面：①树脂本身有一定的毒性；②树脂中残留的有毒单体、裂解物及老化产生的有毒物质；③塑料制品在制作过程中添加的稳定剂、增塑剂、着色剂等带来的危害；④塑料回收再利用时附着的一些污染物和添加的色素可造成食品的污染。

1. 聚乙烯（PE）和聚丙烯（PP）

由于这两种塑料都是饱和的聚烯烃，和其他元素的相容性很差，故能够加入其中的添加剂及色料的种类很少，因而薄膜的固体成形品很难印刷上鲜艳的图案。毒性较低，其对大鼠LD_{50}大于最大可能灌胃量，属于低毒级物质。高压聚乙烯质地柔软，多制成保鲜膜、塑料薄膜，其特点是具透气性、不耐高温、耐油性亦差，应避免加热保鲜膜。低压聚乙烯坚硬、耐高温，可以煮沸消毒。聚丙烯透明度好，耐热，具有防潮性，常用于制成果汁饮料瓶、微波炉餐盒、编织袋和食品周转箱等。两种单体沸点较低且易于挥发，一般无残留。一般规定聚乙烯和聚丙烯回收再生品不能用于制作食品的包装和容器。

2. 聚苯乙烯（PS）

PS属于聚烯烃，但由于在每个乙烯单元中含有一个苯核，因而相对密度较大，C、H比例为1∶1，燃烧时冒黑烟。聚苯乙烯塑料有透明聚苯乙烯（碗装泡面盒）和泡沫聚苯乙烯（在加工中加入发泡剂制成，如快餐饭盒）两个品种。由于属于饱和烃，因而相容性差，可使用的添加剂种类很少。聚苯乙烯耐酸碱，具有一定的毒性。如每天给予苯乙烯达400mg/kg体重可致实验动物肝肾质量减轻，抑制动物的繁殖能力。以聚苯乙烯容器贮存牛乳、肉汁、糖液及酱油等可产生异味；贮放发酵乳饮料后，可能有极少量苯乙烯移入饮料，其移入量与贮存温度、时间成正比。尽量避免用快餐盒装滚烫的食物，预防苯乙烯融入食物中。

3. 聚氯乙烯（PVC）

PVC是氯乙烯的聚合物。聚氯乙烯塑料的相容性比较广泛，可以加入多种塑料添加剂。聚氯乙烯在安全性方面存在的主要问题是：①未参与聚合的游离氯乙烯单体；②含有多种塑料添加剂；③热解产物。

氯乙烯单体具有麻醉作用，可引起人体四肢血管的收缩而产生痛感，同时具有致癌性和致畸性。可在体内与DNA结合而引起毒性作用。主要作用于神经、骨髓系统和肝脏，因而许多国家均制定聚氯乙烯及其制品中氯乙烯含量控制水平。聚氯乙烯透明度较高，但易老化和分解。一般用于制作雨衣、建材、薄膜（大部分为工业用）、盛装液体用瓶，硬聚氯乙烯可制作管道。

4. 聚碳酸酯塑料（PC）

PC具有无毒、耐油脂的特点，广泛用于食品包装，可用于制造食品的模具、婴儿奶瓶等。聚碳酸酯树脂以双酚A与碳酸二苯酯为原料，聚碳酸酯树脂本身无毒，但双酚A与碳酸二苯酯进行酯交换时有中间体苯酚产生。苯酚不仅具有一定的毒性，而且还会产生异味，影响食品的感官性状。

5. 三聚氰胺甲醛塑料与脲醛塑料

三聚氰胺甲醛塑料又名蜜胺塑料，为三聚氰胺与甲醛缩合热固而成。脲醛塑料为尿素与甲醛缩合热固而成，称为电玉，二者均可制食具，且可耐120℃高温。由于聚合时，可能有未充分参与聚合反应的游离甲醛，甲醛含量则往往与模压时间有关，时间越短则含量越高，由此使此类塑料制品产生卫生问题。

6. 聚对苯二甲酸乙二醇酯塑料

此种塑料可制成直接或间接接触食品的容器和薄膜，特别适合于制复合薄膜。在聚合中使用含锑、锗、钴和锰的催化剂，因此应防止这些催化剂的残留。

7. 不饱和聚酯树脂及玻璃钢制品

以不饱和聚酯树脂加入过氧甲乙酮为引发剂，环烷酸钴为催化剂，玻璃纤维为增强材料制成玻璃钢。主要用于盛装肉类、水产、蔬菜、饮料以及酒类等食品的贮槽，也大量用作饮用水的水箱。

塑料中的添加剂对食品污染比较严重。因此在选用塑料添加剂上要注意安全性。增加塑料制品的可塑性，使其能在较低温度下加工的物质，一般多采用化学性质稳定，在常温下为液态并易与树脂混合的有机化合物。稳定剂一般使用硬脂酸锌盐。常用的抗氧化剂有丁基羟基茴香醚、二丁基羟基甲苯，均较安全。抗静电剂一般为表面活性剂，有烷基苯磺酸盐、

α-烯烃磺酸盐等，毒性均较低。润滑剂主要是一些高级脂肪酸、高级醇类或脂肪酸酯类。

二、橡胶制品

橡胶也是高分子化合物，有天然和合成两种。天然橡胶系以异戊二烯为主要成分的不饱和态的直链高分子化合物，在体内不被酶分解，也不被吸收，因此可被认为是无毒的。但因工艺需要，常加入各种添加剂。合成橡胶系高分子聚合物，因此可能存在着未聚合的单体及添加剂的卫生问题。橡胶中的毒性物质主要来源有两个方面。

1.单体

合成橡胶单体因橡胶种类不同而异，大多是由二烯类单体聚合而成的。丁基橡胶胶的单体为异丁二烯、异戊二烯，有麻醉作用，但尚未发现有慢性毒性作用。苯乙烯二橡胶，蒸气有刺激性，但小剂量也未发现有慢性毒性作用。丁腈橡胶（丁二烯丙烯腈）耐热性和耐油性较好，但其单体丙烯腈有较强毒性，可引起流血并有致畸作用。硅橡胶的毒性较小，可用于食品工业，也可作为人体内脏器使用。

2.添加剂

橡胶主要的添加剂有硫化促进剂、防老剂和填充剂。

（1）硫化促进剂　促进橡胶硫化作用，以提高其硬度、耐热度和耐浸泡性。种类很多，大体分为无机促进剂和有机促进剂。接触食品的橡胶不可使用氧化铅作硫化促进剂。无机促进剂有氧化锌、氧化镁、氧化钙等，对人体较为安全。有机促进剂中，有一些不宜使用于接触食品的橡胶制品，如乌洛托品、亚乙基硫脲。乌洛托品加温时可分解出甲醛。亚乙基硫脲对动物有致癌性。

（2）防老剂　目的是提高橡胶的耐曲折性和耐热性。防老剂中的苯基 β-萘胺、联苯胺对动物均有致癌性，β-萘胺可致膀胱癌，应禁止在食品用橡胶中使用。

（3）填充剂　白色的为氧化锌、黑色的为炭黑。炭黑为石油产品，在燃烧过程中，由于原料脱氢和聚合反应可产生苯并[a]芘，因此炭黑在使用前，应用苯类溶剂将苯并[a]芘去除。氧化锌对人体毒性小，但不宜与二硫化四甲基秋兰姆合用，因二者产生有害物质。

练习题

一、填空题

1.制作烤鸭时，油脂经高度焦化发生缩聚反应，可产生_____等有害物。

2.烟熏工艺中产生的亚硝胺是由烟中的_____与肉中的氨基酸转化的_____反应生成。

3.在适宜条件下，_____和_____同时存在时，即可生成 N-亚硝基化合物。

4.木薯、果仁所含毒素进入人体后，在其自身所含的_____的作用下水解产生_____，引起中毒。

5.按毒蕈的毒性和临床症状可将毒蕈中毒分为_____型、_____型、_____型和_____型。

6.组氨可扩张_____和_____，从而引起相应中毒症状。

7. 人体摄入_____ mg 至_____ mg 的组胺即可发生中毒。

8. 含组氨酸较高的海鱼类主要有_____、_____、_____、_____等。

9. 河豚毒素是一种非蛋白质的_____毒素，其化学名为_____，分子式为_____，在_____条件下很稳定，100℃、6h 也不能完全被破坏。

10. 河豚含毒素较多的部位主要有_____、_____、_____、_____等。

11. "骨痛病"是由于_____损害了肾脏，造成肾小管对_____重吸收功能下降，导致机体因缺乏这种物质而患骨质疏松症。

12. 汞和镉都主要蓄积于_____和_____中。

13. 人体对铅的吸收主要是通过_____吸收进入血液，并主要在_____中蓄积，主要通过_____排出体外。

14. 有机磷农药是一种神经毒素，可与神经系统中的_____特异结合，抑制_____的活性，造成_____不能被很快分解而大量蓄积，使神经系统、横纹肌和平滑肌功能紊乱。

15. 亚硝酸盐在机体内可与_____结合，使其失去_____功能，症状较轻者可口服_____，重者可使用特效解毒药_____。

16. 工业"三废"是指_____、_____、_____。

17. 苯的毒性主要作用于_____系统和_____系统。

18. 慢性铅中毒时用_____性食品，急性铅中毒时用_____性食品。

19. 合成亚硝基化合物的前体物质为_____和_____。

20. 食品包装材料橡胶的主要卫生问题是_____、_____。

21. 去除食品中的多环芳烃可用_____、_____的方法。

22. 任写两种食用合成色素：_____和_____。

23. 常用的护色剂为_____和_____。

24. 常用的漂白剂为_____和_____。

25. 热熏法烟熏食品时熏烟的温度一般控制在_____℃。

26. 有毒植物性食物中毒包括_____、_____、_____等引起的中毒。

二、判断题

1. 消除污染源是降低有毒金属元素对食品污染最主要措施。（　　　）

2. 镉中毒的解毒药物是亚甲蓝。（　　　）

3. 经过熏烤工艺的食品只受杂环胺的污染。（　　　）

4. 中国目前制定的卫生要求中熏烤食品中苯并[a]芘的含量不应超过 $10\mu g/kg$。（　　　）

5. 增加蔬菜水果摄入量对防止杂环胺的危害有积极的作用。（　　　）

6. 蛋白质含量丰富的鱼类食品在高温烹调中可产生杂环胺类化合物。（　　　）

7. 山梨酸和苯甲酸适用于中性食品防腐。（　　　）

8. 河豚鱼的卵巢和肝脏毒性最强。（　　　）

9. 毒蕈中毒中脏器损害型中毒最为严重，死亡率高。（　　　）

10. 炒过的苦杏仁中不含有苦杏仁苷，可食用。（　　　）

11. 四季豆食物中毒主要成分是皂素、植物血凝素，充分加热可预防。（　　　）

12. 腌制的蔬菜至少在 15 天后可食用，以防止亚硝酸盐中毒。（　　　）

13. 蔬菜水果应在收获前 1 个月内停止使用含砷农药，以防止砷中毒。（　　　）

14. 预防有机磷中毒措施中，喷洒农药防治果树害虫必须在收获前 30 天使用。（　　　）

15. 包装食品必须有食品营养标签，这可以引导、指导消费者选购产品。（　　　）

16. 汞和砷的有机化合物的毒性都大于其无机化合物的毒性。（　　　）

17. 甲基汞可通过胎盘进入胎儿体内，使婴儿先天汞中毒。（　　　）

18. 镉主要在肝脏和肾脏中蓄积，其中肝脏占 1/3，肾脏占 1/6。（　　　）

19. 烧烤不仅使维生素 A、维生素 B、维生素 C 受到相当大的损失，而且也使脂肪受到损失。如用明火直接烧烤，还会使食物含有苯并[a]芘致癌物质。（　　　）

三、选择题

1. DDV 属于（　　　）。

A. 有机氯农药　　　　B. 有机磷农药　　　　C. 拟除虫菊酯类　　　　D. 氨基甲酸酯类

2. （　　　）没有阻断亚硝胺合成的作用。

A. 大蒜　　　　　　B. 洋葱　　　　　　C. 玉米　　　　　　D. 辣椒

3. 预防杂环胺类化合物污染的措施是（　　　）。

A. 增加蛋白质摄入量　　　　　　　　B. 增加碳水化合物摄入量

C. 增加脂肪摄入量　　　　　　　　　D. 增加蔬菜水果摄入量

4. 广泛用于食品包装的材料有（　　　）。

A. 聚碳酸酯塑料　　B. 聚苯乙烯　　　　C. 聚氯乙烯　　　　D. 聚丙烯

5. 水俣病是由于长期摄入被（　　　）污染的食品引起的中毒。

A. 金属汞　　　　　B. 砷　　　　　　　C. 铅　　　　　　　D. 甲基汞

6. 骨痛病是由于环境（　　　）污染通过食物链而引起的人体慢性中毒。

A. Hg　　　　　　　B. Cd　　　　　　　C. Pb　　　　　　　D. As

7. 对有毒金属铅最敏感的人群是（　　　）。

A. 老人　　　　　　B. 儿童　　　　　　C. 男性　　　　　　D. 女性

8. 下列不属于动植物中毒的是（　　　）。

A. 河豚中毒　　　　　　　　　　　　B. 毒蘑菇中毒

C. 鱼类引起组胺中毒　　　　　　　　D. 砷化物中毒

9. 下列属于化学性食物中毒的是（　　　）。

A. 有机磷农药中毒　　　　　　　　　B. 肉毒梭菌素食物中毒

C. 副溶血弧菌食物中毒　　　　　　　D. 含氰苷类植物中毒

10. 能引起化学性食物中毒的因素有（　　　）。

A. 真菌　　　　　　B. 河豚毒素　　　　C. 农药　　　　　　D. 抗生素　　　E. 氯丙醇

11. 亚硝酸盐引起的食物中毒（　　　）。

A. 属化学性食物中毒　　　　　　　　B. 没有特效的治疗药物

C. 皮肤可出现青紫症状　　　　　　　D. 可出现全身组织缺氧表现

E. 潜伏期较长

12. 下列属于化学性食物中毒特点的有（　　　）。

A. 发病季节明显　　B. 中毒症状多样　　C. 一般预后较好

D. 可由误食引起　　　　　　　　　　E. 一般有特效解毒剂

13. 毒蕈中毒的临床表现的类型有（　　　）。

A. 胃肠炎型　　　　B. 神经精神型　　　C. 溶血型　　　　　D. 脏器损害型

E. 日光性皮炎型

14. 铅的毒性作用主要是（　　　）。

A. 肝脏　　　　　　　B. 造血系统　　　　C. 肾脏　　　　　　　D. 神经系统　　　E. 脑

15. N-亚硝基化合物的前体物包括（　　　）。

A. 硝酸盐　　　　　　B. 亚硝酸盐　　　　C. 胺类物质　　　　　D. 氨　　　　　　E. 铵盐

16. 杂环胺类主要的毒性作用为（　　　）。

A. 致畸形　　　　　　B. 致突变　　　　　C. 致癌　　　　　　　D. 心力衰竭　　　E. 失聪

17. 食品容器、包装材料的主要卫生问题为（　　　）。

A. 聚合物单体　　　　B. 降解产物的毒性　C. 添加助剂的使用

D. 有毒重金属　　　　E. 以上都是

18. 粮豆在农田生长期和收割时混杂的有毒植物种子有（　　　）。

A. 麦角　　　　　　　B. 毒麦　　　　　　C. 菜籽　　　　　　　D. 麦仙翁籽

E. 苍耳子

19. 甲基汞主要蓄积的器官是（　　　）。

A. 心脏　　　　　　　B. 肝脏　　　　　　C. 肾脏　　　　　　　D. 肺脏　　　　　E. 脑

20. 单端孢霉烯族类化合物较强的毒性作用有（　　　）。

A. 细胞毒性　　　　　B. 免疫抑制作用　　C. 致畸作用

D. 生殖毒性　　　　　E. 抑制胆碱酯酶活性

21. 中国禁止使用有机氯农药的原因是（　　　）。

A. 半衰期长　　　　　B. 蓄积性强　　　　C. 稳定性强　　　　　D. 脂溶性强

E. 致癌作用

22. 中国使用较多的农药是（　　　）。

A. 除草剂　　　　　　B. 杀虫剂　　　　　C. 杀菌剂　　　　　　D. 植物生长调节剂

E. 杀鼠剂

23. 下列物质属于有机磷农药的是（　　　）。

A. DDV　　　　　　　B. 乐果　　　　　　C. 马拉硫磷　　　　　D. 敌百虫　　　E. DDT

24. 能影响金属毒物吸收和毒性的是（　　　）。

A. 维生素 C　　　　　B. 维生素 D　　　　C. 碳水化合物　　　　D. 蛋白质　　　E. 水

25. 引起组胺中毒的鱼类是（　　　）。

A. 河豚　　　　　　　B. 青皮红肉鱼　　　C. 红肉鱼　　　　　　D. 湖泊鱼

26. 不属于有毒植物中毒的是（　　　）。

A. 毒蕈中毒　　　　　B. 发芽马铃薯中毒　C. 霉变甘蔗中毒　　　D. 河豚毒素中毒

27. 陶瓷、搪瓷类容器主要的卫生问题是（　　　）。

A. 有害金属　　　　　B. 添加剂　　　　　C. 细菌污染　　　　　D. 多环芳烃

28. 下列不是防腐剂的是（　　　）。

A. 苯甲酸及钠盐　　　　　　　　　　　　B. 三梨酸及钾盐

C. 丁基羟基茴香醚　　　　　　　　　　　D. 对羟基苯甲酸酯类

29. 下列可使食品中的多环芳烃降低的方法有（　　　）。

A. 加碱　　　　　　　B. 加酸　　　　　　C. 加热　　　　　　　D. 紫外线照射

30. 下列有害金属经甲基化后毒性增加的是（　　　）。

A. 镉　　　　　　　　B. 汞　　　　　　　C. 铅　　　　　　　　D. 砷

31. 下列营养素可阻断体内亚硝胺合成的是（　　　）。

A. 蛋白质　　　　　　B. 碳水化合物　　　C. 脂肪　　　　　　　D. 维生素 C

32. 有害金属镉主要蓄积的部位是（　　　）。

A. 肝　　　　　　　B. 肾　　　　　　　C. 大脑　　　　　　　D. 心脏

33. 对人无害的塑料单体是（　　　）。

A. 氯乙烯　　　　　B. 苯乙烯　　　　　C. 乙烯　　　　　　　D. 甲醛

34. 下列允许使用的食用合成色素是（　　　）。

A. 姜黄　　　　　　B. 柠檬黄　　　　　C. 红曲　　　　　　　D. 虫胶红酸

35. 下列食品中亚硝基类化合物污染最重的是（　　　）。

A. 奶类　　　　　　B. 蔬菜、水果　　　C. 酒类　　　　　　　D. 腌制肉制品

36. 有机磷农药中毒主要引起（　　　）。

A. 肝损伤　　　　　B. 肾损伤　　　　　C. 骨骼损伤　　　　　D. 神经系统损伤

37. 下列有害金属元素中毒可引起水俣病的是（　　　）。

A. 铅　　　　　　　B. 甲基汞　　　　　C. 砷　　　　　　　　D. 镉

38. 去除食品中的多环芳烃可用的方法有（　　　）。

A. 吸附剂去除　　　B. 加碱去毒　　　　C. 日光紫外线照射　D. 水洗　　　E. 冷藏去毒

39. 高分子化合物类食品容器主要的卫生问题是（　　　）。

A. 有害金属　　　　B. 单体　　　　　　C. 添加剂　　　　　　D. 热解产物

40. 促进亚硝基化合物合成的因素包括（　　　）。

A. 碱性条件　　　　B. 酸性条件　　　　C. 硫氰根　　　　　　D. 亚硝酸盐含量增加

E. 水分

41. 河豚毒素的特点是（　　　）。

A. 不耐热　　　　　　　　　　　　B. 在 pH 3 以下稳定

C. 日晒能破坏　　　　　　　　　　D. 盐腌能破坏　　　E. 毒性极强的神经毒素

42. 下列食物中有毒物质的有毒成分是：发芽马铃薯（　　　），不新鲜的金枪鱼（　　　），未煮熟的鸡蛋（　　　），鲜黄花菜（　　　）。

A. 龙葵素　　　　　B. 秋水仙碱　　　　C. 组胺　　　　　　　D. 沙门菌　　　E. 曼陀罗

43. 一种理想的农药应该是（　　　）。

A. 高效　　　　　　B. 低毒　　　　　　C. 低残留　　　　　　D. 高效、低毒、低残留

E. 以上都不是

44. 目前广泛使用的最理想的包装材料是（　　　）。

A. 聚乙烯　　　　　B. 聚丙烯　　　　　C. 聚苯乙烯　　　　　D. 聚氯乙烯

E. 三聚氰胺

45. 有机磷污染的水果和蔬菜残留量消失一半需要（　　　）。

A. 5 天　　　　　　B. 8 天　　　　　　C. 10 天　　　　　　D. 15 天　　　E. 30 天

46. 亚硝基化抑制剂是（　　　）。

A. 维生素 C　　　　B. 维生素 E　　　　C. 鞣酸　　　　　　　D. 酚类化合物

E. 以上全都是

47. 食品防腐剂（　　　）。

A. 有刺激性　　　　　　　　　　　B. 没有抑菌作用

C. 必须符合卫生标准　　　　　　　D. 有异味

48. 水溶性抗氧化剂主要用于（　　　）。

A. 防止食品氧化变色　　　　　　　B. 不能用于冷冻食品

C. 破坏维生素　　　　　　　　　　　　D. 可以多用

49. 按化学保鲜剂保鲜机制的不同，可将其分为加（　　　）法。

A. 防腐剂　　　　　B. 杀虫剂　　　　　C. 抗氧化剂　　　　D. 干燥剂　　　E. 杀菌剂

50. 关于烟熏保藏下列说法正确的是（　　　）。

A. 热熏不能杀死细菌　　　　　　　B. 有冷熏法　　　　　C. 熏烟的温度越高越好

D. 含有害物质　　　　E. 液熏法

51. 烹饪过程中可能产生的有害物质有（　　　）。

A. 油脂热聚合物或过氧化物　　　　　　B. 丙烯醛　　　　　C. 致癌物质

D. 汞　　　　　E. 苯并［a］芘

52. 在一批腌菜中检出大量硝酸盐，在适宜的条件下它们可以和胺类形成（　　　）。

A. 亚硝胺　　　　B. 色胺　　　　C. 腐胺　　　　D. 甲胺　　　E. 组胺

53. 亚硝酸盐食物中毒的特效解毒剂是（　　　）。

A. 美兰　　　　B. 二巯基丙醇　　　　C. 解磷定　　　　D. 阿托品

E. 肾上腺激素

54. 食品添加剂的使用要求包括（　　　）。

A. 长期使用对人体安全无害　　　　　B. 不影响食品感官和理化性状

C. 有经营许可证和产品合格证　　　　D. 符合国家卫生标准

E. 不以掩盖食品腐败变质或掺杂掺假为目的

55. 聚乙烯塑料制品作为食品包装材料使用，其安全性是（　　　）。

A. 安全　　　　　B. 不安全　　　　　C. 限定使用范围　　　D. 限定乙烯量

56. 防止 N-亚硝基化合物，以下做法不妥的是（　　　）。

A. 防止食物霉变及其他微生物污染

B. 制定标准，开展监测食品中亚硝基化合物的含量

C. 在农业用肥与用水中，增加钼肥的使用

D. 控制食品加工中硝酸盐和亚硝酸盐的使用量

E. 减少大蒜素的摄入

57. 城市大气 CO 污染的主要来源为（　　　）。

A. 工业企业　　　　B. 生活污染　　　　C. 吸烟　　　　D. 自然灾害

E. 汽车废气

58. 慢性砷中毒的主要临床表现为（　　　）。

A. 骨质疏松　　　　B. 骨软化、变形　　　　C. 视野向心性缩小

D. 末梢神经炎、皮肤色素沉着，高度角化　　　　　　　　E. 血红蛋白减少

59. 水体中汞及其化合物的主要来源是（　　　）。

A. 钢铁工业废水　　　　　　　　B. 选矿废水

C. 氯碱、塑料、电池、电子工业废水　　　D. 市政污水和生活污水

E. 医院废水

60. 毒蕈中毒时，应特别注意（　　　）。

A. 一种毒蕈只含一种特定毒系，有靶器官，故抢救时需认真鉴别

B. 中毒者潜伏期均较短，故应紧急采取措施

C. 任何毒蕈均难溶于水

D. 发病率低，但病死率高，应集中抢救

E. 白毒伞等致肝肾损害型的毒蕈中毒后，临床可出现假愈期，仍需继续保护肝肾

61. 河豚毒素最主要的毒作用是（　　　）。

A. 引起颅神经损害
B. 引起中毒性休克
C. 引起进行性肌麻痹
D. 引起肾功能急性衰竭
E. 以上都不是

四、简答题

1. 简述预防砷中毒的措施。
2. 有机磷农药中毒有哪些症状体征？
3. 简述预防亚硝酸盐中毒的措施。
4. 简述食品中农药残留的来源及常见的农药残留。
5. 如何采取措施控制食品中的农药残留量？
6. 简述食品中铅污染的来源及对人体的危害。
7. 食品中多环芳烃都有哪些来源？
8. 简述预防食品中多环芳烃污染的措施。
9. 影响有毒有害金属毒作用强度的因素有哪些？
10. 防止 N-亚硝基化合物危害的主要措施有哪些？
11. 防止杂环胺危害的措施有哪些？
12. 食物中 N-亚硝基化合物的来源有哪些？
13. 含氰苷的植物食物中毒机理是什么？
14. 维生素 C 可预防 N-亚硝基化合物中毒的机理是什么？
15. 可采取哪些措施来预防烹饪加工中产生 N-亚硝基化合物？
16. 烹饪原料中苯并[a]芘的污染来源主要有哪些？
17. 试述化学性污染物的主要来源及预防控制的措施。

五、论述题

1. 应用所学的食品卫生学知识论述生活中致癌物的来源及其预防措施。
2. 试述麻痹性贝类的毒物来源、有毒成分及性质、中毒机制及预防措施。

第四章
食品的物理性污染

　　食品的物理性污染通常指食品生产加工过程中的杂质超过规定的含量，或食品吸附、吸收外来的放射性核素所引起的食品质量安全问题。例如火腿肠生产过程中，混入软骨组织，属于物理性污染中杂质超过规定的含量。另一类表现形式为放射性污染，包括天然的放射性污染和辐射食品加工技术的辐射污染。天然放射性物质在自然界中分布很广，它存在于矿石、土壤、天然水、大气及动植物的所有组织中，特别是鱼类、贝类等水产品对某些放射性核素有很强的富集作用，因此食品中放射性核素的放射性可能显著地超过周围环境中存在的该核素的放射性。放射性物质的污染主要是通过水及土壤污染农作物、水产品、饲料等，经过生物圈进入食品，并且可通过食物链转移。辐射食品加工技术是为了保鲜或者延长保质期而进行的一项物理保藏技术。

第一节　放射性污染

一、概述

1. 放射性污染的概念

　　放射性污染目前指的是由于人类活动排放出的放射性污染物造成的环境污染和人体危害，而从自然环境中释放出的天然放射，可以视为环境的背景值。

2. 放射性污染物

　　放射性核素，如铀、钍等，能自发地放射出某些特殊射线，进入环境后会对环境及人体造成危害，成为放射性污染物。放射性污染主要是通过射线的照射危害人体和其他生物体，造成危害的射线主要是 α 射线、β 射线和 γ 射线。

3. 放射性污染物的来源

　　（1）食品中的天然放射性物质　天然食品中都有微量的放射性物质，一般情况下对人是无害或者影响很微小。在特殊情况下，放射性元素可能通过动物或植物富集而污染食品，对人类产生危害。天然放射性核素分成两大类，其一为宇宙射线的粒子与大气中的物质相互作用产生，如 ^{14}C、^3H 等。其二是地球在形成过程中存在的核素及其衰变产物，如 ^{238}U、^{235}U、^{232}Th、^{40}K、^{87}Rb 等。

天然放射性物质在自然界中的分布很广，可以通过食物链进入生物圈，成为动植物组织的成分之一。一般认为，除非食品中的天然放射性物质的核素含量很高，否则基本不会影响食品的安全。

（2）食品中的人工放射性物质

① 核试验。核试验使地球表面明显地增加了人工放射性物质。核爆炸时会产生大量的放射性裂变产物，随同高温气流被带到不同的高度，大部分在爆点的附近地区沉降下来，较小的粒子能进入对流层甚至平流层，绕地球运行，经数天、数月或数年缓慢地沉降到地面，因此，核试验的污染带有全球性，且为放射性环境污染的主要来源。它们对食品的污染特点是：放射性物质种类多，有的半衰期长，被人类摄入机会多，有的在人体还可以长期积蓄，其中 ^{89}Sr、^{90}Sr、^{137}Cs、^{14}C 对食品的污染有重大意义。

② 原子能工业在核燃料的生产、使用与回收的核燃料循环过程中均会产生"三废"，对周围环境带来污染，以上各阶段对环境影响大致如下：核燃料的生产过程产生的放射性废物包括铀矿开采，铀水法冶炼工厂，核燃料精制与加工过程；核反应堆运行过程产生的放射性废物包括生产性反应堆、核电站与其他核动力装置的运行过程；核燃料处理过程产生的放射性废物，包括废燃料元件的切割、脱壳、酸溶与燃料的分离与净化过程。

③ 意外事故导致核试验泄漏造成环境的污染，是污染食品的一条重要途径。

④ 医疗照射的射线，如诊治肺癌等疾病时，用射线照射病灶来达到治病的目的。

⑤ 其他来源，如某些分析测试设备使用了放射性物质，某些消费品（如电视机等）使用了放射性物质等。

4. 放射性物质向食品转移途径

环境中的放射性物质可通过食物链向食品中转移，其主要的转移途径有以下三种。

（1）向水生生物体内转移　放射性物质污染水域，一部分被水吸收后消除，一部分为水生生物组织吸收，成为水继发性污染的因素并不断向人体转移。水中不论是溶解的或悬浮的放射性物质均可以进入水生生物体中。水生生物体积愈小，相对表面积越大，吸附的放射性物质就相对越多。鱼类和水生生物可从食饵摄入，也可直接吸收水中的放射性物质。放射性物质进入水生生物体后，对放射性核素有明显的富集作用，尤其海带对 β 射线物质富集 400 倍。

（2）向植物组织内转移　通过灰尘、雨水和污水将放射性物质带到农田植株，可形成放射性物质的直接污染。土壤中的放射性物质通过植物根系吸收可形成放射性物质间接污染，放射性物质在植物表面聚集和向内部转移的量与放射性物质理化性质、土壤性质、植物种类和农业生产技术等因素有关。雨水的冲刷作用可降低植物表面污染量。叶类植物的表面积大，承受放射性核量也大；带纤维或带壳的籽实污染量较低。

（3）向动物体内转移　环境中的放射性物质通过牧草、饲料和饮水等途径进入畜禽体内，不仅在组织或器官中贮留，也可以从乳中排出。环境中的放射性物质通过食物链进入人体蓄积产生的潜在危害，主要是小剂量的内照射。

二、放射性污染的危害

环境中的放射性物质，大部分会沉降或直接排放到地面，导致地面土壤和水源的污染，然后通过作物、水产品、饲料、牧草等进入食品，最终进入人体。

人工放射性物质也会通过大气、水源、食品等进入人体，随着照射量的增大，会出现头痛、头晕、食欲下降、睡眠障碍等神经系统和消化系统的症状，继而出现白细胞和血小板减少等，以至出现肿瘤、白血病和遗传障碍等危害。放射性物质滞留在人体的肾、肝、骨髓、肺部等引起病变。

一般来说，放射性物质主要经消化道进入人体（其中食物占94%～95%，饮用水占4%～5%），可通过呼吸道和皮肤进入的较小。而在核试验和核工业泄漏事故时，放射性物质经消化道、呼吸道和皮肤这几条途径均可进入人体而造成危害。

三、放射性污染的防治

放射性污染的防治包括辐射防护和放射性废物治理两个方面。

（1）辐射防护　可以采用屏蔽的方法，即在放射源与人之间放置能吸收放射线的屏蔽材料，另外人应尽量减少受照射的时间和增加放射源的距离，以减少射线对人体的照射危害。

（2）放射性废物治理　对于放射性废液，可按规定稀释排放、浓缩贮存或回收利用。对于放射性固体废物，可采用焚烧、填埋等处理方法。对于放射性废气，一般要经过适当处理后由高烟囱稀释排放。

第二节　电磁辐射污染

一、概述

1. 电磁辐射污染源

电磁波是电场和磁场周期性变化产生波动通过空间传播的一种能量，也称作电磁辐射。

电磁辐射污染是指天然的和人为的各种大功率电磁辐射干扰，以及对人体的电磁辐射。影响人类生活的电磁污染源可分为两大类。

（1）天然的电磁污染源　天然的电磁污染是由于大气中的某种自然现象引起的，包括雷电、火山喷发、地震和太阳黑子活动引起的磁暴等，它们所产生的电磁干扰对短波通信的影响特别严重。

（2）人为的电磁污染源　人为污染源指人工制造的各种系统、电气和电子设备产生的电磁波，包括放电型污染源（如切断大电流电路时，产生的火花放电会产生很强的电磁干扰）、工频辐射场源（如大功率电机、变压器和输电线等附近的电磁场）、射频辐射场源（如无线电广播、电视、微波通信等各种射频设备产生的辐射，能危害近场区的工作人员）。

2. 电磁辐射污染的传播途径

（1）空间辐射　空间辐射是指通过空间直接辐射。各种电气装置和电子设备在工作过程中，不断地向其周围空间辐射电磁能量，每个装置或设备本身都相当于一个发射天线。

（2）线路传导　线路传导是指借助电磁耦合由线路传导。当射频设备与其他设备共用同一电磁时或它们之间有电气连接时，电磁能量可通过导线传播。

（3）复合传播　通过空间辐射和线路传导均可使电磁能量传播给受体，造成电磁辐射污染。

二、电磁辐射污染对人体健康的危害

在高频电磁场的作用下，人体可以吸收一定的辐射能量，并因此产生生物效应——热效应。当射频电磁场的辐射强度控制在一定范围时，对人体产生良好的作用。但是超过一定范围时，则会破坏人体的热平衡，对人体产生危害。

射频辐射还有非致热作用。长期在非致热强度的射频电磁辐射作用下，对人体的主要作用是引起神经衰弱症候和自主神经功能失调，会出现乏力、记忆力减退为主的神经衰弱综合征；心悸、心前区疼痛、胸闷、易激动、脱发、月经紊乱等症状；同时也会引起眼睛的白内障和角膜损害以及破坏脑细胞和血细胞等。

电磁辐射污染还对其他电子设备产生干扰，影响正常工作，严重的还会导致电子仪器、设备的破坏。

三、电磁辐射污染的防治

电磁辐射污染的防治应从产品设计、屏蔽和吸收入手，采取标本兼治的方法。

（1）从国家标准出发，对产生电磁波的各种工业和家用电器设备、产品提出较严格的设计指标，尽量减少电磁能量的泄漏。

（2）采用各种主动屏蔽和被动屏蔽的技术方法，将电磁波的影响控制在一定的范围内。

（3）将屏蔽体在电磁波作用下感应生成射频电流导入大地（射频接地），以避免屏蔽体本身成为射频电磁波的二次污染。

（4）利用某些物质构成电磁波的吸收部件，进行吸收防护。

（5）加强城市电磁辐射的规划管理，进行区域控制。

（6）加强对电磁波产生与应用设备的技术管理和治理。

第三节　辐照食品

辐照食品加工技术是利用射线辐照食品的方法以达到抑制发芽、杀虫、灭菌、调节成熟度、保持食品鲜度和延长食品货架期的一项物理保藏技术。早在 1980 年，FAO/WHO/LAEA 联合专家委员会根据长期的毒理学、营养学、微生物学资料以及辐照化学的研究结果宣布：总平均剂量不超过 10kGy 辐照的任何食品是安全的，不存在毒理学上的危害，不需要对经过该剂量辐照处理的食品再做毒理实验。但是，目前辐照食品的发展速度比较缓慢，商业化程度不高，其主要原因是公众缺乏对辐照食品安全性的了解，惧怕食用辐照食品会有害身体、危及遗传，从而制约了辐照食品市场化的进程。为了让公众全面了解辐照食品的安全性，本节就辐照对食品的营养学、生物学、毒理学、放射性等方面的影响加以分析，以便客观评价辐照食品的安全性，消除消费者的心理障碍，推进辐照技术在食品工业中的应用。

一、辐照食品概述

20 世纪 40 年代，美国军方为了解决军用食品供给，开始研究食品辐照技术。食品辐照是人类利用核技术开发出来的一项新型的食品保藏技术。食品经过一定剂量的射线或电子束辐射，杀灭食品中的害虫、消除食品中的病原微生物或抑制某些生理过程，从而达到食品保藏或保鲜的目的。目前用于食品辐照的辐射源有放射性同位素^{60}Co 或^{137}Cs 发出的 γ 射线、5MeV 以下的 X 射线和 10MeV 以下的电子束，其中 γ 射线具有强大的穿透能力，应用最为普遍。辐照不同于化学熏蒸法、腌制法等传统保藏技术，具有很多优点：①辐照可以人为控制不同剂量的射线进行杀菌、消毒，降低食品的病原体污染；②辐照处理属于"冷加工"，几乎不引起食品的温度升高，可保持食品原有的鲜度和风味；③辐照食品不会留下任何残留物，可以减少环境中化学物质残留所造成的危害；④γ 射线穿透力强，杀虫、灭菌彻底，可以起到化学药品和其他处理方式所不能及的作用；⑤辐照食品应用类型广泛，易形成生产规模化、工业化；⑥辐照食品节约能源，与热处理、干燥和冷冻保藏相比，能耗降低几倍到十几倍。

二、辐照食品的营养学分析

1. 辐照对水分的影响

水是食品中主要成分之一，新鲜水果、鲜肉、鱼等都属于高水分含量食品。水受辐照后，易发生电离，生成过氧化氢、水合负离子、羟基自由基、氢自由基等产物。这些产物具有很强的氧化性或还原性，可以通过氧化、还原、加成、解离等多种机制与食品中蛋白质、脂肪、糖类、维生素等发生反应，从而破坏这些营养物质的结构，降低其生理价值。特别是富含羧酸、醛、酮、氨、不饱和键、硫等基团或元素的，易发生化学反应。因此，辐照对食品营养物质的影响，很大程度上要归因于水辐照后所产生的离子和自由基的化学作用，食品中的水分是影响辐照品质的重要因素之一。

2. 辐照对蛋白质和氨基酸的影响

辐照对蛋白质的影响主要通过射线的直接作用和水所产生自由基的间接作用表现的。一方面，射线直接作用于蛋白质大分子，使蛋白质的一级空间结构发生改变，往往导致蛋白质之间的交联，使蛋白失去生物学功能或功能性质发生改变等。另一方面，辐照过程中水易产生自由基和水合离子，使蛋白质的氢键和二硫键容易断裂，导致肽链断裂。由于自由基的存在，会进一步发生氨基酸的脱氨、脱羧、氧化巯基等反应，如胱氨酸、半胱氨酸、酪氨酸、甲硫氨酸、苯丙氨酸、组氨酸、色氨酸、赖氨酸等，同时伴随挥发性的物质硫醇、硫烷的生成。这些间接作用使蛋白质分子的二级和三级结构受到破坏，导致蛋白质变性、降解和聚合作用，蛋白质的物理性质会发生改变，如电导率增大，电泳迁移速度加快，黏度升高，旋光度、折射率、表面张力变化等。大剂量辐照时，蛋白质中的部分氨基酸会发生分解或氧化，游离氨基酸类和肽类会产生脱氨基作用和脱羧基作用。

辐照后食品中蛋白质的结构和功能有可能发生变化，从而降低了食品原有的营养价值，这是客观存在的现象。但是大量的辐照实验表明：在商业允许的剂量下辐照食品，其蛋白质、氨基酸含量无明显变化，而且食品的有些加工方式如加热导致蛋白质的损失远大于辐照所造成的损失。

3. 辐照对糖类的影响

糖类化合物主要有单糖、低聚糖和多糖，固态和在溶液中的糖辐照后都会发生变化。固态的糖辐照后，易发生辐解反应，主要辐解产物有：H_2、CO、CO_2、CH_4、甲醛、乙醛、丙醛、丙酮等，同时可以改变糖晶体的旋光性。辐照溶液中的糖类，主要是由于水电离产生的自由基所造成的，主要产物有甲醛、丙醛、乙二醛、醛糖酸、糖醛酸、糖聚合体、脱氧化合物等化合物。伴随这些产物的产生，食品中的 pH 会发生一定的改变。辐照低聚糖和多糖，还发生糖苷键的断裂，形成更小单位的糖类。

食品中糖类被辐照后，通过直接作用和间接作用，可以产生一定量的醛（如甲醛、丙醛）、酸和脱氧糖类。这些辐照降解产物中，有的对人体存在潜在的危害，特别是醛类物质。但是大量的辐照实验表明：糖类对辐照表现非常稳定，辐照对糖的消化率和营养价值几乎没有影响，使用 $20\sim50kGy$ 内的剂量不会使糖类的质量发生变化，并且辐照降解的有毒产物也是极其微量。

4. 辐照对脂肪的影响

脂肪分子经辐照后易发生氧化反应，出现令人不愉快的异味。氧化程度取决于脂肪的类型、不饱和程度、照射剂量、氧的存在与否等。饱和脂肪一般较稳定，不饱和脂肪则易氧化，氧化程度与照射剂量成正比。辐照一些高脂肪的食品，易产生"辐照异味"，目前还不能肯定这些异味的产生是由辐照脂肪所产生的。试验表明，较大剂量（$100kGy$ 以上）辐照植物油和鱼油，其物理性质，如熔点、折射率、介电常数、黏度和密度才发生显著变化。腊牛肉经过商业辐照剂量（$\leqslant7kGy$）处理，脂肪并未产生重大的损失，损失约 0.4%。

脂肪辐照虽易发生氧化反应，但氧化程度与照射剂量有关。在辐照脂肪过程中，严格控制辐照剂量，并且通过调整辐照食品的气体条件、温度或添加天然抗氧化剂，可有效抑制脂肪的氧化。大量试验表明，在剂量低于 $50kGy$ 时，处于正常的辐照条件下，脂肪质量的指标只发生非常微小的变化。

5. 辐照对维生素的影响

维生素分子对照射较为敏感，其影响程度取决于辐照剂量、温度、氧气和食物类型。辐照对水溶性维生素的破坏主要是由于射线作用于水溶液产生自由基的间接效应所致，每种水溶性维生素接受辐照后，均有不同程度的损失。纯的维生素溶液对辐照很敏感，存在食品中的维生素因与其他物质复合存在，对辐照的敏感性大大降低。有研究表明，$0.5kGy$ 辐照维生素 B_1 溶液，大约损失 50%，而全蛋粉辐照同样剂量后只损失了 5%。脂溶性维生素受到辐照后，也会有不同程度的损失，其中维生素 E 最为敏感。

辐照所造成的维生素损失，与其他食品加工方式如加热所造成的损失要轻微。而且，食品中各种营养成分本身有交叉保护作用，可以减轻维生素的破坏。

三、辐照食品的生物学分析

辐照通过直接或间接的作用引起生物体 DNA、RNA、蛋白质、脂类等有机分子中化学键的断裂、蛋白质与 DNA 分子交联、DNA 序列中的碱基的改变，可以抑制或杀灭细菌、病毒、真菌、寄生虫，从而使食品免受或减少导致腐败和变质的各种因素的影响，延长食品贮藏时间。在辐照的具体实施过程中，可以选择不同的剂量达到不同的目的。在不严重影响食品营养元素损失的前提下，选择合适的辐射剂量可有效控制生物性因素对食品安全造成的危害。但是，微生物长期接受辐照存在一个安全隐患，主要是辐照可能诱发微生物遗传变化，突变的概率变大。微生物的遗传发生变化，可能出现耐辐射性高的菌株，使辐照的效果大大降低。此外，可能加速致病性微生物的变异，使原有的致病力增强或产生新的毒素，从而威胁人类的身体健康。迄今为止，这些认为可能出现的生物学安全性问题还没有得到证实，也没有相关的文献报道，仅仅是一个可能出现的安全隐患，应引起高度的重视。

四、辐照食品的毒理学分析

食品接受辐照后，可以产生辐解产物，其中包括一些有毒物质，如醛类。为了更好地评价辐照食品的安全性，应做毒理学评价。从研究辐照食品开始起，许多国家都开展了辐照食品的毒理学试验，证明在合理的剂量范围内使用是安全的甚至比使用化学防腐剂更安全、更少污染。根据各国 30 多年的研究结果，FAO/WHO/IAEA 组织的联合专家委员会于 1980 年 10 月宣布，吸收剂量在 10kGy 以下的任何辐照食品都是安全的，无需做毒理学试验。我国《食品安全国家标准 食品辐照加工卫生规范》（GB 18524—2016）规定了中国允许辐照食品种类及辐照剂量。辐照食品种类应在 GB 14891 规定的范围内，不允许对范围外其他食品进行辐照处理，以确保食品辐照后不会产生有毒物质。

五、辐照食品的放射性问题

人们对辐照食品的恐惧很大程度上是担心辐照食品具有放射性，特别关注辐照食品是否被放射性元素污染和是否诱发了感生放射性。在食品辐照处理过程中，作为辐照源的放射性物质被密封在双层的钢管内，射线只能透过钢管壁照射到食品上，放射源不可能泄漏污染食品，也绝对不允许放射源泄漏的事件发生。物质在经过射线照射后，可能诱发放射性，称为感生放射性。射线必须达到一定的阈值，才可能诱发感生放射性。美国军方研究表明：16MeV 的能量所诱发的感生放射性可以忽略。而现在辐照食品常用的辐射源能量都在 10MeV 以下，辐照食品不可能诱发感生放射性或者诱发的感生放射性可以忽略不计。

六、辐照食品的安全性分析

综上所述，在商业允许的剂量下处理的辐照食品对食品安全性的影响甚微，对人类健康无任何实际危害，相反辐照可以更好地保障食品安全。不能因为对辐照技术的恐惧和不了解而阻止辐照技术在食品工业的应用。因此，我国应该加强食品辐照技术的宣传，让更多的企业和公众了解辐照技术对食品安全性的影响，消除人们心理障碍，推进辐照技术在食品工业中的应用。

目前对辐照食品安全性，研究结果基本上是肯定的。然而，辐照食品逐渐进入实用阶段时，食品在加工过程中的安全性和有关辐照食品安全性的进一步研究，是食品安全和公共卫生方面不可忽视的问题。剂量过大的放射线照射食品所产生的变化，因食物的品种及照射的条件不同，在食品中所生成的有害成分和微生物变性所带来的种种危害是不同的。关于辐照食品的安全性，有以下几方面的问题值得考虑。

1. 有害物质的生成

经过照射处理的食品是否生成有害成分或带来有害作用的问题，特别是慢性病害和致畸的问题，有过高剂量（大于 10kGy）照射有有害物质生成的报道，而低剂量（小于 10kGy）的照射却不曾发生过这种情况。

2. 营养成分的破坏

辐射处理的食品，食品中的大量营养素和微量营养素都受到影响，特别是蛋白质和维生素。对于食用量不大的辐照食品，与每天大量食用的混合膳食相比，影响更小些，而对那些只有单一品种作为主要食品的地区来说，可能问题的严重性要大些。但如果在人们的膳食中增加更多的辐照食品的比例时，就应确保食品不因辐射引起某些营养成分的损失而造成营养不足的积累作用，以保证膳食的安全性。

3. 致癌物质的生成

脂肪类食品经辐照后可产生脂质过氧化物，辐照也可产生自由基，这些都是致癌因子。但目前研究认为，食品在允许剂量和批准条件下辐照，不会产生危害水平的致癌物。

4. 食品中的诱导放射性

人食用的食品都是具有一定放射性的，且放射性水平的变化相差很大。对照射食品使用的放射线，要求穿透能力大，以便使食品深处均能受到辐照处理，同时又要求放射能诱导性小，以避免被冲击的元素变成放射性。目前主要使用的食品放射线有 γ 射线、X 射线或电子束。不能排除照射在某一能级时，放射能有被诱导的可能性。

5. 伤残微生物的危害

已有实验证实，在完全杀菌剂量（$4.5\times10^{-2}\sim5.0\times10^{-2}$Gy）以下，微生物出现耐放射性，而且反复照射，其耐性成倍增长。这种伤残微生物菌丛的变化，生成与原来变败微生物不同的有害生成物有可能造成新的危害，这方面的安全性也有待研究确认。

第四节　食品企业常见的物理性危害

一、物理性危害的种类和特点

食品中的物理性危害通常指食品生产加工过程中外来的物体或异物，包括产品消费过程中可能使人致病伤害的任何非正常的物质，它包括碎骨、沙石、碎玻璃、铁屑、木屑、头发、蟑螂等昆虫的残体以及其他可见的异物。

物理性危害不仅污染食品，而且时常损害消费者的健康。如果食品企业生产特殊人群的食品，那么防止物理性危害就显得更加重要。

食品中物理性危害种类很多，主要包括：

（1）玻璃　食品生产中使用的瓶、罐、灯具、工具、仪器表盘和温度计等均包含玻璃材料，破碎或损坏后形成的碎玻璃可能混入食品中，造成危害。

（2）金属　食品生产中的金属设备的腐蚀脆片、螺母、螺栓、螺钉和挂肉钩的脱落，金属相互摩擦造成的碎屑等均可能产生危害。

（3）沙石、木屑和塑料　来自原料或包装材料的这类夹杂物也会造成危害。

（4）头发、饰物　这类危害主要是由于员工带入造成的。

（5）昆虫残体　昆虫主要来自植物和食品加工、运输过程的污染。除影响食品外观外，昆虫残体可携带致病因子。

（6）骨屑　去骨肉类食品中的碎骨头残留也可能对消费者的健康造成威胁。

生物性危害和化学性危害相比，物理性危害有其显著的特点，就是消费者凭借肉眼可以看得见，因此比较容易导致受害者投诉食品生产企业。

二、物理性危害的污染途径

物理性危害可在食品生产中的任何环节进入食品，其污染途径（表4-1）主要包括：

（1）原料外来物质污染食品　如夹带金属、沙石、骨头、木屑、灰尘、包装残留物的原料。

（2）包装材料中携带的物质　如碎玻璃、塑料、木屑和金属。

（3）加工过程中操作失误或员工带入的外来物质　可污染食品的物质有昆虫残体、玻璃、金属、骨头、头发和饰物。

表 4-1　物理性危害的主要物质和潜在危害

危害因子	潜在危害
玻璃	割伤、流血,可能需要外科手术查找并清除危害
木屑	割伤、感染、窒息,可能需要外科手术查找并清除危害
沙石	窒息、损伤牙齿
金属	割伤、感染,可能需要手术清除
昆虫及其污秽	疾病、窒息、心理影响
绝缘材料	窒息,若异物是石棉则可能会引起长期不适
塑料	窒息、割伤、感染,可能需要手术清除
骨头	造成窒息,严重者可能死亡;创伤,可能需要手术清除

三、物理性危害的预防与控制

1.物理性危害的预防

食品物理性危害均是来自外来物质，预防的关键就是防止其进入食品加工过程。预防措施包括：

（1）对植物性原料着重于害虫的控制，防止夹杂物质进入原料；

（2）检查包装材料的处理和制造步骤，对玻璃包装物的检查要特别注意；

（3）严格规章制度，强化员工培训，做好卫生工作；

（4）加强加工过程的监督管理和设备维护。

2.物理性危害的控制

物理性危害的控制可根据危害的来源、性质等，分别确定具体的策略，见表4-2。

表 4-2　常见物理性危害的控制措施

危害	控制措施
原料中外来物质	供应商的 HACCP 计划;使用的规格和保证书;卖方检验与认证;用磁铁筛选;分离器和过滤器处理;原料厂内检验
包装中外来物质、清洁剂等	供应商的 HACCP 计划;使用的规格和保证书;卖方检验与认证;原料厂内检验
加工过程或员工操作带来的外来物	金属探测器检测;目视检查;设备的适当保养;设备的经常检查

要在食品生产过程中有效地控制物理性危害，及时除去异物，须以预防为主，保持厂区和设备的卫生。

要充分了解一些可能引入物理性危害的环节，如运输、加工、包装和贮藏过程中以及包装材料的处理等过程而加以防范。

转基因食品的污染

要采取有效检测盒除去危害的措施，如金属探测仪能发现食品中含铁或不含铁的金属微粒，X 射线技术能发现食品中的各种异物。另外，在工人的相关教育和培训中应包括物理性危害及其预防措施等内容。

练习题

一、名词解释

放射性污染，电磁辐射污染，辐射食品加工技术。

二、填空题

1. 辐照可用于食品的灭菌、_____、_____和改善食品品质。

2. 根据污染物的性质将物理性污染分为两类，即食品的_____和_____污染。

3. 食品的放射性污染包括_____和_____两个来源。

4. 在干燥的条件下对食品进行辐照，食品中的糖可与_____发生聚合而生成褐色的聚合物，这就是美拉德反应。

5. 请识别下列因素，按可能形成的危害区分其是生物性危害、化学性危害、物理性危害或列入难以确定的其他类。

生长激素类、沙门菌、辐照残留、肉毒梭菌、砷、碎骨、金黄色葡萄球菌、清洗剂、单增李斯特菌、一片塑料薄膜、有机氯农药、秋水仙碱、碎玻璃、猪绦虫、铅、木屑、旋毛虫、肝炎病毒、鲭鱼毒素、润滑油、抗生素类、大肠杆菌 O_{157}、牛绦虫、有机磷农药、黄曲霉毒素、石块、消毒剂、驱虫剂、类固醇类、多氯联苯、钢丝、贝类毒素、汞、毛发、线头、河豚毒素、青霉毒素、龙葵素、钴 60、酒精过敏

生物性危害：_____

化学性危害：_____

物理性危害：_____

其　　　他：_____

三、判断题

辐照灭菌可杀死物料中的一切微生物。（　　　）

四、选择题

1. 食品辐照可用于（　　　）。

A. 漂白　　　　　　B. 灭菌　　　　　　C. 杀虫　　　　　　D. 抑芽　　　　　E. 改性

2. 放射性核元素最多是（　　　）。

A. 乳制品　　　　　B. 蔬菜　　　　　　C. 水果　　　　　　D. 谷类

E. 以上都不是

3. 为保证辐照食品卫生安全性，在辐照剂量上（　　　）。

A. 剂量应大于 10kGy　　　　　　B. 剂量大小都行

C. 剂量大点好　　　　　　　　　D. 剂量应小于 10kGy

4. LD_{50} 表示的是（　　　）。

A. 每日允许摄入量　　　　　　　B. 半数致死量

C. 最大允许摄入量　　　　　　　D. 致死剂量

5. 以下属于物理危害的是（　　　）。

A. 金属碎片　　　　B. 重金属　　　　　C. 包装材料黏合剂　　　　D. 寄生虫

6. 可进行重复照射其总的累积吸收剂量不得大于 10kGy 的食品为（　　　）。

A. 控制病虫害而进行辐照的含水分高的食品

B. 用高剂量辐照过的原料制成的食品

C. 为达到预期效果可将所需的全部吸收剂量分多次进行照射的食品

D. 含 6％以下辐照配料的食品

7. 物理性危害中的玻璃一般通过原料、容器、照明装置、加工设备混入，以下控制方法正确的是（　　　）。

A. 给照明装置安装塑料保护罩　　　　B. 选用不易碎的玻璃材料

C. 限制玻璃进入食品操作区　　　　　D. 以上都是

五、简答题

1. 放射性污染有哪些危害？

2. 电磁辐射有哪些危害？

3. 电磁辐射有哪些传播途径？

4. 食品放射性污染来源有哪些？如何预防？

第五章
食品企业的安全管理

第一节　概　述

近年来发生的一系列食品污染事件和食品安全事故，原因大多在食品的生产加工过程，主要是由于企业放松自身管理造成的，生产加工过程中偷工减料，掺杂使假，以假充真，以非食品原料、发霉变质原料加工食品，不按标准生产，滥用添加剂等违法行为是造成食品安全事故发生的主要原因。

一、我国食品安全存在的问题

早在新中国成立初期，我国政府就开始重视食品安全问题。经过几十年的努力，特别是2009 年《中华人民共和国食品安全法》颁布以来，食品卫生状况有了明显的改善。尽管如此，我国食品安全仍存在很多问题。

① 微生物造成的食源性疾病问题，致病微生物引起的食物中毒现象大量存在。

② 化学污染带来的食品安全问题，化学污染主要包括农（兽）药残留、环境污染物（如二噁英）和生物毒素（如细菌、霉菌毒素）等。

③ 食品加工生产过程造成污染问题。食品加工生产过程造成的食品安全问题主要包括：生产加工企业未能严格按照工艺要求操作，微生物杀灭不完全，导致食品残留病原微生物或在生产、贮藏过程中发生微生物腐败而造成的食品安全问题；超量使用、滥用食品添加剂、非法添加物造成的食品安全问题；应用新原料、新技术、新工艺所带来的食品安全问题。

④ 保健食品原料的安全性问题、转基因食品的安全性问题、辐照食品的安全性问题等也已引起学术界的普遍关注。

⑤ 违法生产、经营带来的食品安全问题。无证无照非法生产经营食品问题依然严重，

食品生产经营企业法律意识淡漠、重生产轻卫生、弄虚作假、滥用食品添加剂、出售过期变质食品等，给食品安全带来很大隐患。

⑥ 卫生执法部门存在的问题。食品卫生执法与管理部门职能交叉、重复、效率低下，执法环境有待进一步改善，以科学为基础的立法及执法模式尚未完全建立，执法力度需要加大，基础监督、检验队伍素质和技术水平有待提高，全社会食品安全的参与意识有待进一步提高。

二、食品安全管理的意义

食品安全管理是指食品行业协会和食品生产经营者根据法律的规定，对本行业、本企业的食品生产经营活动进行的自身管理。政府职能部门的食品安全监督虽然可以发现食品企业生产中的安全问题，但由于监督力量不足，且没有充分调动食品生产企业的积极性和主动性，因此仍然不可避免地出现食品污染问题。对产品的抽检也只能做到事后管理，且受到抽检范围和频次的限制，不能从根本上预防污染的发生。更何况，我国现有食品生产加工企业个体工商户有数百万家，对如此大量的企业，让政府的职能部门以"人盯人"的方式来保障食品安全不现实。

《中华人民共和国食品安全法》对企业的自身管理作了明确的规定，强化了食品生产经营者作为食品安全第一责任人的责任。食品生产经营者应当依照法律、法规和食品安全标准从事生产经营活动，对社会和公众负责，保证食品安全，接受社会监督，承担社会责任。《中华人民共和国食品安全法》对食品生产经营的要求主要是依靠食品生产经营者通过自身管理来实施的，自身管理是《中华人民共和国食品安全法》规定其应当履行的义务。自身管理包括从原料进厂到成品出厂、销售的综合管理。食品企业不但要保证产品合乎食品安全标准，更要使整个生产工艺和过程符合GMP，即实行产品、生产工艺和过程的双重控制。这就要求在加强监督的同时，更应注重企业的自身管理。

第二节　食品企业安全标准的制定

我国自2009年6月1日起施行《中华人民共和国食品安全法》，食品工厂应建立相应的食品安全管理机构，对本厂的食品安全工作进行全面管理。负责宣传和贯彻食品安全法规和有关规章制度，监督、检查在本单位的执行情况，定期向食品卫生监督部门报告；制定和修订本单位的各项安全管理制度和规划；组织卫生宣传教育工作，培训食品从业人员；定期进行本单位从业人员的健康检查，并做好善后处理工作。

一、制定企业安全标准的基本要求

（1）协调性　企业标准与国家法律法规相一致；与国家标准、行业标准相一致。

（2）准确性、简明性　标准是法规的一种特定形式，与法律条文一样，必须做到准确、简明。

（3）统一性　同一企业标准中所用的概念、术语、符号、代号前后要统一，这是标准化本身的基本原则。同一个概念，只能用一个术语表达，不能出现一物多名，或一名多物。符号、代号也是一样。同时还要注意与现行强制性国家标准、行业标准的统一问题。凡是在国家标准或行业标准中已有规定的，编写企业标准就应采用。

（4）规范性　标准内容的编写顺序和编排格式，标准的构成，章节的划分及编号，标准中的图、表、公式、注等编写细则都要符合《标准化工作导则　第1部分：标准化文件的结构和起草规则》（GB/T 1.1—2020）。

二、企业安全标准的内容

企业安全标准一般由标准概述和正文两部分组成。概述部分包括封面、目次、前言等，正文部分包括范围、引用标准、定义、产品分类、技术要求、实验方法、检验规则、标签与标志、包装、运输、贮存等，有时还需要附录。

三、企业安全标准编写的格式

国家对企业安全标准的编写作了统一的规定，如 Q/MDL 002—2019 为企业安全标准代号，其中，Q 为企业安全标准的代号，MDL 为企业名称代号，多为汉语拼音缩写，002 为产品序列号，2019 为年号。

四、企业安全标准制定的依据

对于企业安全标准的制定要遵循法律法规和国家标准来进行。良好操作规程（GMP）和卫生标准控制程序（SSOP）共同作为危害分析及关键控制点（HACCP）的基础，同时配合 ISO 9000 质量标准来保证食品的安全。

1. 良好操作规程（GMP）

食品良好生产规范，要求食品生产企业具备合理的生产过程、良好的生产设备、先进科学的生产规程、完善的质量控制以及严格的操作程序和成品质量管理体系，并通过对其生产过程的正确控制，以达到食品营养与安全的全面提升为目标。主要是生产加工每个操作环节相当科学、合理布局；先进、科学的生产加工的硬件设施、装备；连续化、自动化、密闭化的操作流程；包装、贮存、配送的优质保安运行系统；完备的卫生、营养、质量等生产环节控制系统；健全的卫生、营养、质量"三级检测网"；严格的员工操作规程管理制度；食品质量的综合管理监控系统。

GMP 内容包括：定义、现行良好生产规范、人员、厂房及地面、卫生操作、卫生设施和设备维护、生产过程及控制、仓库与运销、食品中天然的或不可避免的危害控制等。

GMP 在确保食品安全性方面是一种重要的保证措施。GMP 强调食品生产过程（包括生产环境）和贮运过程的品质控制，尽量将可能发生的危害从规章制度上加以严格控制。

2. 卫生标准操作程序（SSOP）

SSOP 是卫生标准操作程序英文缩写，是食品企业明确在食品生产中如何做到清洗、消毒、卫生保持的指导性文件。

SSOP 实际上是落实 GMP 卫生法规的具体程序。SSOP 包括以下八个方面：①水和冰的安全性；②食品接触表面的清洁和卫生；③防止交叉污染；④手的消毒和卫生间设施；⑤防止食品被外来污染物污染；⑥有毒化合物的标识、贮存和使用；⑦从业人员的健康状况；⑧有害动物的扑灭及控制。以上卫生程序除适用于食品加工企业外，也适用于所有种类的食品零售、批发和仓储。

SSOP 的制定和有效执行是企业实施 GMP 法规的具体体现，也是 HACCP 计划得以顺利实施的保证。GMP 法规是政府颁发的强制性法规，企业的 SSOP 则是由企业自己编写的卫生标准操作程序，企业通过实施自己的 SSOP 达到 GMP 的要求。同时与 HACCP 计划配合，以达到有效地控制食品的卫生安全质量的目的。

3. 危害分析与关键控制点（HACCP）

HACCP 是为保障食品安全而在生产、加工和销售过程中所采取的一种科学、合理和完整的鉴别、判断和控制危害的方法，是一个预防性的食品安全控制体系。

HACCP 是食品制造企业确认危害、对危害进行评估及建立控制方法的系统，旨在确保食品安全卫生，可用于食品原料至最后消费这一食品链的整个过程。HACCP 是针对预防措施的一种评估危害及建立控制方法系统，而非针对最终产品的检验。

（1）HACCP 的基本原理

① 进行 HA（危害分析）并评估危害程度。对原辅料、制造过程、运输至消费的食品生产销售过程的各个阶段，进行评估分析，确定其潜在的危害并制定预防措施。

② 确定 CCP（关键控制点）。确定制造过程中能消除危害或降低危害发生率的点、操作或程序，可以是过程中的任一阶段，包括原料、配方、生产、运输、调配、加工和贮存等。

③ 确定 CCP 的界限。建立 CCP 管制界限，确保 CCP 在控制范围内。

④ 建立监测方法。建立监测 CCP 的程序和方法，可以通过测试或观察进行。

⑤ 制定纠正措施。当监测系统显示 CCP 超出控制范围时，则需执行纠正措施。

⑥ 建立资料记录并保存文件。建立所有程序的资料记录，并保存文件，以便查阅和证明。

⑦ 建立审核程序。建立审核程序，确保 HACCP 体系的有效实施。通过审核、收集数据资料，以审查 HACCP 计划实施是否得当。确认的主要范围为：用科学方法确认 CCP 的控制界限；确认 HACCP 计划的功能，包括最终产品的检验、HACCP 计划的审批、CCP 记录的审阅、确认各个步骤已被执行；内部审核，审核内容包括记录、流程图和 CCP 的确认；外部审核及符合政府相关法令。

（2）HACCP 的实施　HACCP 的实施开始于组建 HACCP 小组，小组人员应由食品加工的每个工序的人员参加。HACCP 的成功与否取决于 HACCP 小组的组建如何。在一个工厂中，对每一个产品进行 HACCP 的研究是值得推广的做法。HA 需要从原料开始，包括加工过程、产品本身的全过程进行分析。通过 HA 确定 CCP，HACCP 计划的实施是通过定时监测和体系审查来实现的。

4. ISO 9000

具体地讲 ISO 9000 族标准就是在四个方面规范质量管理。

（1）机构　标准明确规定了为保证产品质量而必须建立的管理机构及其职责权限。

（2）程序　企业组织产品生产必须制定规章制度、技术标准、质量手册、质量体系操作检查程序，并使之文件化、档案化。

（3）过程　质量控制是对生产的全部过程加以控制，是面的控制，不是点的控制。从根据市场调研确定产品、设计产品、采购原料，到生产检验、包装、贮运，其全过程按程序要求控制质量。并要求过程具有标识性、监督性、可追溯性。

（4）总结　不断地总结、评价质量体系，不断地改进质量体系，使质量管理呈螺旋式上升。

5.四者的关系

HACCP、ISO 9000、GMP、SSOP 四者之间既有联系又有区别。其最终目的都是保证产品的质量和安全，但是侧重点不同，HACCP 是食品企业中实施的一种全面、系统化的控制方法，对食品生产中的每个环节、每项措施进行危害风险的鉴定、评估，找出关键点加以控制。ISO 9000 族标准强调的是建立质量体系，质量管理是在质量体系下运行的，没有质量体系也就不存在质量管理。GMP 主要以预防为主的质量和安全管理。SSOP 是 GMP 具体实施措施。

第三节　食品生产企业安全管理

一、食品工厂设计的安全管理

食品工厂的建设必须根据拟建设项目的性质对建厂地区及地址的相关条件进行实地考察和论证分析，最后确定食品工厂建设地点。食品项目的建设条件是保证项目建设和生产经营顺利进行的必要条件，包括项目本身的建设施工条件和项目建成后交付使用的生产经营条件。项目建设的条件既包括项目本身系统内部的条件，也包括与项目建设有关的外部协作条件，项目建设条件的重点是项目建设的外部条件，包括项目建设的资源条件、厂址条件和环境条件等。

1.厂址的选择

（1）厂址的选择原则　凡新建、扩建、改建的工程项目有关食品卫生部分均应按各该类食品厂的卫生规范的有关规定，进行设计和施工。各类食品厂应将本厂的总平面布置图，原材料、半成品、成品的质量和卫生标准，生产工艺规程以及其他有关资料，报当地食品卫生监督机构备查。厂址选择要求经环保部门环境评估认可，由政府出具的环境评估报告。

要选择地势干燥、交通方便、有充足的水源的地区。厂区不应设于受污染河流的下游。厂区周围不得有粉尘、有害气体、放射性物质和其他扩散性污染源；不得有昆虫大量滋生的潜在场所，避免危及产品卫生。厂区要远离有害场所。生产区建筑物与外缘公路或道路应有防护地带。其距离可根据各类食品厂的特点由各类食品厂卫生规范另行规定：①应设在当地的规划区内，以适应当地发展规划的统一布局，做到节约使用；②一般建在原料产地附近的大中城市郊区，个别产品为有利于销售也可设在市区；③所选厂址要有可靠的地质条件，应避免将工厂设在流沙、淤泥、土崩断裂层上；④所选厂址面积的大小，应能尽量满足生产要求，并有发展余地和留有适当的空余场地；⑤厂区的标高应高于当地历史最高洪水位；⑥所选厂址附近应有良好的卫生环境、较方便的运输条件；⑦所选厂址附近不仅要有充足的水源，而且水质要好。

（2）总平面设计的基本原则　所谓总平面设计，就是一切从生产工艺出发，研究并处理建筑物、构筑物、道路、堆场、各种管线和绿化诸方面的相互关系并在一张或几张图纸上用设计语言表示出来的方法。

总平面设计内容包括平面布置（运输设计、管线综合设计、绿化布置和环保设计绿化布置）和竖向布置（与平面设计垂直方向的设计）。具体内容：①食品工厂总平面设计，布置务必紧凑合理，节约用地；②应符合工厂生产工艺的要求；③绿化布置和环保设计绿化布置；④主车间、仓库等应按生产流程布置，并尽量缩短距离；⑤避免物料往返运输；⑥必须满足食品工厂卫生要求和食品安全要求；⑦厂区道路应按运输量及运输工具的情况决定其宽度；⑧厂区建筑物间距应按有关规范设计；⑨厂区各建筑物布置也应符合规划要求，同时合理利用地质、地形和水源等自然条件；⑩相互间有影响的车间，尽量不要放在同一建筑物里，但相似车间应尽量放在一起，提高场地利用率。

2.厂区卫生要求

（1）厂区内不得有烟尘、粉尘、有害气体、放射性物质和其他扩散性污染源，不得有昆虫大量滋生的场所（如垃圾场、牲畜棚、污水沟等）。

（2）厂区内主要路面应采用便于清洗的混凝土、沥青或其他硬质材料铺设，路面平整，不积水，不起尘，其他裸露地面应绿化。

（3）厂区应合理布局，生产区与生活区严格区分，有效隔离，生产区内不得饲养家禽、家畜。

（4）排污（水）管道应通畅，厂区内垃圾、污物收集设施应为密闭式，并定期清洁。不滋生、集聚蚊蝇，不散发异味。

（5）厂区应保持清洁卫生。垃圾、污物应定点存放，做到日产日清。

（6）厂区应定期或在必要时进行除虫灭害，防止鼠、蚊、蝇、昆虫等集聚和滋生。对已发生的场所，应采取措施加以控制和消灭，防止蔓延，避免污染食品。

（7）厂区内各车间厂房之间的裸露地面应进行绿化。

（8）对厂区环境进行清洁应有记录。

3.车间布局中的卫生要求

车间设计的目的是：安全管理规范化；生产流程合理化；空间利用最大化；目视管理简洁化。车间的布局既要便于各生产环节的相互衔接，又要便于加工过程的卫生控制，防止生产过程交叉污染的发生；加工车间的布局原则上应该按照产品的加工进程顺序进行布局，使产品加工从不清洁的环节向清洁环节过渡，不允许在加工流程中出现交叉和倒流；清洁区与非清洁区之间要采取相应的隔离措施，以便控制彼此间的人流和物流，从而避免产生交叉污染，加工品传递通过传递窗进行。

（1）车间面积要求与生产相适应，布局合理，排水畅通。

（2）车间地面用防滑、坚固、不透水、耐腐蚀的材料修建，且平坦、无积水并保持清洁。

（3）车间出口及与外界相连的排水、通风处装有防鼠、防蝇、防虫设施。

（4）车间内墙壁、天花板和门窗使用无毒、浅色、防水、防霉、不脱落、易于清洗的材料修建。门要求是严密的推拉式，采用不变形材料制成。

（5）车间内的操作台、传送带、运输车、工器具应当用无毒、耐腐蚀、不生锈、易清洗消毒、坚固的材料制作。

（6）应当设有与车间相连接的更衣室。

（7）食品加工车间以采用钢混或砖砌结构为主，并根据不同产品的需要，在结构设计上，适合具体食品加工的特殊要求。

（8）车间的空间要与生产相适应，一般情况下，生产车间内的加工人员的人均拥有面积（除设备外）应不少于 $1.5m^2$。过于拥挤的车间，不仅妨碍生产操作，而且人员之间的相互碰撞，人员工作服与生产设备的接触，很容易造成产品污染。车间的顶面高度不应低于3m，蒸煮间不应低于5m。

（9）车间的布局既要便于各生产环节的相互衔接，又要便于加工过程的卫生控制，防止生产过程交叉污染的发生。

（10）加工车间的生产原则上应该按照产品的加工进程顺序进行布局，使产品加工从不清洁的环节向清洁环节过渡，不允许在加工流程中出现交叉和倒流。

（11）清洁区与非清洁区之间要采取相应的隔离措施，以便控制彼此间的人流和物流，从而避免产生交叉污染，加工品传递通过传递窗进行。

（12）要在车间内适当的地方，设置工器具清洗、消毒间，配置供工器具清洗、消毒用的清洗槽、消毒槽和漂洗槽，必要时，有冷热水供应，热水的温度应不低于82℃。

（13）车间整个地面的水平在设计和建造时应该比厂区的地面水平略高，地面有 $6°\sim10°$ 斜坡度，以便于排水。

（14）车间的墙面应该铺有2m以上的墙裙，墙面用耐腐蚀、易清洗消毒、坚固、不渗水的材料铺制及用浅色、无毒、防水、防霉、不易脱落、可清洗的材料覆涂。车间的墙角、地角和顶角曲率半径不小于3cm，呈弧形。车间的顶面用的材料要便于清洁。

（15）车间门窗有防虫、防尘及防鼠设施，所用材料应耐腐蚀易清洗。

（16）窗台离地面不少于1m，并有45°斜面。

（17）车间内生产用水的供水管应采用不易生锈的管材，供水方向应逆加工进程方向，即由清洁区向非清洁区流。

（18）为了防止水管外不洁的水被虹吸和倒流入管路内，须在水管适当的位置安装止回阀。

（19）车间的排水沟应该用表面光滑、不渗水的材料铺砌，施工时不得出现凹凸不平和裂缝，并形成3％的倾斜度，以保证车间排水的通畅，排水的方向也是从清洁区向非清洁区方向排放。排水沟上应加不生锈材料制成的活动箅子。

（20）车间排水的地漏要有防固形物进入的措施，畜禽加工厂的浸烫打毛间应采用明沟，以便于清除羽毛和污水。排水沟的出口要有防鼠网罩，车间的地漏或排水沟的出口应使用U形或P形、S形等有存水弯的水封，以便防虫防臭。

（21）车间应该拥有良好的通风条件，如果是采用自然通风，通风的面积与车间地面面积之比应不小于1∶16。若采用机械通风，则换气量应不小于3次/h。

（22）采用机械通风，车间的气流方向应该是从清洁区向非清洁区流动。

（23）靠自采光的车间，车间的窗户面积与车间面积之比应不小于1∶4。车间内加工操作台的照度应不低于220lx，车间其他区域不低于110lx，检验工作场所工作台面的照度应不低于540lx，瓶装液体产品的灯检工作点照度应达到1000lx，并且光线不应改变被加工物的本色。车间灯具需装有防护罩。

（24）加工易腐易变质产品的车间应具备空调设施，肉类和水产品加工车间的温度在夏季应不超过15～18℃，肉制品的腌制间温度应不超过4℃。

（25）加工过程使用的设备和工器具，尤其是接触食品的机械设备、操作台、输送带、管道等设备和篮筐、托盘、刀具等工器具的制作材料应符合以下条件：无毒，不会对产品造成污染；耐腐蚀、不易生锈、不易老化变形；易于清洗消毒；车间使用的软管，材质要符合有关食品卫生标准要求。

（26）车间内加工设备的安装，一方面要符合整个生产工艺布局的要求，另一方面则要便于生产过程的卫生管理，同时还要便于对设备进行日常维护和清洁。在安放较大型设备的时候，要在设备与墙壁、设备与顶面之间保留有一定的距离和空间，以便设备维护人员和清洁人员的出入。

（27）车间要设有与加工人员数量相适宜的更衣室，更衣室要与车间相连，必要时，要为在清洁区和非清洁区作业的加工人员分别设置更衣间，并将其出入各自工作区的通道分开。更衣室还应备有穿衣镜，供工作人员自检用。个人衣物、鞋等与工作服、靴分开放置。挂衣架应使挂上去的工作服与墙壁保持一定的距离，不与墙壁贴碰。更衣室要保持良好的通风和采光，室内可以通过安装紫外灯或臭氧发生器对室内的空气进行灭菌消毒。

（28）淋浴室可分散或集中设置，淋浴器按每班工作人员计每20～25人设置1个。淋浴室应设置天窗或通风排气孔和采暖设备。

（29）在车间内适当的位置，应安装足够数量的洗手、消毒设施和配备相应的干手用品，以便工人在生产操作过程中定时洗手、消毒，或在弄脏手后能及时方便地洗手。要配备冷热水混合器，其开关应采用非手动式，龙头设置以每班人数在200人以内者，按每10人1个，200人以上者每增加20人增设1个。洗手设施还应包括干手设备（热风、消毒干毛巾、消毒纸巾等），根据生产需要，有的车间、部门还应配备消毒手套，同时还应配备足够数量的指甲刀、指甲刷和洗涤剂、消毒液等。生产车间进口，必要时还应设有工作靴鞋消毒池（卫生监督部门认为无需靴鞋消毒的车间可免设）。消毒池壁内侧与墙体呈45°坡形，其规格尺寸应根据情况使工作人员必须通过消毒池才能进入为目的。从洗手处排出的水不能直接流淌在地面上，要经过水封导入排水管。

（30）厕所设置应有利于生产和卫生，其数量和便池坑位应根据生产需要和人员情况适当设置。生产车间的厕所应设置在车间外侧，并一律为水冲式，备有洗手设施和排臭装置，其出入口不得正对车间门，要避开通道，其排污管道应与车间排水管道分设。设置坑式厕所时，应距生产车间25m以上，并应便于清扫、保洁，还应设置防蚊、防蝇设施。

二、原材料的安全管理

1. 供应商的管理

（1）企业应根据自身实际情况，将采购物资分为A、B两类。A类包括主要原料、食品添加剂及与食品直接接触的包装物等，其余为B类。

（2）对A类物资的采购，应进行供应商评价；对B类物资的采购，可不进行供应商评价，但每批应有进货查验记录。

（3）评价内容

① 索证。采购食品原料，应索取供应商营业执照、食品生产许可证或食品流通许可证、近期产品质量合格检验报告（原则上应为半年内由有检验资质的第三方出具）；采购食品添加剂和与食品直接接触的包装物，除索取工商营业执照和近期产品质量合格检验报告外，还应索取工业产品生产许可证。

② 样品评价。包括感官评价、图片评价、小样检测等。

③ 现场评价。必要时（如采购物资连续出现不合格或质量不稳定时），应对供应商进行现场评价。

（4）食用农产品的合格供应商应有近半年内由有检验资质的第三方出具的产品质量合格检验报告，其他原料的合格供应商还应持有有效的营业执照和食品生产（流通）许可证（食品生产许可证仅针对已纳入生产许可证管理产品），否则不得列为合格供应商。

（5）经评价符合条件的，报企业负责人批准后，确定为合格供应商，并建立名录。

（6）每年应对合格供应商至少进行一次评价，评价内容包括质量安全稳定性、物资交付及时性、服务情况以及相关资质证明文件的有效性等。

（7）经评价合格的，保留作为下一年度合格供应商；不合格的，取消供应商资格。

2. 进货质量控制

（1）采购物资进厂后，应存放在指定地点，并做好标识。

（2）仓库管理员确认到货名称、规格、数量后，填写《到货通知单》报品质管理部进行检验/验证。

（3）对采购的食品原料、食品添加剂、食品相关产品，除查验产品合格证明文件外，食品原料（不包括食用农产品）还应查验其食品生产许可证，食品添加剂、食品相关产品还应查验其工业产品生产许可证。不得使用未取得生产许可证的实施生产许可证管理的产品；对无法提供合格证明文件的，应当依照食品安全标准进行检验。

（4）对生产急需、来不及检验而需先投入使用的采购物资，由生产部根据生产需要提出申请，企业负责人批准后予以紧急放行，仓库管理员填写《采购物资出入库台账》并加备注。紧急放行物资应单独堆放，按批次（编号）挂牌标识并加挂"例外转序"标识牌。

（5）品质管理部仍需按食品安全标准，对紧急放行物资进行抽样检验。检验不合格的，应立即通知生产车间停止使用，库存部分报质量负责人批准后，作退货/让步接收处理。所生产的成品、半成品，应予以封存，待检验合格后方可出厂销售或转入下道工序；检验不合格的，应采取返工、销毁等方式处置。

3. 库存的保管

（1）各种原辅材料应符合有关标准规定，并经检验合格方能投产使用。畜禽类原料应由非疫区和当地检疫证明方能使用。

（2）原辅材料的运输车辆应保持清洁卫生，并有防尘设施。尤对肉、禽、水产类原料运输，装卸应保持卫生。炎热季节及长途运输应有冷藏车。

（3）肉、禽、水产类原料贮藏应有冷库，要求冷库必须符合卫生要求。

（4）原辅材料仓库及冷库应保持清洁卫生，并有防鼠、防蝇措施。

（5）生产用水必须符合生活饮用水标准和罐头、饮料等的特殊要求。

4. 食品仓库的卫生要求

根据库内所需温度仓库分为常温库、冷藏库和高温库。其仓库卫生要求如下。

（1）干货库应照明充足，通风良好，要注意防潮。许多食品容易吸收空气中的水分，库内有温湿度监测，保持恒温恒湿，环境相对湿度低于 70%。地面、货架、容器保持清洁，并避免阳光直晒食品，容器应加盖防尘。

（2）要保持低温和恒温，从生产至销售各个环节，最好保持一个冷链条件，低温贮存尤为重要。冷藏库温度控制在 −18℃ 以下，定期清洁、消毒，保持库房整洁和卫生。生熟食品、成品与半成品应分开贮存。保持恒温则是库存的又一个重要条件，因为温度的急剧变化，常常发生相对湿度的变化，仓库应经常记录温湿度，并装置降温吸湿等调节温湿度的设备。

（3）仓库方向应向北，同时要装置防光窗帘，因为直射光线能加速食品的腐败变质。在北方冬季应加强防风措施，可设二重门、二层窗或加设防风、门斗、热空气幕、外室等。

（4）仓库应设单间或隔离间。由于食品易吸收异臭味而持久地保留在其中，因此不同种类的食品应分类存放，以做到食品与非食品，原料与半成品、成品，质量存在问题的食品与正常食品，短期与较长时间存放的食品，散发特异性气味的食品（海产品、香辛料）与易吸收气味的食品（面粉、饼干）分别存放进隔离间。

（5）冷藏库应设置预冷间。大块食品要先进行预冷，如不能及时冷却，在夏季易发生腐败变质。

（6）高温库多用于罐头食品厂的保温库，成品罐头要通过 37℃±2℃ 的保温试验，在机械开罐后为减少热量的散失，与冷库一样，其建筑材料的隔热性能好，库内也必须装置调节温湿度的设备遥控检测。

三、生产过程的安全管理

1. 人员要求

（1）企业应对员工进行岗前培训和定期培训，学习食品安全法律、法规、规章、标准、企业管理制度和其他食品安全知识，并做好记录，建立档案。

（2）企业应每年组织生产人员及有关人员进行健康检查，并建立健康档案。

（3）生产人员及有关人员取得健康证明后方可上岗。从事接触直接入口食品工作的员工，其患有痢疾、伤寒、甲型病毒性肝炎、戊型病毒性肝炎等传染病，以及患有活动性肺结核、化脓性或渗出性皮肤病等有碍食品卫生的疾病者，企业应当将其调整到其他不影响食品安全的工作岗位。

（4）与生产无关人员不得擅自进入生产车间。进入车间人员应穿戴好工作服、工作帽、工作鞋（靴），并洗手、消毒。接触直接入口食品的人员还需佩戴口罩。

（5）生、熟区工作人员严禁串岗，防止交叉污染。

（6）生产人员应保持良好的个人卫生，不留长指甲，不涂指甲油，不佩戴首饰、饰品等进行生产操作，不将与生产无关的个人用品带入生产车间；头发不外露；不得穿戴工作服、工作帽、工作鞋进入与生产无关的场所；不得在车间内吃食物、吸烟和随地吐痰。

2. 场所卫生维护

（1）生产车间进口处更衣、洗手、消毒等设施配备齐全，保持完好，使用正常。必要时还应设有工作鞋（靴）消毒池。

（2）生产车间内应有防腐、防尘、防蝇、防鼠、防虫设施，保持完好。温度、湿度、空气洁净度能满足生产要求，并设有盛装废弃物的专用容器。

（3）生产车间屋顶（天花板）、墙壁表面应平整光滑，防止污垢积存、虫害和霉菌滋生，地面不积水，保持清洁卫生。

（4）生产结束后应对生产车间的地面、墙壁、排水沟进行清洗；更衣室、淋浴室、厕所、休息室等公共场所应定期进行清扫、清洗、消毒，并保持清洁；清洗及消毒需填写《场所清洁消毒记录表》。

（5）杀虫剂和其他需要使用的有毒、有害物品应有专用的贮存场所（柜），加锁并由专人负责保管，加贴警示标志，使用前须经批准。

（6）企业应防止润滑剂、燃料、清洁剂、杀虫剂等污染物对食品的污染；车间内使用杀虫剂时应在停工期间进行，使用后应将受污染的设备、工器具和容器彻底清洗除去残留药物。

（7）生产过程中产生的不合格品、废弃物，应使用专用容器分别收集盛装，及时处置并记录。

（8）生产过程中发现产品存在质量问题，如被寄生虫、有毒和有害物质污染等，生产操作人员应立即停止生产，隔离不合格品或可疑产品，并及时报告生产部负责人。各项工艺操作应在良好的情况下进行。防止变质和受到腐败微生物及有毒有害物的污染。

（9）企业应按生产工艺的先后次序和产品特点，将原料处理、半成品处理和加工、包装材料和容器的清洗、消毒、成品包装和检验、成品贮存等工序分开设置，防止前后工序相互交叉污染。各工序应避免积压原料和半成品，防止食品变质。

（10）涉及速冻、冷藏等特殊要求的食品，生产、贮存等环节温度控制应符合相关要求。

3. 设备及工器具维护

（1）生产设备应布局合理，固定设备的安装位置应便于清洗、消毒。

（2）直接接触食品的设备、设施及工器具和容器应使用无毒、无异味、不吸水、耐腐蚀、经得起反复清洗与消毒的材料制作；其表面平滑、无凹坑和裂缝；应避免交叉使用，防止产生污染。

（3）生产设备、工具、容器、场地等在使用前后均应彻底清洗、消毒。

（4）维修检查设备时，应采取必要的措施防止污染食品；维修后要对该区域进行清洗消毒，由指定人员确认后方可继续生产。同时，将维修工具、配件等整理归位。

（5）清洗、保养人员应及时填写好《机器设备维修清洗保养卡》。

4. 生产过程控制及记录

（1）企业应根据产品工艺特点，按照食品安全标准规定及食品质量安全要求，确定生产关键质量控制点，制定工艺作业指导书，并实施控制要求，做好记录。

（2）投料人员应如实填写《投料记录表》，记录所使用原辅料及配料的名称、批次、数量。

（3）生产用水必须符合《生活饮用水卫生标准》（GB 5749—2006）规定。

（4）企业应根据需要制定并实施半成品检验控制要求，做好记录，经检验不合格的半成品不得转入下道工序。

（5）食品生产过程中有不符合控制要求的，应立即查明原因并采取整改措施。

（6）企业应如实记录食品生产过程中的安全管理情况，记录保存期限不少于 2 年。

（7）生产过程的各项原始记录（包括工艺规程中各个关键因素的检查结果）应妥善保存，保存期应较该产品的商品保存期延长 6 个月。

四、成品的安全检验管理

1. 出厂检验要求

（1）食品出厂必须经过检验，未经检验或者检验不合格的，不得出厂销售。

（2）出厂检验项目应符合产品执行标准及食品生产许可证审查细则的要求。标签应符合《食品安全国家标准　预包装食品标签通则》（GB 7718—2011）、《食品标识管理规定》等有关规定要求。

（3）"已检""在检""未检"的成品应分区存放，并有明显标识。

（4）产品抽样应按有关标准的规定执行，确保样品具有代表性。每批抽检的产品，可根据需要留样，并做好留样记录。留样贮存环境的温度、湿度等应满足有关要求。

（5）企业可以自行对所生产的食品进行检验，也可以委托符合《食品安全法》规定的食品检验机构进行检验。

2. 自行检验

（1）对所生产的食品进行自行检验的企业，应设立与生产能力相适应的实验室，建立健全检验管理制度。

（2）企业应配备经专业培训、考核合格的检验人员从事检验工作。检验人员应熟悉产品标准、检验规程，能独立履行职责，尊重科学，恪守职业道德，保证出具的检验数据和结论客观、公正，不得出具虚假的检验报告，并对出具的食品检验报告负责。

（3）企业应具备出厂检验所需的仪器、设备及试剂药品。仪器、设备应满足检测精度要求，按周期检定或校准，并进行必要的维护保养，确保处于良好状态；仪器、设备的使用操作应符合操作说明书及实验的要求；试剂药品的存放及使用应符合产品标签及实验要求；易制毒化学品的使用应符合《易制毒化学品管理条例》的规定；危险化学品的使用应符合《危险化学品安全管理条例》的规定。

（4）实施自行检验的企业，每年应当与质量技术监督部门指定的检验机构进行一次比对检验。

3. 委托检验

（1）对不具备自行检验能力的项目，企业应委托符合《食品安全法》规定的食品检验机构进行检验，并提供委托检验证明材料。

（2）委托检验应明确委托期限、检验批次、项目、报告要求等。

（3）企业应记录并妥善保存每批次委托检验的信息。

4. 检验记录及档案管理

（1）检验人员应认真填写检验原始记录、检验报告，并签字，不得伪造、篡改检验原始记录和检验报告。检验报告内容包括产品名称、规格、批次、样品量、检验依据、检验项目、检验结果等信息。

（2）记录应及时归档管理，并妥善保存。记录保存期限不少于2年。

五、企业员工个人卫生的管理

（1）企业应对员工进行岗前培训和定期培训，学习食品安全法律、法规、规章、标准、企业管理制度和其他食品安全知识，并做好记录，建立档案。

（2）企业应每年组织生产人员及有关人员进行健康检查，并建立健康档案。

（3）生产人员及有关人员取得健康证明后方可上岗。从事接触直接入口食品工作的员工，其患有痢疾、伤寒、甲型病毒性肝炎、戊型病毒性肝炎等消化道传染病，以及患有活动性肺结核、化脓性或渗出性皮肤病等有碍食品卫生的疾病的，企业应当将其调整到其他不影响食品安全的工作岗位。

（4）对直接接触入口食品的人员还须进行粪便培养和病毒性肝炎带毒试验。

（5）与生产无关人员不得擅自进入生产车间。进入车间人员应穿戴好工作服、工作帽、工作鞋（靴），并洗手、消毒。接触直接入口食品的人员还需佩戴口罩。不得穿工作服进厕所。

（6）生、熟区工作人员严禁串岗，防止交叉污染。

（7）生产人员应保持良好的个人卫生，不留长指甲，不涂指甲油，不佩戴首饰、饰品等进行生产操作，不将与生产无关的个人用品带入生产车间；头发不外露；不得穿戴工作服、工作帽、工作鞋进入与生产无关的场所；不得在车间内吃食物、吸烟和随地吐痰。

（8）注意个人卫生，做到勤洗澡、勤换衣、勤剪指甲、勤理发。培养良好的个人卫生习惯。

（9）生产车间不得带入或存放个人生活用品，如衣服、食品、烟酒、药品、化妆品等。

六、成品贮存、运输和销售的安全管理

1. 仓储要求

（1）成品库等库房应整洁，地面平滑无裂缝，并有防潮、防火、防鼠、防虫及防尘等设施，保持通风、干燥。

（2）原辅料、半成品、成品宜专库专用，不得混放；食品添加剂应专区（专柜）存放，专人管理；有异味或易吸潮的宜分库存放或密封保存。

（3）原辅料、半成品、成品仓库内不得存放洗涤剂、消毒剂、化学试剂等有毒有害物品及易燃易爆等物品。

（4）成品等物料应分类堆放整齐，离地、离墙并与屋顶保持一定距离，且留有必要的通道。

（5）对温度、湿度有特别要求的成品仓库，应配备温湿度表，库房温度、湿度应符合存放要求。

2. 成品管理

（1）成品应有固定包装，经检验合格后方可包装，包装应在良好的状态下进行，防止异物带入食品。使用的包装容器和材料，应完好无损，符合国家卫生标准。包装的标签应按《食品安全国家标准　预包装食品标签通则》（GB 7718—2011）的有关规定执行。

（2）成品包装完毕，按批次入库贮存、防止差错。

（3）成品入库时，仓管员应检查包装是否完好，确认数量后签名，安排入库。

（4）成品应按品名、规格、生产批次分别堆放，标识清楚，防止包装损坏或不同批次的产品混杂。

（5）仓库管理员应按先进先出原则办理成品出库手续，清点数量，并检查外包装质量。发现问题应及时报告主管部门。

（6）严格出入库手续，对当日成品的出入库及时登记、入账，日清日结，定期盘点，保证账物一致。

（7）企业应建立销售台账，如实记录每批出厂成品的名称、规格、数量、生产日期、生产批次、检验报告编号、购货者名称及联系方式、销售日期等内容。

（8）企业应妥善保存出入库台账、销售台账及相关销售票据，保存期限不少于 2 年。

3. 食品运输安全管理

食品在运输过程中，是否受到污染或发生腐败变质与运输的时间、包装材料的质量和完整程度、运输工具的卫生情况以及食品种类有关。食品在运输过程，特别是长途运输散装的食品，易于吸收同车运送的物品气味。因此，食品运输应符合下列卫生要求。

（1）市内运输食品要有符合卫生要求的专用车，装卸过程食品不得接触地面。运输直接入口的食品要有包装及防蝇、防尘设备。

（2）长途运输食品使用的运输工具必须符合卫生要求，而且要有防尘、防雨措施。

（3）易腐食品应在低温或冷藏条件下运输，同时具有食品的保存相一致的冷藏、冷冻设备。

（4）运输的食品，包装应完整良好，符合卫生要求。

（5）应根据供销情况有计划地调运食品，尽量避免拆包重装或多次运输，以减少食品污染机会。

（6）托运、承运食品的单位，应共同认真检查，发现运输工具、车船不符合卫生要求不交货；食品不符合卫生要求及有异常现象不接货。

4. 食品销售的安全管理

由于食品销售点多而广的特点，污染机会较多，往往不易保证卫生。所以，食品销售的卫生管理也是食品卫生管理中不容忽视的重要方面。

食品在销售过程中，发生变质或污染的原因是多方面的。如在销售过程中，工作人员卫生习惯不良，不遵守卫生制度，包装材料不符合卫生要求以及顾客接触等。

为了防止食品在销售过程中的污染，保证食品卫生质量，食品销售应符合下列卫生要求。

（1）食品经营企业、公共饮食业者和食品商贩，必须先取得卫生许可证方可向工商行政管理部门申请登记办理营业执照，两证俱全方能营业。

（2）采购食品应当按照国家有关规定索取检验合格证，如无卫生合格证或产品加工不良，不符合卫生标准、卫生要求者，有权拒收。

（3）禁止销售下列食品　①腐败变质、霉变、生虫、污秽不洁、混有异物或者其他感官性状异常，可能对人体健康有害的食品；②含有毒、有害物质或被有毒、有害物质污染，可能对人体健康有害的食品；③未经兽医卫生检验或者检验不合格的肉类及其制品；④病死、毒死或者死因不明的禽、畜、兽、水产动物等及其制品；⑤容器包装污秽不洁、严重破损或者运输工具不洁造成污染的食品；⑥掺假、掺杂、伪造，影响营养卫生的食品；⑦用非食品原料加工的食品；⑧超过保存期限的食品。

七、不安全食品召回

1. 风险分析

（1）企业应通过客户投诉、相关部门抽检、企业自查等途径，对其生产的食品安全状况进行持续跟踪，及时收集食品安全风险信息。

（2）对发现可能存在不安全的食品，企业应组织相关人员进行分析评估，同时填写《食品安全风险分析记录表》，书面报告企业负责人。

（3）经风险分析，确定存在下列情形之一的食品，企业应当召回已经上市销售的食品：①不符合食品安全标准的；②食品安全风险评估结果得出食品不安全结论的；③企业发现其生产的产品存在安全隐患，可能对人体健康和生命安全造成损害的；④有关法律、法规规定的其他应该召回的食品。

2. 召回实施

（1）对确定实施召回的食品，企业应立即核实产品的批次、生产数量，并查明库存量、已销售数量，查清具体销售区域、经销商名单后，制定召回计划。

（2）企业应在确定召回的第一时间内通知所有经销商，召回尚未售出的所有不安全食品。

（3）根据有关法律、法规规定应予销毁的不安全食品，可在销售地直接销毁（须有公证机构或相关监管部门出具现场确认证明）或运回生产地销毁处理（须经相关监管部门人员在场监督销毁）。销毁现场要建立影（像）证据，并填写《不安全食品销毁记录表》。

（4）对因标签、标识或说明书不符合食品安全标准而被召回的食品，在采取补救措施且能保证食品安全的情况下，方可继续销售；销售时，应向消费者明示补救措施。

3. 召回报告

在不安全食品召回过程中，企业要落实报告制度，应向当地质量监督部门提交以下报告。

（1）在确认食品应当召回时，应立即提交《食品召回措施报告》，内容包括：①召回食品的名称、规格、型号、批次以及涉及的产品数量；②停止生产的情况；③通知生产经营者的情况；④通知消费者的情况；⑤食品安全危害的种类、产生的原因、可能受影响的人群、严重和紧急程度；⑥召回通知记录情况；⑦召回措施的内容，包括实施组织、联系方式以及召回的具体措施、范围和时限等；⑧召回的预期效果；⑨召回食品后的处理措施。

（2）根据召回进展情况，应及时提交《食品召回阶段性进展报告》。企业对召回措施有变更的，应当在食品召回阶段性进展报告中说明。

（3）在召回时限期满 15 日内，提交《食品召回总结报告》。企业应保存对不安全食品召回全过程的记录，主要内容包括食品召回的批次、数量、比例、原因、结果、处理方案等；同时，要建立召回档案，妥善保存召回、销毁的现场影像和各类书面证明等相关资料。

练习题

一、名词解释

食品卫生监督管理，HACCP，GMP。

二、填空题

1. 食品卫生监督是国家意志和权力的反映，它具有强制力、_____、_____和普遍约束性。

2. 违反《食品安全法》，按情节轻重应承担_____、_____和刑事责任。

3. 日常个人卫生主要包括_____、_____、_____、_____等。

4. 企业生产经营的食品要符合卫生标准，主要取决于两方面因素。一方面是_____，另一方面是_____。

三、判断题

1. 卫生规范与 GMP 的不同之处在于对保证营养价值、功效成分及感官性状未作相应的品质管理要求。（　　　）

2.《食品安全法》直接授权卫生监督部门行使行政权。（　　　）

3. 食品卫生标准是技术性规定，不具有法律效力。（　　　）

4.《食品安全法》的适用范围不包括食品使用洗涤剂、消毒剂。（　　　）

5. 凡患有肝炎、消化道传染病的人员不得从事食品生产工作。（　　　）

6. 食品企业工人戴工作帽主要防止头皮屑掉落于食品上。（　　）

7. 食品安全标准是强制执行的标准。除食品安全标准外，还可以制定其他的食品强制性标准。（　　）

8. 食品安全监督管理部门对食品不得实施免检。（　　）

9. 强制性标准，必须执行，不符合强制性标准的产品，禁止生产、销售和进口。（　　）

10. 食品生产加工企业的检验、检测设备必须经计量检定合格或者经校准满足使用要求，方可使用。（　　）

11. 食品生产加工企业可使用回收的产品生产加工食品。（　　）

12. 设备布局和工艺流程发生变化的，企业应当向原许可机关提出变更申请。（　　）

四、选择题

1. 食品安全标准包括的项目有（　　）。

A. 食品原料与产品安全标准　　　　　　B. 食品添加剂使用安全标准

C. 食品企业生产安全规范　　　　　　　D. 食品标签标准　　E. 食品安全检验方法

2. 违反《食品安全法》，可给予的行政处罚有（　　）。

A. 警告　　　　　B. 罚款　　　　　C. 予以取缔　　　　　D. 吊销卫生许可证

E. 扣押当事人

3. GMP 是指（　　）。

A. 食品良好生产规范　　　　　　　　　B. 食品质量合格证

C. 保健食品合格证　　　　　　　　　　D. 保健食品生产证

E. 危害分析关键控制点

4. HACCP 是指（　　）。

A. 良好生产工艺　　　　　　　　　　　B. 危害分析与关键控制点

C. 食品企业的自身卫生管理　　　　　　D. 企业卫生质量控制系统

5. 下列不是食品卫生标准中的卫生质量指标的是（　　）。

A. 商品规格质量指标　　　　　　　　　B. 物理指标

C. 化学指标　　　　　　　　　　　　　D. 微生物指标

6. 不具备出厂检验能力的企业，可以按要求进行（　　）。

A. 出厂检验　　　B. 委托检验　　　C. 比对检验　　　　D. 监督检验

7. 企业生活区、生产区应当相互隔离，企业生产区内不得饲养家禽、家畜，坑式厕所应距生产区（　　）米以外。

A. 10　　　　　　B. 15　　　　　　C. 20　　　　　　D. 25

8. 食品生产企业应当建立和保存食品原料、食品添加剂、食品相关产品（　　）制度。

A. 进货查验　　　B. 生产过程控制　　C. 出厂检验记录　　D. 不合格品管理

9. 食品生产企业应当就（　　）事项制定并实施控制要求，保证出厂的食品符合食品安全标准。

A. 原料采购、原料验收、投料等原料控制

B. 生产工序、设备、贮存、包装等生产关键环节控制

C. 原料检验、半成品检验、成品出厂检验等检验控制

D. 运输、交付控制

10. 食品生产企业的进货查验记录应当如实记录（　　）。

A. 产品名称　　　B. 产品规格　　　C. 产品数量　　　D. 生产日期

11. 食品生产经营者应当依照（　　）从事生产经营活动，对社会和公众负责，保证食品安全，接受社会监督，承担社会责任。

A. 法律　　　　　　　　　　　　B. 法规

C. 产品订单和合同要求　　　　　D. 食品安全标准

12. 食品安全标准包括的内容有（　　）。

A. 食品添加剂的品种、使用范围、用量

B. 专供婴幼儿和其他特定人群的主辅食品的营养成分要求

C. 食品检验方法与规程

D. 食品、食品相关产品中的致病性微生物、农药残留、兽药残留、重金属、污染物质以及其他危害人体健康物质的限量规定

13. 食品生产经营应当符合食品安全标准，并符合下列（　　）要求。

A. 贮存、运输和装卸食品的容器、工具和设备应当安全、无害，保持清洁，防止食品污染，并符合保证食品安全所需的温度等特殊要求，不得将食品与有毒、有害物品一同运输

B. 餐具、饮具和盛放直接入口食品的容器，使用前应当洗净、消毒，炊具、用具用后应当洗净，保持清洁

C. 有食品安全专业技术人员、管理人员和保证食品安全的规章制度

D. 具有合理的设备布局和工艺流程，防止待加工食品与直接入口食品、原料与成品交叉污染，避免食品接触有毒物、不洁物

14. 对确认属于被污染的食品及其原料，责令食品生产经营者依照国家食品召回制度予以（　　）。

A. 召回　　　　　B. 停止经营　　　　C. 再利用　　　　D. 销毁

15. 食品生产加工企业质量安全监督管理的原则是（　　）。

A. 程序合法　　　　　　　　　　B. 公正公开

C. 科学公正、公开透明　　　　　D. 便民高效

五、论述题

试述食品安全管理的主要内容。

第六章
各类食品的安全管理

第一节　粮食的安全管理

　　粮食是人们一日三餐离不开的主要食品。质量合格的食品能使人们吃出健康来，但对那些卫生质量不合格的粮食食用后会给人体健康造成很大损害，甚至危及生命。然而近年来，农作物生长环境发生了较大变化，外界对粮食的污染机会也愈来愈多。现代工业特别是化工企业排出了大量的"三废"，这些废物中的铅、铬、汞等重金属及苯、酚、砷等有毒物质逐渐被作物吸收或沉积在粮粒的表面。其次，化肥、杀虫剂、除草剂等农药的乱施滥

粮食节约行动
方案

用，使粮食中有机氯、有机磷等残留物质超标。另外，粮食在贮藏、加工、运输等环节中也可能造成直接污染。而侵入粮食中的有害物质，大多不易排出人体，超标摄入可引起急、慢性中毒，造成生物体各系统功能紊乱（尤其神经系统）与器质性病变，如粮食霉变时产生的黄曲霉毒素就是一种损伤肝脏、导致肝癌的烈性毒素。而且由于微生物污染造成粮食的损失也是巨大的，据报道，全世界平均每年由于微生物的危害，造成粮食霉变损失占粮食总产量的 $2\%\sim5\%$。

一、粮食的微生物污染

　　粮食含有丰富的碳水化合物、蛋白质、脂肪及无机盐等营养物质，是微生物生长的天然培养基。世界各地所产的粮食、粮食加工产品及饲料中都有大量微生物存在，这些微生物包括细菌、放线菌、酵母菌、霉菌和病毒等。粮食中的微生物在环境适宜的条件下，可以分解粮食中的有机物质，使之变质、霉腐，因而使粮食出现变色、变味、发热、生霉等问题，不但严重影响粮食安全贮藏，导致贮粮品质劣变，而且还可能产生毒素污染，危及人畜健康。

1. 污染粮食的微生物种类

（1）细菌　细菌是单细胞有机体，它不能穿透完整的粮粒组织，而必须从自然孔道和伤口进入粮粒。在新收的粮粒上，细菌带菌量在微生物区系中占90％以上，其中主要是一种附生细菌即植生假单胞菌在谷类粮食上占优势，它对粮食基本是无害的，随着粮食上霉菌的增加而减少。细菌分析记录表明，在正常的粮粒的外部和内部所发现的细菌有64种，带菌量有1万到几千万之多。由于细菌生长需要较高的水分，所以，在一般的粮食贮藏中很难活动。只有在粮食霉变的后期，当相对湿度达到100％出现游离水的情况下，一些细菌才开始参与活动，这时粮食早已霉烂到毫无食用价值的地步。

（2）放线菌　放线菌是单细胞丝状微生物，形成放射状结构的菌落。粮食上所分离出来的菌种主要是白色链霉属和灰色链孢霉。放线菌分布很广，常见于土壤中。它在导致粮食霉变的作用上与细菌几乎是相同的。

（3）真菌　自然界的真菌约有10万种，其中包括酵母菌、霉菌、病原真菌和其他一些高级真菌。这些真菌与人类关系极为密切，而与粮食污染直接相关联的是酵母菌和霉菌。

① 酵母菌。酵母菌是芽生单细胞体的真菌，根据对酵母菌的分析，在粮食上约有20个属，包括酵母菌和拟酵母菌。在高水分的密闭仓的粮食中常有酵母菌的活动，但粮食常规贮藏中酵母是附生微生物，所以它对贮粮的害处也是极为有限的。

② 霉菌。能够引起有机物质霉腐的真菌统称霉菌。据报道，粮食上分离出来的霉菌约200种。其中曲霉属就有26种，青霉属67种，毛霉目30种。此外还有毛壳菌属和丝梗孢目15种。霉菌侵染粮食时能分泌出活性很强的酶系，分解粮食的有机物质，生长繁殖很快，对贮粮危害极大。危害最严重的而又普遍的是曲霉、青霉及镰刀菌。见表6-1。

表 6-1　与粮食有关的主要霉菌毒素及产毒霉菌

霉菌毒素	寄主	霉菌种类
黄曲霉毒素（B_1、B_2、G_1、G_2、M_1）	玉米、花生、棉籽、稻谷、大米、饲料等	黄曲霉、寄生曲霉
橘青霉素	米、稻谷、糠、饲料	橘青霉、纯绿青霉、变灰青霉、铅色青霉、黄绿青霉、特异青霉、褶皱青霉、徘徊青霉、纠缠青霉、棒状青霉、扩展青霉、詹森青霉、白曲霉、土曲霉、雪白曲霉
赭曲霉素	谷类、玉米、饲料、小麦、酱油	赭曲霉、洋葱曲霉、蜂蜜曲霉、佩特曲霉、菌核曲霉、硫色曲霉、圆弧曲霉、变紫青霉、徘徊青霉、变幻青霉、普通青霉、纯绿青霉
展青霉素	饲料、米、谷类、面包	展青霉、棒状青霉、扩展青霉、圆弧青霉、荨青霉、梅林青霉、分枝青霉、石状青霉、棒曲霉、巨大青霉、土曲霉、丝衣霉
青霉酸	饲料、各类米、酱油、饼粕	马顿青霉、圆弧青霉、娄地青霉、托姆青霉、微紫青霉、鲜绿青霉、硫色曲霉、赭曲霉
红色青霉素	白米、糠	红色青霉、产紫青霉
柄曲霉素	米、麦、饲料	杂色曲霉、构巢曲霉、黄曲霉、寄生曲霉、谢瓦曲霉、红曲霉、阿姆斯特丹曲霉、淡黄青霉
玉米赤霉烯酮	玉米、小麦、饲料、棉花、豆壳	禾谷镰刀菌、大刀镰刀菌、木贼镰刀菌、串株镰刀菌、三线镰刀菌、膨孢镰刀菌
T_2毒素	玉米、小麦、饲料、棉花、豆壳	早熟禾镰孢霉、腐皮镰刀菌、禾谷镰刀菌、拟枝孢镰刀菌、砖红镰刀菌、木素木霉、绿木霉
单端孢霉毒素	小麦、饲料等	玉米赤霉菌或禾谷镰刀菌、串株镰刀菌

2. 粮食微生物污染的危害

（1）微生物侵染对贮粮品质的影响　粮食霉变对粮食品质产生的不利影响表现在：重量减轻、水分增加、脂肪酸值升高、酸度升高、气味不正、工艺品质变劣等，从而降低了食用及饲用品质，甚至完全丧失食用价值。

（2）微生物对人畜造成的危害　霉菌的次级代谢产物真菌毒素会对人畜健康造成威胁。真菌毒素对机体的危害可体现在其对机体各个器官的损害，包括肝脏、肾脏、脾脏、大脑、肺、消化系统、皮肤和生殖系统。真菌毒素可引起许多严重病变，历史上曾有几次严重的真菌毒素污染事件，如欧洲的麦角甾醇中毒曾造成几千人死亡；20世纪30年代葡萄穗霉毒素中毒曾造成大批牛死亡；1960年在英国东南部由于黄曲霉毒素污染导致大批火鸡死亡。真菌毒素由于种类、剂量的不同，造成机体危害的表现也是多样的，可以是急性中毒，也可以是慢性中毒（肝脏中毒、肾脏中毒、神经中毒、致癌、致突变等）。

在所有真菌毒素中以黄曲霉的毒性最强，因为它们可引起肝脏中毒、突变、癌变和免疫抑制等，其他毒素都不具有像黄曲霉毒素这样如此广泛的毒性。黄曲霉毒素是一组极毒的化学物质，主要由黄曲霉、寄生曲霉产生。随气候条件由温带到热带，地势由高地到低洼草原地区，粮食、食品中黄曲霉毒素随之增高，人畜摄入的概率也越高。1988年国际癌症研究机构将黄曲霉毒素 B_1 列为 1A 类致癌物质，人类长期低剂量接触可能会有影响，在亚洲和非洲进行的多项流行病学调查及研究表明，食物中黄曲霉毒素 B_1 的含量与肝细胞癌密切相关。在食物中黄曲霉毒素污染严重地区，居民肝癌发病率升高。

二、防止微生物污染粮食的措施

微生物在粮食上的存在，是粮食霉变的前提。在众多的微生物中，就其对粮食品质的危害程度而言，其序列为霉菌、细菌、酵母菌、放线菌。因此在粮食收藏、加工等过程，加强粮食管理，防止或减少微生物污染，控制微生物区系的扩散，是粮食防霉的首要环节。

影响微生物代谢活动的环境条件很多，其中水分（湿度）、温度和气体成分三项尤为关键，而水分最为重要。

1. 控制环境水分

贮粮环境中水分条件包括大气、仓房和粮堆的相对湿度、粮食含水量（湿基）或水分活度（a_w）。水分是生物细胞的主要成分之一，微生物的新陈代谢必须有水的参加。水分是微生物生长繁殖的基本条件，各种微生物生长的最低 a_w 为：细菌 0.90、酵母 0.88、霉菌 0.80、一些干性霉菌 0.65。粮食上曲霉属霉菌孢子萌发最低 a_w 为 0.65～0.78；青霉属为 0.79～0.81。一般说来，粮食水分降至 13% 以下 a_w 为 0.65，才能完全抑制微生物的活动。

2. 控制环境温度

环境温度对微生物的生长、繁殖及存活有着极为重要的作用。各种微生物均有其最适宜生长发育的温度范围，在此温度下微生物代谢强度高、生长旺盛、繁殖迅速。当超过最低或最高温度界限时，其代谢便会受到抑制，以致停止生长或死亡。如青霉菌，生长最适温度是 25℃ 左右，曲霉生长最适温度在 30℃ 左右。粮食上的芽孢杆菌和放线菌中高温菌比较多。一般说来，粮温在 20～40℃ 是大多数微生物生长的适宜温度，温度为 5～15℃，则生长发育缓慢，甚至停滞。因此控制粮堆温度是防霉的重要措施之一。

3. 气调防霉

绝大多数粮食微生物是好氧的，在低氧环境下粮食微生物生长速度大为减弱。要达到完全抑制粮食微生物的生长，粮堆氧浓度必须控制在 0.2%。有人研究，当粮堆 CO_2 浓度达40%以上时，对一些霉菌的发育有抑制作用，CO_2 浓度达 60% 或 90% 时可控制一些霉菌产毒。在 80% 的 CO_2 气体中，白曲霉、黄曲霉、黑曲霉、杂色曲霉和青霉的生长可完全抑制，而且也可抑制一些酵母菌的生长。

人为地排除粮堆中原有气体，引入某些惰性气体如 CO_2、N_2 以及这些气体的混合物，由于粮堆内氧浓度降低，粮食微生物在低氧或绝氧情况下就会停止生长或受到抑制。在国外，气调贮藏已作为现代贮粮的一种重要方法，它要求粮食绝对隔绝与外界环境气体或液体的任何交换，从而达到防虫、防霉的目的。

4. 化学药物防霉抑菌

如前所述，除应对贮粮环境的相对湿度、基质含水量、温度、气体成分等因素加以控制外，还可以使用化学药物抑制或杀灭霉菌。在常规熏蒸剂中，现已证实有抑菌或杀菌作用的有：氯化苦、环氧乙烷、磷化氢、溴甲烷和氧化乙烯，甲醛、臭氧、过氧化氢也有抑制微生物污染和消毒作用。

防霉添加剂在一定条件下可作为保藏粮食、饲料的一种辅助手段，对防止霉变损失，控制霉菌产毒有显著的效果。其中山梨酸是一种很好的霉菌抑制剂，用于食品及食品包装材料，毒性极低，对玉米和大麦的防霉效果也很好。但因价格较贵，在粮食饲料方面的应用受到限制。

丙酸及其盐类作为湿粮、饲料防霉添加剂的应用已有几十年的历史。丙酸对霉菌的作用是选择性的，在新收获的玉米上，牙枝霉属、头孢霉属、交链孢霉属等约占 80%，这些菌对丙酸很敏感，只要 0.3% 的剂量便能抑制，但对毛霉、青霉、灰绿曲霉、单端孢霉、镰刀菌的抑制作用较差。面包烘焙及青储玉米上的酵母菌如隐球菌属、红色念珠菌属等对丙酸也很敏感。所以丙酸类防霉剂尤其适用于烤制品及青储玉米防霉。丙酸盐及丙酸载体，可克服丙酸腐蚀性强、刺激味重的缺点，目前已广泛用于粮食和饲料防霉。

一些谷物防护剂在防治虫害的同时，还有抑制黄曲霉和寄生曲霉产生黄曲霉毒素 B_1、黄曲霉毒素 B_2、黄曲霉毒素 G_1、黄曲霉毒素 G_2 的作用。如稻谷、玉米、小麦、花生中 20mg/kg 的敌敌畏可以完全抑制黄曲霉毒素的产生，也能抑制禾谷镰刀菌产生的玉米赤霉烯酮毒素、扩青霉产生的展青霉素、橘青霉产生的橘青霉素、赭曲霉产生的赭曲霉素。据报道，敌敌畏、西维因、除虫菊酯和马拉硫磷在 100mg/kg 时可显著抑制黄曲霉毒素的产生；10mg/kg 时仅敌敌畏、除虫菊酯、西维因有效，其中敌敌畏效果最好。

三、粮食的微生物检验

食品微生物检验是运用微生物学的理论与方法，检验食品中微生物的种类、数量、性质及其对人的健康的影响，以判别食品是否符合质量标准的检验方法。它是衡量食品卫生质量的重要指标之一，也是判定被检粮食能否食用的科学依据之一。其作用有以下两方面：①通过食品微生物检验，可以判断粮食加工环境及卫生情况，能够对粮食被微生物污染的程度做出正确的评价，为各项卫生管理工作提供科学依据；②食品微生物检验是贯彻预防为主的方针，可以有效地防止或减少食物中毒和人畜共患疾病的发生，保障人类的身体健康。

粮食的微生物检验可参照国家标准中对食品微生物检验的规定及说明。其中微生物检验的范围包括以下几方面。①生产环境的检验，如车间用水、空气、地面、墙壁等。②原辅料检验，包括食用动物、谷物、添加剂等一切原辅材料。③食品加工、贮藏、销售等环节的检验，包括食品从业人员的卫生状况、加工工具、运输车辆、包装材料的检验等。④食品的检验，包括对出厂食品、可疑食品及食物中毒食品的检验。

四、粮食类食品加工过程中的危害分析及控制措施

实例 1　面粉加工过程中的危害分析及控制措施（见表 6-2）

表 6-2　面粉加工过程中的危害分析及控制措施

加工工序	潜在危害及危害描述	危害是否显著	判定依据	预防及控制措施	是否关键控制点
小麦验收	生物危害:害虫、螨、霉菌	是	种植或贮存中会产生	若发现可在化学杀虫工序杀灭	否
	化学危害:农残、砷、汞含量超标	是	种植或贮存中会产生	拒收霉变小麦,拒收无合格申明的小麦	是
	物理危害:异物	是	种植中带有收割、运输、贮存中产生	通过后工序磁选、振动除杂、去石、打麦、精选除杂可去除	是
化学杀虫	生物危害:昆虫、螨残留	是	杀虫不充分而残留	严格执行杀虫工艺,发现昆虫、螨残留则重新杀虫	是
	化学危害:磷化物的残留	是	透气时间不足导致	控制透气时间	是
	物理危害:异物	是	前工序引入	通过后工序磁选、振动除杂、去石、打麦、精选除杂可去除	否
贮存	生物危害:昆虫、螨、霉菌	否		通过 GMP 控制	
	化学危害:无				
	物理危害:异物	是	前工序引入及二次混入	通过后工序磁选、振动除杂、去石、打麦、精选除杂可去除	否
配麦	生物危害:无				
	化学危害:无				
	物理危害:异物	是	前工序引入	通过后工序磁选、振动除杂、去石、打麦、精选除杂可去除	否
磁选	生物危害:无				
	化学危害:无				
	物理危害:金属异物	是	原料混有或加工中产生	通过后工序磁选铁去除	否
振动除杂	生物危害:无				
	化学危害:无				
	物理危害:轻杂	是	原料混有或加工中产生	通过本工序去除	是

加工工序	潜在危害及危害描述	危害是否显著	判定依据	预防及控制措施	是否关键控制点
去石	生物危害:无				
	化学危害:无				
	物理危害:碎石	是	原料混有或生产过程混入	通过本工序去除	是
打麦	生物危害:无				
	化学危害:无				
	物理危害:泥土	是	原料混有或生产过程混入	通过本工序去除	是
精选除杂	生物危害:无				
	化学危害:无				
	物理危害:异品种粒和不完善粒	是	原料混有或生产过程混入	通过本工序去除	是
着水	生物危害:无				
	化学危害:余氯超标	否			否
	物理危害:异物	是	严格按工艺执行前工序引入	后工序检查筛、筛理、磁选可去除	否
打麦	生物危害:无				
	化学危害:无				
	物理危害:泥土	否		通过 GMP 控制	否
去石	生物危害:无				
	化学危害:无				
	物理危害:碎石	否		通过 GMP 控制	
净麦贮存	生物危害:昆虫、螨、霉菌	否		通过 GMP 控制	
	化学危害:无				
	物理危害:异物	否		通过 GMP 控制	
磨粉	生物危害:有害微生物污染	否	面粉在高温煮制中可去除		
	化学危害:无				
	物理危害:异物	否	二次混入	通过 GMP 和 SSOP 控制	否
检查筛	生物危害:有害微生物污染	否		面粉在高温煮制中可去除	
	化学危害:无				
	物理危害:异物	否	生产和贮存中混入	通过 GMP 和 SSOP 控制	否
磁选	生物危害:有害微生物污染	否	原料中混有或生产中产生	面粉在高温煮制中可去除	
	化学危害:无				
	物理危害:金属异物	否		通过本工序和后工序磁铁去除	否

加工工序	潜在危害及危害描述	危害是否显著	判定依据	预防及控制措施	是否关键控制点
物理杀虫	生物危害:害虫、螨	是		严格执行杀虫工艺	否
	化学危害:无				
	物理危害:异物	是	杀虫不充分而残留和加工中混入	通过 GMP 和 SSOP 控制	
贮存	生物危害:有害微生物污染和繁殖	是			否
	化学危害:无				
	物理危害:异物	是	二次混入	通过 GMP 和 SSOP 控制	
添加剂加入	生物危害:有害微生物污染	否	二次混入	面粉在高温煮制中可去除	
	化学危害:添加剂超标	是	工艺操作不当所致	严格按配料工艺执行	是
	物理危害:无				
自动称量	生物危害:无				
	化学危害:无				
	物理危害:无				
磨粉	生物危害:有害微生物污染	否		面粉在高温煮制中可去除	
	化学危害:无				
	物理危害:异物	是	加工过程中产生	后工序检查筛、筛理、磁选可去除	否
筛理	生物危害:有害微生物污染	否		面粉在高温煮制中可去除	
	化学危害:无				
	物理危害:异物	是	前工序引入	本工序及后工序检查筛、筛理、磁选可去除	
清粉	生物危害:有害微生物污染	否		面粉在高温煮制中可去除	
	化学危害:无				
	物理危害:异物	是	前工序引入	后工序检查筛、筛理、磁选可去除	否
配粉	生物危害:有害微生物污染	否		面粉在高温煮制中可去除	
	化学危害:无				
	物理危害:异物	是	二次混入	通过 GMP 和 SSOP 控制	
筛理	生物危害:有害微生物污染	否		面粉在高温煮制中可去除	
	化学危害:无				
	物理危害:异物	是	前工序引入	通过筛网去除	是
磁选	生物危害:有害微生物污染	否		面粉在高温煮制中可去除	
	化学危害:无				
	物理危害:金属异物	是	生产中产生	通过磁铁去除	是

加工工序	潜在危害及危害描述	危害是否显著	判定依据	预防及控制措施	是否关键控制点
成品打包	生物危害:有害微生物污染	否			
	化学危害:无				
	物理危害:异物	否	二次混入	通过 GMP 和 SSOP 控制	否
成品贮存	生物危害:有害微生物污染和繁殖	否		面粉在高温煮制中可去除	
	化学危害:无				
	物理危害:异物	否		通过 GMP 和 SSOP 控制	否
成品交付	生物危害:有害微生物污染	否		面粉在高温煮制中可去除	
	化学危害:无				
	物理危害:异物	否		加强运输控制	否
包装材料（布袋）验收	生物危害:有害微生物污染	否		面粉在高温煮制中可去除	
	化学危害:无				
	物理危害:异物	否		通过 GMP 和 SSOP 控制	
包装材料（布袋）贮存	生物危害:有害微生物污染	否		面粉在高温煮制中可去除	
	化学危害:无				
	物理危害:异物	否		通过 GMP 和 SSOP 控制	
添加剂验收	生物危害:有害微生物污染	否		面粉在高温煮制中可去除	
	化学危害:有害化合物	是	生产加工中带入	供应商提供合格保证	是
	物理危害:无				
添加剂贮存	生物危害:有害微生物污染	否		面粉在高温煮制中可去除	否
	化学危害:无				
	物理危害:无				

实例 2　面包生产加工过程中的危害分析及控制措施（见表 6-3）

表 6-3　面包生产加工过程中的危害分析及控制措施

加工工序	潜在危害及危害描述	判断依据	危害评价			预防及控制措施	是否关键控制点
			严重性	可能性	风险评价		
面粉验收	生物危害:细菌污染	生产运输等过程中可能受到细菌污染	轻微	很少发生	中等的	烘烤过程可消除	否
	化学危害:农药、重金属残留	面粉中可能残留农药及重金属	严重	很少发生	重大的	1. 每次进货时对供应商提供的检验报告进行审核 2. 要求供应商每年提供一次第三方检测机构出具的报告	是
	物理危害:无						否

加工工序	潜在危害及危害描述	判断依据	危害评价			预防及控制措施	是否关键控制点
			严重性	可能性	风险评价		
食用盐验收	生物危害:无						否
	化学危害:重金属超标	食用盐中可能重金属超标	严重	很少发生	重大的	要求供应商每年提供一次第三方检测机构出具的报告	是
	物理危害:无						否
白砂糖验收	生物危害:细菌污染	砂糖在生产运输等过程中可能受到细菌污染	轻微	很少发生	中等的	通过后续烘烤工序消除	否
	化学危害:二氧化硫超标	白砂糖中可能残留二氧化硫超标	严重	很少发生	重大的	1.每次进货时对供应商提供的检验报告进行审核 2.要求供应商每年提供一次第三方检测机构出具的报告	是
	物理危害:无						否
奶油	生物危害:细菌污染	生产过程控制不当,产品不达标	中等	很少发生	中等的	通过后工序烘烤过程可消除	否
	化学危害:氧化、过氧化值超标	生产储存运输过程控制不当,产品不达标	严重	很少发生	重大的	1.每次进货时对供应商提供的检验报告进行审核 2.要求供应商每年提供一次第三方检测机构出具的报告	是
	物理危害:无						否
内包材	生物危害:细菌污染	包材可能残留细菌污染	中等	很少发生	中等的	通过臭氧杀菌可消除	否
	化学危害:重金属超标等	生产过程控制不当可能造成重金属等超标	严重	很少发生	重大的	1.每次进货时对供应商提供的检验报告进行审核 2.要求供应商每年提供一次第三方检测机构出具的报告	是
	物理危害:异物	包材内壁可能黏附异物	中等	偶然发生	中等的	通过后工序包装人工挑选可消除	否
食品添加剂	生物危害:无						否
	化学危害:重金属等	生产过程中控制不当造成危害	严重	很少发生	重大	1.每次进货时对供应商提供的检验报告进行审核 2.要求供应商每年提供一次第三方检测机构出具的报告	是
	物理危害:无						否
配料	生物危害:细菌污染	人员或工器具消毒不彻底造成细菌污染	中等	很少发生	中等的	通过后工序烘烤可消除	否
	化学危害:添加剂超标	称量不准确或操作不当	严重	很少发生	重大的	1.加改良剂严格按照配方标准 2.通过复称或监督来确定改良剂量	是
	物理危害:头发等异物	配料员在操作时有可能带入头发等异物	中等	很少发生	中等的	严格按规定着装,及时清洁工作台、工器具	否

加工工序	潜在危害及危害描述	判断依据	危害评价			预防及控制措施	是否关键控制点
			严重性	可能性	风险评价		
鸡蛋	生物危害:细菌污染	鸡蛋属于动物原性原料,会带有细菌 由于鸡蛋壳破损会导致鸡蛋氧化	中等	经常发生	中等的	通过对鸡蛋的清洗消毒处理可消除	否
	化学危害:消毒剂残留	鸡蛋清洗消毒时残留	中等	很少发生	中等的	通过彻底清洗及自然挥发、打蛋后消除	否
	物理危害:蛋壳等	通过打蛋时混入	中等	很少发生	中等的	通过打蛋过程中挑选消除	否
自来水供应	生物危害:细菌残留	自来水本身带有细菌	轻微	经常发生	可接受的	1.使用当地市政供应的合格自来水 2.每年送检两次水质到卫生防疫部门	否
	化学危害:余氯残留	市政供水消毒处理残留	轻微	经常发生	可接受的	1.使用当地市政供应的合格自来水 2.每年送检两次水质到卫生防疫部门	否
	物理危害:细微的颗粒杂质	水中含有细微的颗粒杂质	中等	极少发生	可接受的	1.使用当地市政供应的合格自来水 2.每年送检两次水质到卫生防疫部门	否
面团搅拌	生物危害:细菌污染	人员卫生不合标准,设备容器消毒不彻底	严重	很少发生	重大的	设备每日清洗消毒,通过后续烘烤工序消除	否
	化学危害:无						否
	物理危害:头发、纤维等杂物	员工生产操作时带入	中等	很少发生	中等的	定时检查员工个人卫生及穿戴,定时清洁工作台、烤盘、工器具	否
基本醒发	生物危害:细菌污染	醒发室空气污染	严重	很少发生	重大的	每日发酵室清洗消毒,后续烘烤工序可消除	否
	化学危害:无						否
	物理危害:螺丝、蚊虫等	醒发室中机器配件松动掉入、蚊虫等进入	严重	很少发生	重大的	每天检查发酵室机器配件牢固情况、每天清洗消毒	否
成型	生物危害:细菌污染	加工过程中造成污染	严重	很少发生	重大的	通过后续烘烤工序可消除	否
	化学危害:无						否
	物理危害:头发纤维等异物	加工过程中带入	中等	很少发生	中等的	定时检查员工个人卫生及穿戴,定时清洁工作台、烤盘、工器具	否
最终醒发	生物危害:细菌污染	醒发室空气污染	严重	很少发生	重大的	每日发酵室清洗消毒,后续烘烤工序可消除	否
	化学危害:无						否
	物理危害:螺丝、蚊虫等	醒发室中机器配件松动掉入、蚊虫等进入	中等	很少发生	中等的	每天检查发酵室机器配件牢固情况、每天清洗消毒	否

加工工序	潜在危害及危害描述	判断依据	危害评价			预防及控制措施	是否关键控制点
			严重性	可能性	风险评价		
烘烤	生物危害:细菌繁殖	由于烘烤过程失控造成面包未经热透,内部发黏,易霉变	严重	很少发生	重大的	烤炉员严格按标准温度、时间烘烤	是
	化学危害:油烟	烤炉在烘烤时由于油的烟道不通造成	中等	很少发生	中等的	每天检查烟道、定期保养烟道	否
	物理危害:灰尘、油垢等	烤炉内部未清洁积累的灰尘及油垢	轻微的	很少发生	轻微的	每日清洁烤炉、定期维护保养	否
冷却	生物危害:细菌繁殖	由于冷却温度及时间不足,产品中心未冷透造成霉菌繁殖	严重	很少发生	重大的	将产品中心温度冷却至标准温度下	否
	化学危害:无						否
	物理危害:灰尘杂物	冷却间的环境卫生可能造成	中等	很少发生	中等的	每天清洗消毒冷却间,保持环境卫生清洁	否
包装	生物危害:细菌污染	内包材污染,包装过程操作人员及设备、工器具污染	严重	很少发生	重大的	包材使用前消毒处理,保证人员卫生,按规定清洗消毒设备及工器具	否
	化学危害:无						否
	物理危害:无						否
标签装箱	生物危害:无						否
	化学危害:无						否
	物理危害:无						否
入库	生物危害:无						否
	化学危害:无						否
	物理危害:无						否

第二节　食用油的安全管理

食用油主要是指动物脂肪和植物油。食用植物油根据加工情况又分为四种:毛油,即粗制未经加工处理含有较多杂质的油,一般色泽深、浑浊,不宜直接食用;精炼油,即毛油经水洗、碱炼等加工处理后的油,一般色泽较浅,澄清;色拉油,即精炼油再经脱色、脱臭、脱味处理的油,一般无色、无臭、无味、澄清;硬化油,即将植物油加氢后变为固体的油脂。

一、食用油的污染来源

1. 天然有害物质

(1) 单宁　单宁是一种多酚物质,主要存在于油菜籽和高粱中。单宁可与蛋白质结合,使蛋白质的利用率下降并影响消化酶的活性。

(2) 棉酚　棉酚是棉籽色素腺体中的有害物质，长期食用含有棉酚的食用油会引起慢性中毒。用冷榨法生产的棉籽油中所含的游离棉酚多，热榨法、碱炼或精炼生产的食用油中游离棉酚含量少。我国规定棉籽油中游离棉酚含量≤0.02%。

(3) 芥子苷　芥子苷普遍存在于十字花科植物中，特别是油菜籽中含量高。芥子苷的分解产物能使甲状腺肿大，可用加热法除去。

(4) 芥酸　芥酸是一种二十二碳单不饱和脂肪酸，主要存在于菜籽油中，可使心肌纤维化，但有关人体中毒的报道不多。

2. 油脂酸败

油脂酸败的原因有两方面：一是由于原料残渣和微生物产生的酶引起的酶解过程；二是由于光、氧气、温度、水分、重金属离子等引起的化学变化。油脂酸败分解出的各种产物不仅影响食用油的感官质量，还可引起中毒现象，长期食用变质食用油会诱发癌症。

3. 化学污染

(1) 芳烃类化合物　苯、甲苯、多环芳烃等芳烃类化合物主要污染源有工业区灰尘污染、润滑油或浸出油残留、油脂热聚合产物等。我国规定食用植物油当中多环芳烃类化合物的含量≤10μg/kg。

(2) 苯并[a]芘　油料作物被化工农药和工业三废污染后，易使苯并[a]芘的含量增加，从而对植物食用油造成危害。另外，用浸出法生产植物食用油时，不纯的溶剂中含有苯并[a]芘等有害物质，也会使食用油受到污染。

4. 霉菌毒素的污染

使用受到黄曲霉污染的油料种子生产食用油时，黄曲霉毒素含量非常高。因而应避免原料被霉菌污染，应采用碱炼法或吸附法生产油脂。我国规定一般食用油中黄曲霉毒素含量≤10μg/kg，花生油中黄曲霉毒素含量≤20μg/kg。

5. 食用油掺假

一些不法商贩为了追求高利润，往往在食用油中掺杂使假，轻者降低食用油的质量，严重的会引起食物中毒。食用油中掺入棉籽油、矿物油、盐水、米汤、蓖麻油、桐油和巴豆油等。食用油掺假的现象主要有：芝麻油中掺入棉籽油、水、淀粉、菜油和豆油；豆油中掺入花生油、米汤和水；菜籽油中掺入棕榈油；花生油中掺入棕榈油和猪油。掺假的食用油可通过感官、理化指标进行鉴别。

二、防止油脂变质的措施

1. 加入抗氧化剂

抗氧化剂对油脂氧化的抑制作用是能够阻断自由基的增殖。许多食品中都含有天然的抗氧化剂，但往往量不够并且中等程度加热就会失活。天然抗氧化剂有维生素 C、维生素 E、类胡萝卜素和多酚类如丁香中的丁香酚。在目前的食品工业中，大量使用的是合成的酚类抗氧化剂，其中常用的有丁基羟基茴香醚（BHA）、丁基羟基甲苯（BHT）及没食子酸丙酯（PG）等。有一些物质本身虽没有抗氧化作用，但与抗氧化剂并用时却能增强抗氧化剂的抗氧化效果，这些物质统称为抗氧化增效剂。金属螯合剂，如柠檬酸和抗坏血酸，可大大提高抗氧化剂的作用，这些物质本身无抗氧化作用，但对抗氧化剂有增效作用。合理使用油脂抗氧化剂除了要掌握其机理作用，不超过国家卫生标准最大使用量的规定外，还应注意以下几点：

（1）充分了解抗氧化剂的性能。由于不同的抗氧化剂对油脂的抗氧化效果不同，应在充分了解抗氧化剂性能的基础上，选择最适宜的品种。

（2）把握住添加抗氧化剂的时机。抗氧化剂只能阻碍氧化作用及延缓油脂败坏的时间，而不能改变已经氧化酸败变质的食品。因此，在使用时必须掌握时机，尽早添加。

（3）选择合理的添加量。使用抗氧化剂的浓度要适当。由于溶解度、毒性等问题，油溶性抗氧化剂使用浓度一般不超过 0.02%。

（4）均匀分布。抗氧化剂用量一般很少，只有充分地分散在食品中，才能有效地发挥其作用。

2. 隔绝氧气

采用充氮或真空包装的优点是安全、无毒，对人体无害，但设备费用较高，包装中氧气残存量在 $2\%\sim5\%$ 之间，也可使长期贮存的油脂变质。

3. 采用遮光包装或无菌包装

真空包装或充气包装都对包装材料和封口的密封性提出了相应的要求，无论是真空包装或充气包装，必须要求包装材料的透气率最低，同时，其透气率受周围的温度和湿度的影响最小，才能保证包装内的真空度稳定不变。最理想的包装材料应兼具遮光性与防潮性能，以排除湿度和紫外光对油脂氧化促进作用。

4. 低温下加工与贮存

与一般化学反应相同，温度上升油脂的自动氧化速率加快。温度每升高 $10℃$，氧化酸败反应速率增大 $2\sim4$ 倍，除此之外温度还影响反应机制。

5. 防止水分对油脂的影响

水分活度对油脂的变质很复杂，水分活度过高或过低时，酸败都会发展得很快，而且较大水分活度会使微生物生长旺盛，使油脂酸败变质加剧，因此在生产加工油脂的过程中应通过精炼脱水降低水分或加入少量环丙烷等水解防止剂，从而达到防止油脂变质的目的。

6. 避免金属离子和某些色素或酶对油脂的影响

金属离子能催化油脂的氧化，大大提高氢过氧化物的分解速度，从而促进变质的进程。因此油脂不能用金属器具包装或与之长期接触，避免金属离子的污染。某些色素如血红素和叶绿素等，由于组分中含有金属离子而形成色素过氧化物复合物而催化油脂的氧化变质，因此在生产加工时应通过加热炼制破坏色素或酶。

三、食用油脂生产过程中的危害分析及控制措施

实例 大豆食用油脂生产过程中的危害分析及控制措施（见表6-4）

表 6-4　大豆食用油脂生产过程中的危害分析及控制措施

加工工序	潜在危害及危害描述	危害是否显著	判断依据	预防及控制措施	是否关键控制点
原料	生物危害:霉变,致病菌,转基因虫害	是	贮存不当,原料入库没有严格检验	按照大豆有关贮存方法进行及时、合理的处理保藏,要求供应商提供有关证明原材料来源、有无转基因情况的材料,进行原料的分级分类	是
	化学危害:农药残留,水分超标,破损状况	是	贮存不当	对接受的原料进行严格检验、挑选	
	物理危害:金属,固体杂质,如毛发等	是	原料入库没有严格检验	对接受的原料进行严格检验、挑选	
筛选	生物危害:无				否
	化学危害:无				
	物理危害:固体杂质	否	筛孔破损,筛网不合理,筛面角度不合理	加强针对设备的定期维护、检查	
风选	生物危害:无				否
	化学危害:无				
	物理危害:固体杂质(密度较大豆轻的)	否	气流风速大小不合理,设备管道密闭不好	对不同批的原料要进行调试,定期检查设备管道密闭情况	
磁选	生物危害:无				否
	化学危害:无				
	物理危害:具磁性的固体金属杂质	否	磁选设备老化,通电设备故障	定期检查,注意检查设备及维修	
粉碎	生物危害:无				否
	化学危害:水分含量	否	大豆水分含量过高	在破碎前检查水分含量	
	物理危害:温度控制不当	否	温度控制不当	控制大豆的温度达到粉碎合理温度	
软化	生物危害:无				否
	化学危害:水分	否	大豆水分未控制在 15%~30%	控制大豆水分,加热去水或加热润湿	
	物理危害:处理温度、时间控制不当	否	软化温度,时间控制不合理	控制软化温度,保证足够的软化时间	
轧胚	生物危害:无				否
	化学危害:水分含量	是	胚片水分过高	调节水分	
	物理危害:处理厚度	是	轧胚机的轧辊之间间隙调节不当,轧辊老化	保证胚片能够快速和充分地浸出溶液,对于不同批次的原料调节轧辊之间的间隙大小,定期检查轧辊的老化情况	
浸出	生物危害:霉变等污染的不合理胚片	是	预处理后的胚片不合理	严格对胚片进行抽查检验	是
	化学危害:溶剂选择	是	溶剂污染,过期,选择不合理,浸出工艺参数选择不当	选择合格厂家的合适安全溶剂	
	物理危害:浸出时间、浸出温度控制不当	是	没有调节好工艺参数	严格控制浸出工艺各参数,对不同原料适时调整	

加工工序	潜在危害及危害描述	危害是否显著	判断依据	预防及控制措施	是否关键控制点
蒸发	生物危害:无				否
	化学危害:无				
	物理危害:胚片碎末,温度、设备真空度控制不当	是	胚片碎末过多,设备工艺参数不合理,出现故障造成溶剂泄漏	专人监控温度和真空情况,适时调节并定时检查,防止管道堵塞和胚片碎末导致的传热效率下降	
汽提	生物危害:无				否
	化学危害:无				
	物理危害:胚片碎末,设备温度、真空度控制不当	是	胚片碎末过多,设备工艺参数不合理,出现故障造成溶剂泄漏	专人监控并适时调节温度和真空度情况,定时检查,防止管道堵塞和胚片碎末倒时的传热效率下降	
毛油	生物危害:霉变,致病菌	是	由于污染原料和进出处理过程中造成毛油不合格	进行专业的品质控制检验,防止处理过程中造成的毛油污染	是
	化学危害:AV、羰基值、水分、残留溶剂、POV	是	AV、POV、羰基值、水分等品质参数不合格,溶剂残留过高	对溶剂含量过高的毛油要再次蒸发处理	
	物理危害:胚片碎末	是	处理过程中产生的胚片碎末	过滤处理	
过滤	生物危害:无				否
	化学危害:无				
	物理危害:过滤温度、压力控制不当,杂质、管道内壁金属屑、胚片碎末	否	过高温度导致油脂氧化,滤网的老化造成过滤效果不合格	控制合理过滤参数,定期对滤网检查	
脱胶	生物危害:无				否
	化学危害:辅料的添加量(水)	是	水质不达标影响油脂安全性	按照 SSOP 操作规范,软水低温脱胶,控制辅料添加量	
	物理危害:混合温度、时间、搅拌速度控制不当	是	脱胶参数不合理	控制脱胶工艺参数保证脱胶效果	
	生物危害:无				
	化学危害:辅料的添加量(碱)	是	碱液过量或不足	辅料的添加量控制,为中和原料的 FFA 并使用中性油损失最低,需 0.13% 的 NaOH 或 KOH 超碱量	
	物理危害:操作温度、时间、搅拌速度、胶溶性杂质控制不当	是	工艺参数不合理,杂质导致碱炼持久乳化,使油脂色泽变深	严格控制真空度、温度等工艺参数	
脱酸	生物危害:无				否
	化学危害:无				
	物理危害:操作温度、时间、搅拌速度、胶溶性杂质控制不当	是	工艺参数不合理,杂质导致碱炼持久乳化,使油脂色泽变深	严格控制真空度、温度等工艺参数	

続表

加工工序	潜在危害及危害描述	危害是否显著	判断依据	预防及控制措施	是否关键控制点
脱色	生物危害:无				否
	化学危害:活性白土的品质,辅料添加量(吸附剂),水分和皂过量	是	白土质量不合格,水分、皂量过多导致白土消耗过多	选择合格品质的吸附剂,控制辅料的添加量	
	物理危害:操作温度、时间、压力、通气速度和时间、真空度控制不当	是	操作工艺参数不当影响脱色效果	按照SSOP操作规范操作,对工艺条件进行随时监控	
脱蜡	生物危害:无				否
	化学危害:结晶助剂质量及添加量不当	是	结晶助剂添加量不当	做小样品实验确定添加助剂的量,检测残留量	
	物理危害:操作温度、降温速度、结晶时间、搅拌速度控制不当	是	操作工艺参数不当影响脱蜡效果	合理的设备安装及维护,随时实时监控操作工艺参数	
添加抗氧化剂	生物危害:无				是
	化学危害:添加抗氧化剂不合格	是	抗氧化剂质量不合格,添加抗氧化剂不符合使用卫生标准	选择合格卫生标准的抗氧化剂	
	物理危害:添加不均匀,添加量不符合标准	是	添加不均匀导致局部添加剂浓度过高	严格按GB 2760—2014使用抗氧化剂,混合均匀	
包装	生物危害:致病菌	是	包装车间的卫生条件和员工的卫生不好	及时清扫,工人持证上岗,产品符合食用植物油标准GB 2716—2018	是
	化学危害:包装材料污染和密闭性不合格造成油脂氧化	是	油脂包装材料不合格,包装密闭不严	使用质量卫生标准合格的包装材料,检查密闭性	
	物理危害:无				

第三节　豆制品类的安全管理

我国是大豆制品的发源地,我国大豆制品的生产、经销和消费历史悠久。关于豆制品的制作技术和使用方法,在我国许多古书中均有记载。由于各地自然地理条件和人民的消费习惯不同,豆制品花色品种及风味特点各有不同。

豆制品是以大豆(包括黄豆、青豆及黑豆等)为原材料制成的食品。豆制品按生产工艺可分为非发酵豆制品、发酵豆制品和大豆新食品。非发酵豆制品有豆腐、半脱水豆制品、卤制豆制品、油炸豆制品、炸卤豆制品、熏制豆制品、干燥豆制品等;发酵豆制品有腐乳、豆豉、霉豆腐等,此外还有豆奶、豆粉等大豆新食品。

一、豆制品的卫生问题

保质期短、卫生质量差严重影响豆制品的商品流通,制约着工业化大规模生产。即使自动化程度很高的厂家,生产的经过巴氏杀菌的葡萄糖酸-δ-内酯豆腐,在夏日室温下的保质期一般不超过 1 天，在 10℃ 以下 3～4 天。在夏季许多豆制品厂处于停产状态，影响了企业的效益和豆制品的消费。在我国，大豆的种植面积广，豆制品的种类繁多，总的说来，豆制品的保质期都非常短，在生产运输和销售过程中易造成极大的浪费。全国各地都有各种的豆制品名优产品，由于极不耐贮存，不能解决运输中豆制品保质问题，只能在本地销售，限制了产品的生产。例如，东北三省是大豆产区，其特产豆皮具有白、薄、韧的特点，但因保质期短，只能在当地销售。因此，研究豆制品保鲜问题成为豆制品厂的发展关键。而导致传统豆制品保质期短、卫生质量差的原因，主要有以下几个方面。

1. 大豆原料中微生物污染严重

豆制品厂使用的大豆原料大多数都是直接从田间收获的，表面附着泥土。因此除了残存农药有可能造成污染外，大豆原料中携带大量的土壤中的微生物，数量和种类几乎不可计数。

2. 加工辅料带入安全隐患

在豆腐加工中，根据豆腐品种的不同，分别加入葡萄糖酸-δ-内酯、石膏、盐卤等凝固剂。经检测发现，由于产地和贮存时间的不同，凝固剂 GDL 所带入的杂菌总数相差很大，有的品牌的凝固剂，添加后使豆浆中的细菌总数增加 $1.3×10^4$ cfu/mL 豆浆。盐卤中除了可能带入重金属离子外，还会带入大量耐盐微生物，浓度高达 $6.3×10^4$ cfu/mL 原液。由此可见，添加剂带入细菌不能忽视。除微生物造成的卫生问题以外，有些加工辅料也会造成食品安全问题，例如在某些地区，曾出现过用医院病人用过的石膏制作豆腐。有的厂家为改善腐竹的色泽、提高产率，添加吊白块（甲醛合次硫酸氢钠），严重危害人体健康。

腐乳属于豆腐发酵制品，有关资料表明，红腐乳中添加的红曲汁存在着安全隐患。人们一直认为红曲霉及发酵产物红曲色素是安全的，研究结果表明，在一定条件下，红曲霉会产生橘霉素，对人体有害。此外，在豆腐乳的生产过程中，为了抑制杂菌尤其是致病菌的生长，加入了高浓度的食盐和防腐剂，这些添加剂的大量使用也会对人体健康产生危害。酱油也属于大豆发酵产品，根据食品卫生抽样调查报告，各类食品中，合格率最低的是酱油，仅达 56.0%，主要原因是氨基酸态氮不合格。近年来我国的酱油出口由于氯丙醇超标又遭受重创，再一次警告我们，传统豆制品的生产存在的安全问题不容忽视。

3. 加工过程中卫生条件差，二次污染严重

人们普遍认为豆制品是低档、廉价的产品，仍然按照千百年来的传统加工习惯进行生产，对豆制品生产的卫生条件重视不够。即使是机械化程度较高的厂家，其卫生条件也远不如肉制品、乳制品厂。生产中操作人员双手接触豆浆、辅料和器具等，带入大量细菌。煮浆、过滤、添加凝固剂、灌装等工序均暴露在空气中进行，是二次污染的重要来源。若以现代食品的标准衡量，传统大豆食品既不符合食品卫生，也不符合规格化、标准化、方便化的要求。

4. 杀菌强度不高

对豆腐采用一般的杀菌、抑菌措施很难奏效，而强烈的热杀菌使豆腐发生收缩失水现象，与此同时发生美拉德反应，影响产品的风味和色泽。美国已成功地研制采用豆浆脱糖后超高温杀菌，最后无菌包装，但生产成本很高。而在我国豆腐作为一种大众化食品，采用无菌包装时，其价格很难被我国人民所接受。

5. 包装落后，产品货架期短

由于我国包装机械、包装材料和人们观念上的落后，传统豆腐制品几乎都没有包装，如各种豆腐、豆腐干、豆腐丝等。致使产品货架期很短，卫生条件差，只能就地生产就地销售，缺乏市场竞争力。一些自动化程度很高的厂家，采用充填法，将豆腐或豆腐丝填装到盒中后密封，在冷藏条件下销售。但由于不能实现无菌包装，保质期仍然很短（通常2～3天）。

另外，中国传统豆制品的加工，只作为一种手艺在民间通过师傅代代相传，工艺和配方因人而异，为经验性积累，致使其加工工艺不规范，工艺参数模糊，产量、质量不稳定，难以适应工业化生产。例如在北京一家知名企业，煮浆时间定为"煮沸三次"，这么模糊的工艺参数难以确保产品的微生物稳定性。

二、豆制品防腐保鲜的方法

针对豆制品的易腐性，现在有很多防腐保鲜方法，其中比较有开发前景且较安全可靠的主要有以下几种。

1. 辐照保鲜

采用5～10kGy的 ^{60}Coγ 射线照射豆制品有明显的灭菌效果，在贮藏期间其外观色泽无明显变化，组织状态密实有弹性，在常温（25℃）条件下贮藏30天，在低温（2～7℃）条件下贮藏90天，仍保持风味豆制品特有的香气，具有良好的食用价值。且其微生物指标、理化指标、感官指标符合国家标准，达到了延长货架期、贮藏期的目的。低温贮藏90天以后其杂菌数仍不超标，但考虑到它的理化性质、口味及包装的保水性，把货架期定为90天。在5～10kGy剂量范围内，豆制品的蛋白质含量、脂肪含量均与对照组无明显差异，主要营养成分未产生显著变化。

但是目前为止，对于辐照食品的安全问题（致畸、致癌、致突变性）仍存在争议，权威部门公布辐射剂量不超过10kGy对于人类是安全的。但是消费者在选择购买这类食品时仍然心有余悸。

2. 烟熏香味料保鲜

烟熏香味料（以下简称香味料）又称木醋酸、烟熏液、液体烟熏香剂，主要成分为愈创木酚、4-甲基愈创木酚、2,6-二甲氧酚、糠醛、5-甲基糠醛、乙酰基呋喃、醋酸、醋醇类等400余种。主要用于制作各种烟熏风味肉制品、豆制品及调味品，具有抑菌防腐、增香保鲜、调味、除臭、抗氧化作用。一般采用浸渍、涂抹、喷雾方法加入。但是部分香味料含苯并芘，此物质含量超标易致癌，所以此法有待考证。

3. 林檎叶、竹叶保鲜

采用林檎叶（蔷薇科，苹果属）浸出物保鲜猪肉、豆制品，对金黄色葡萄球菌等革兰阳性菌抑制作用较强，而对大肠杆菌等阴性菌抑制作用较差。对青霉红酵母等抑菌作用弱，对根霉毛霉假丝酵母无抑制作用。

采用2%浓度的竹叶浸出液对豆腐浸渍处理，贮存两天后，对照菌数为 4.4×10^7 cfu/g，加竹叶浸出液菌数 1.2×10^3 cfu/g，因为其浸出液中主要成分为有机酸、酚及其酯，这些成分具有抑菌和杀菌作用早已有报道，而且某些有机酸与酯类能形成胶状膜，在固态食品表面形成一层膜，保水阻气，并且可阻挡外界微生物污染。

但是此类天然物质抑菌成分、抑菌活性、抑菌成分耐热性及与食盐的协同作用还存在许多不确定性。

4. 天然色素防腐

作为防腐剂应用于豆制品的天然色素主要有姜黄素、橘红色素、苹果色素、花生衣等。姜黄、橘皮等具有抑制细菌、霉菌和酵母的协同作用；橘红色素与花生衣、姜黄、黄精对抑制枯草芽孢杆菌和金黄色葡萄球菌，苹果色素与姜黄、黄精对抑制大肠杆菌分别有协同效应；豆腐干用姜黄素保鲜可以明显地延长保质期。

5. 南瓜子防腐

研究发现南瓜子周围瓜瓤中含有能抑制细菌生长的活性物质，该物质是脂溶性成分，对霉菌细菌及抗热的芽孢杆菌具有抑制效果，可望用于豆腐等加工食品的保质防腐。

6. 高压保鲜

用 400MPa 高压对豆腐进行处理，并在 5℃下保存 5 天、30 天、45 天，同时做感官评定和微生物分析。此种处理方法优点为保质期长，缺点为加压导致产品品质劣变。

7. 蒜素保鲜

大蒜素是大蒜辣素和大蒜新素等的总称，它们是天然抗生素，可抑制多种有害细菌、霉菌和酵母菌。其抑菌机理是大蒜素在水溶液中迅速与半胱氨酸反应生成结晶性沉淀，破坏微生物生长所必需的巯基衍生物的巯基。试验证明，大蒜素对豆制品的保鲜期大于7 天。

三、 豆制品生产过程中的危害分析及控制措施

实例 1 豆腐生产过程中的危害分析及控制措施（见表 6-5）

表 6-5 豆腐生产过程中的危害分析及控制措施

加工工序	潜在危害		危害评估		可接受水平	是否关键控制点	控制情况	
	危害描述	危害来源	发生频率	严重程度			控制措施	验证
大豆验收	物理危害：杂质、水泡豆、热损	包装过程中筛选不净	较少	可忽略	无异物	是	要求供应商严格按要求控制	批批检验
	生物危害：细菌、致病菌超标	大豆在贮存过程中，会因微生物繁殖而出现黄曲霉毒素	较少	可忽略	无霉豆	否	选择合格的原料供应商，并对原料大豆进行常规理化检验（次/车）；普查	委托检验
	化学危害：农药残留、重金属污染、黄曲霉毒素 B_1	大豆在生长过程中因使用杀虫剂与化肥等化学制剂而存在残存，形成化学性危害	很少	轻微	符合国家标准，含量不超标	是	选择合格的原料奶供应商，并对无法开展的检测项目进行普查	委托检验

加工工序	潜在危害		危害评估		可接受水平	是否关键控制点	控制情况	
	危害描述	危害来源	发生频率	严重程度			控制措施	验证
浸泡	化学危害:清洗剂残留	清洗后冲洗不彻底	很少	轻微	pH 为 6~8 排放	否	严格执行清洗规程	质检员对浸泡度感官等进行查验
	生物危害:无							
	物理危害:无							
磨浆	生物危害:细菌、致病菌超标	大豆中存在的	很少	轻微	无霉豆	否	要求供应商严格按要求控制	大豆实施批批检验
	化学危害:清洗液残留	清洗后冲洗不彻底	很少	轻微	pH 符合标准	是	严格执行清洗规程	对 pH 进行监测
	物理危害:无							
煮浆	生物危害:微生物增长、生物活性酶要失活处理	脲酶	很少	轻微	阴性	是	严格监控连续煮浆机温度	严格记录,加强巡查
	化学危害:清洗剂残留	清洗后冲洗不彻底	很少	轻微	pH 符合标准	否	严格执行清洗规程	对 pH 进行监测
	物理危害:无							
浆渣分离	生物危害:细菌、致病菌超标	浆体灭菌不彻底	很少	轻微	不超标	否		
	化学危害:清洗剂残留	清洗后冲洗不彻底	很少	轻微	pH 符合标准	否	严格执行清洗规程	对 pH 进行监测
	物理危害:异物	操作不慎,混入异物,设备的零部件脱落,环境中的昆虫等异物进入	较少	中度	无异物、杂质	是	生产过程中监控	车间清洗后需拆卸零部件检查;灯检检出
成型	生物危害:细菌总数、大肠菌	操作过程中,空间环境、从业人员、操作工具、设备清洗消毒不彻底带来的微生物污染	经常	轻微	符合工艺要求	是	后续杀菌工序可以控制	批批检验微生物情况
	化学危害:1.凝固剂配制量 2.清洗液残留	1.操作人员责任心不强,没有严格执行操作规程 2.清洗后冲洗不彻底	很少	严重	添加量符合配方要求	是	添加量严格按配方单执行,配制过程双人相互确认完成	品管部实施抽查监控
	物理危害:无							
装盒	生物危害:细菌总数、大肠菌	包装容器、材料、包装人员手、工装环境若携带微生物从而污染了产品	经常	轻微	符合工艺要求	否	后续杀菌工序可以控制	批批检验微生物情况
	化学危害:无							
	物理危害:异物	包装人员或包装材料携带	很少	中度	无异物、杂质	是	对供方控制,使用前检查	车间员工检查、灯检岗位检查

加工工序	潜在危害		危害评估		可接受水平	是否关键控制点	控制情况	
	危害描述	危害来源	发生频率	严重程度			控制措施	验证
包装杀菌	生物危害:细菌总数、大肠菌	杀菌温度控制不严格导致微生物超标	较少	严重	菌落总数(cfu/g)≤750,大肠菌群(MPN/100g)≤40,致病菌不得检出	是	1.操作员工严格按工艺要求对杀菌温度进行监控 2.抽查检测豆腐杀菌后的中心温度	批批检验微生物情况
	化学危害:无							
	物理危害:无							
装箱	生物危害:无							
	化学危害:无							
	物理危害:破损	野蛮搬运	较少	严重	无	否	严格要求搬运	物资部加强管理,一经发现严格处罚
入库	生物性:细菌、杂菌、大肠菌	贮存温度不符合要求、时间过长,导致产品微生物繁殖	较少	中度	菌落总数(cfu/g)≤750,大肠菌群(MPN/100g)≤40,致病菌不得检出	否	1.库房温度控制在0~10℃,临近保质期产品不予出库 2.物资部记录库房的温湿度情况	物资部记录检查情况
	化学危害:无							
	物理危害:无							

实例 2 豆粉生产过程中的危害分析及控制措施（见表 6-6）

表 6-6 豆粉生产过程中的危害分析及控制措施

加工工序	确定本步骤引入的,受控的或增加的潜在危害	潜在危害是否显著	判断提出依据	预防及控制措施	是否关键控制点
大豆验收	生物危害:细菌、致病菌超标	是	大豆在贮存过程中,会因微生物繁殖而出现黄曲霉毒素	选择合格的原料供应商,并对原料大豆进行常规理化检验(次/车);普查;委托检验	否
	化学危害:农药残留、重金属污染、黄曲霉毒素 B_1	是	大豆在生长过程中因使用杀虫剂与化肥等化学制剂而存在残存,形成化学性危害	选择合格的原料奶供应商,并对无法开展的检测项目进行普查或委托检验	是
	物理危害:杂质、异物超标	是	原料中可能含有杂质会对人体造成伤害	后续清选工序可将此危害降低到可接受水平	否
大豆清选	生物危害:细菌、致病菌超标	否	大豆在生产过程中,会因微生物繁殖而超标	通过 OPRP(设备清洗操作规程)控制	
	化学危害:无				
	物理危害:杂质、异物残留	是	原料中可能含有杂质会对人体造成伤害	通过 OPRP(设备保养维护计划)控制	否

加工工序	确定本步骤引入的,受控的或增加的潜在危害	潜在危害是否显著	判断提出依据	预防及控制措施	是否关键控制点
大豆烘干、脱皮	生物危害:细菌、致病菌超标	否	大豆在生产过程中,会因微生物繁殖而超标	通过 OPRP(设备清洗操作规程)控制	
	化学危害:无				
	物理危害:杂质、异物残留	否	原料中可能含有杂质会对人体造成伤害	通过 OPRP(设备保养维护计划)控制	
失活破碎	生物危害:细菌、致病菌超标	否	大豆在生产过程中,会因微生物繁殖而超标	通过 OPRP(CIP 清洗操作规程)控制	
	化学危害:清洗液残留	否	清洗液没有排净	通过 OPRP(CIP 清洗操作规程)控制	
	物理危害:无				
超微磨	生物危害:细菌、致病菌超标	否	大豆在生产过程中,会因微生物繁殖而超标	通过 OPRP(CIP 清洗操作规程)控制	
	化学危害:清洗液残留	否	清洗液没有排净	通过 OPRP(CIP 清洗操作规程)控制	
	物理危害:无				
离心分离	生物危害:细菌、致病菌超标	否		通过 OPRP(CIP 清洗操作规程)控制	
	化学危害:无				
	物理危害:无				
杀菌灭酶	生物危害:微生物增长、生物活性酶要失活处理	是	长时间的物料贮存,可导致细菌数增加。活性酶不失活将会使产品脲酶呈现阳性,食用后引起人体不适	进行 135～140℃、2～5s 的闪蒸灭酶、除臭处理。贮存温度 10～15℃,贮存时间≤12h,后工序杀菌处理	是
	化学危害:无				
	物理危害:无				
配料	生物危害:致病菌、细菌污染	是	调配过程会造成致病菌、细菌污染	后续杀菌工序可将此危害降低到可接受水平	否
	化学危害:无				
	物理危害:杂质、异物混入	否	生产中产生杂质及外界带入异物	通过过滤工序能把此危害程度降至安全水平	
冷却贮存	生物危害:细菌、致病菌繁殖	是	贮存过程中细菌、致病菌繁殖会对人体造成伤害	贮存温度低,时间短,后续有杀菌工序控制	否
	化学危害:无				
	物理危害:无				
杀菌浓缩	生物危害:致病菌残留	是	杀菌温度控制不当,会造成微生物超标,危害人体健康	控制杀菌温度(92～96℃)和时间	是
	化学危害:清洗液残留	否	清洗液没有排净	通过 OPRP(CIP 清洗操作规程)控制	
	物理危害:无				

加工工序	确定本步骤引入的,受控的或增加的潜在危害	潜在危害是否显著	判断提出依据	预防及控制措施	是否关键控制点
喷雾干燥	生物危害:细菌、致病菌污染	否	塔内本身有微生物,操作人员携带微生物	通过OPRP(设备、工器具清洗操作规程)控制:管路清洗消毒,对扫塔工器具、人员、工作服进行彻底消毒,防止污染	
	化学危害:清洗液残留	否	清洗液没有排净	通过OPRP(设备、工器具清洗操作规程)控制	
	物理危害:无				
流化床	生物危害:细菌、致病菌污染	否	流化床本身有微生物,操作人员携带微生物	通过OPRP(设备、工器具清洗操作规程)控制:操作人员、工器具的消毒、杀菌效果	
	化学危害:无				
	物理危害:异物	否	外来异物混入,残留	通过OPRP(设备维护保养)控制筛孔完好	
包装	生物危害:细菌、致病菌污染	否	包材消毒不彻底,封口不严	由人工逐一检查封口严密程度,通过OPRP(包装工序操作规范)控制内包装使用前消毒作业	
	化学危害:无				
	物理危害:外来异物混入	否	操作人员带入	通过OPRP(包装工序操作规范)控制	
金属检测	生物危害:无				
	化学危害:无				
	物理危害:杂质残留	是	控制不当会有杂质残留	产品逐一通过金属检测	是
入库	生物危害:无				
	化学危害:无				
	物理危害:无				
辅料验收	生物危害:细菌、致病菌	是	辅料中带有细菌、致病菌污染产品	浓缩杀菌工序可将此危害降低到可接受水平	否
	化学危害:有毒化合物	否	辅料中带有有毒物质	选择合格供方并定期对供方进行考核可控	
	物理危害:杂质(金属、石块、玻璃等)	是	辅料中可能会含有杂质污染产品	后续过滤工序可将此危害降低到可接受水平	否
辅料贮存	生物危害:细菌、致病菌污染	否	辅料中带有细菌、致病菌污染产品	OPRP方案(SOP库房管理制度)控制	
	化学危害:无				
	物理危害:杂质(金属、石块、玻璃等)混入	否	辅料中可能含有杂质污染产品	OPRP方案(SOP库房管理制度)控制	
计量溶解	生物危害:细菌、致病菌污染	否		OPRP方案(SSOP工器具清洗消毒)控制	
	化学危害:受限辅料超标	否		严格执行工艺配方要求	
	物理危害:杂质混入(金属、石块、土块等)	否		OPRP方案(SSOP防止外来物污染)控制	

加工工序	确定本步骤引入的,受控的或增加的潜在危害	潜在危害是否显著	判断提出依据	预防及控制措施	是否关键控制点
包材验收	生物危害:细菌、致病菌	否	包材中带有细菌、致病菌污染产品	选择合格供方并定期对供方进行考核可控	
	化学危害:非食品级材料	否	包材中有有毒物质	选择合格供方并定期对供方进行考核可控	
	物理危害:无				
包材贮存	生物危害:细菌、致病菌污染	否	包材中带有细菌、致病菌污染产品	OPRP 方案(SOP 库房管理制度)控制	
	化学危害:无				
	物理危害:无				

第四节　畜禽肉类的安全管理

畜肉主要是猪、牛、羊肉。禽肉主要是鸡、鸭、鹅肉。肉制品按加工工艺不同可分为:干制品（肉干、肉松），腌腊制品（咸肉、火腿、腊肉、腊鸭、风鸡），灌肠制品（香肠、血肠、红肠、肉肠、香肚），熟肉制品（酱肉、卤肉、烧烤肉、肴肉等）。

一、畜禽肉类的安全问题

1. 肉类食品的安全问题

（1）畜肉的"自溶"和腐败变质　鲜畜肉如保存不当，虽然肉组织中无细菌存在，但组织中酶的活动仍然在进行，

肉及肉制品的安全管理　　慧眼识"真"

蛋白质在酶的分解下，使肉组织"自溶"放出硫化氢和硫醇等挥发性物质。硫化氢与血红蛋白或肌红蛋白中的铁起作用，形成暗绿色的硫化血红蛋白斑点，呈现在肌肉的深层和脂肪的表层，且使肌肉松弛、缺乏弹性。内脏的"自溶"比肌肉快，因为组织结构适宜于酶的活动，且酶的含量也比肌肉多。对"自溶"变化的肉食品，轻者可经高温处理后食用，重者则不可食用。

由于牲畜宰前不健康或过度劳累，宰前各组织就有细菌进入，同时这种畜肉糖原含量低、pH 较高，不起杀菌作用，因此肉组织迅速遭到细菌分解。随着时间的延长和细菌的大量繁殖，使肌肉中的蛋白质、脂肪、糖类分解，产生吲哚、硫化氢、硫醇、粪臭素、尸胺、醛类等强刺激性物质，恶臭难闻。肉组织表现松弛、没有弹性、黏手、色暗无光或带有青灰色的斑点。这种变化的肉就是腐败变质的肉，也就是"自溶"的畜肉进一步遭到细菌分解作用的结果。

（2）人畜共患传染病和寄生虫　牲畜的某些传染病对人有传染性，如炭疽、鼻疽、口蹄疫、水疱病、结核病、布氏杆菌病、囊虫病、旋毛虫病、弓形体病等，通过食用病肉使人感染发病。有的虽不能传染给人得病，但因病畜继发细菌病毒感染（如猪瘟、猪败血病等）可使

人引起食物中毒。

（3）农药残留、霉菌毒素和抗生素等污染　由于畜禽饲料中残留农药、污染黄曲霉毒素 B_1，通过食物链在畜禽肉及内脏中残留。为了给畜禽防病治病或促进其生长，在饲料中添加或直接在畜禽体上注射抗生素类、磺胺类或激素类等药物，致使在畜禽肉中残留，造成食用者潜在性危害。

（4）有毒腺体和毒杀病死畜禽肉　牲畜的甲状腺、肾上腺混在肉内或由毒物毒死或病死的畜禽肉流入市场，可直接造成食用者的食物中毒。

2. 肉类制品的安全问题

（1）细菌污染　肉类制品在加工生产过程中的灭菌不彻底，往往会引起厌氧菌的繁殖。同时在保藏、运输和销售中也很容易污染致病菌，造成食物中毒。据统计，肉类食品是引起细菌性食物中毒最多的食品。

（2）多环芳烃污染　多环芳烃类物质是由煤炭、石油、木炭、木柴等燃烧不完全产生的，其种类较多，有的具有致癌作用，以苯并[a]芘为代表物。在加工熏肉、火腿、烟熏香肠和叉烧肉以及烤炸鸡鸭等食品的过程中直接与炭火接触或烟熏油炸，引起多环芳烃的污染。不但是表面，而且能渗透到肌肉内部，对人体存在潜在性的危害。

（3）添加剂污染　在肉类制品生产过程中，滥用食品添加剂，包括使用量超标和非食品用添加剂等，都会造成添加剂污染。如香肠和腌肉制作过程中，添加亚硝酸钠若不严格执行国家有关规定，则会造成制品中亚硝酸钠过量，危害消费者的健康，国家规定肉制品中 N-二甲基亚硝胺限量为 3×10^{-9}。动物饲料中的农药、兽药、添加剂和防治畜禽疾病的药物添加剂，如在食品中超过限量标准亦会构成新的污染，危害人体健康。

（4）利用病死畜禽肉灌制香肠　不法商贩，常使用囊虫病肉或病死畜肉灌制香肠、香肚，造成食用者患绦虫病、囊虫病和食物中毒。

二、猪肉生产加工过程中的危害分析及控制措施

实例　猪肉生产加工过程中的危害分析及控制措施（见表6-7）

表 6-7　猪肉生产加工过程中的危害分析及控制措施

加工工序	潜在危害及危害描述	危害是否显著	判断依据	预防及控制措施	是否关键控制点
生猪验收	物理危害:异物	是	猪体有金属标记物滞留,或免疫时有折断的金属针头滞留	通过金属检测工序控制	是
	化学危害:药残	是	生猪本身有氯霉素、四环素、磺胺等化学残留	通过药残化验控制	是
	生物危害:致病菌	是	生猪本身有猪瘟、蓝耳病、人肠杆菌、链球菌、沙门菌等致病菌及寄生虫	通过化验控制疫病;通过高压冲洗和预冷消毒工序控制	是
淋浴	物理危害:无				
	化学危害:无				
	生物危害:微生物	否	猪体表存在致病菌,水的大肠杆菌指数及水的存贮消毒方式	通过高压冲洗和预冷消毒工序控制,建立生产用水监控记录	否

加工工序	潜在危害及危害描述	危害是否显著	判断依据	预防及控制措施	是否关键控制点
麻电致昏	物理危害:异物	否	机器磨损会产生金属碎片	通过金属检测工序控制	否
	化学危害:无				
	生物危害:无				
刺杀放血	物理危害:无				
	化学危害:无				
	生物危害:微生物污染	是	使用宰杀刀具造成交叉污染	通过高压冲洗和预冷消毒工序	否
烫毛	物理危害:无				
	化学危害:无				
	生物危害:微生物	是	浸烫时交叉污染	通过高压冲洗和预冷消毒工序控制	否
脱毛刮毛	物理危害:异物	是	刀具磨损产生金属异物	金属碎片通过金属检测工序控制	否
	化学危害:无				
	生物危害:微生物污染	是	使用刀具造成交叉污染	通过高压冲洗和预冷消毒工序控制	否
洗猪	物理危害:无				
	化学危害:无				
	生物危害:生物及微生物污染	是	先前工序操作不当会潜在生物危害	通过控制水压、水温、水量等	是
去头,去蹄	物理危害:异物	是	道具磨碎产生金属异物	通过金属检测工序控制及高压冲洗	否
	化学危害:无				
	生物危害:微生物污染	是	道具交叉污染	通过高压冲洗和预冷消毒工序控制	否
热水冲淋	物理危害:异物	是	先前工序刀具磨损产生金属异物	金属碎片通过金属检测工序控制	否
	化学危害:无				
	生物危害:微生物污染	是	先前工序操作不当会潜在生物危害	通过控制水压、水温、水量等	是
雕肛	物理危害:异物	是	雕肛时器具磨损产生金属异物	通过金属检测工序控制	否
	化学危害:无				
	生物危害:微生物污染	是	大肠杆菌等微生物污染	通过高压冲洗和预冷消毒工序控制	否
开膛	物理危害:异物	是	刀具磨损产生金属异物	通过金属检测工序控制	否
	化学危害:无				
	生物危害:无				

加工工序	潜在危害及危害描述	危害是否显著	判断依据	预防及控制措施	是否关键控制点
扒内脏	物理危害:异物	是	刀具磨损产生金属异物	通过金属检测工序控制	否
	化学危害:无				
	生物危害:微生物	是	扒内脏时交叉污染	通过高压冲洗和预冷消毒工序控制	否
劈半	物理危害:异物	是	刀具磨损产生金属异物	通过金属检测工序控制	否
	化学危害:无				
	生物危害:微生物	是	肠道破裂造成大肠杆菌的污染	通过高压冲洗和预冷消毒工序控制	否
三段锯分	物理危害:异物	否	刀具磨损产生金属异物	通过金属检测工序控制	否
	化学危害:无				
	生物危害:无				
小块分割	物理危害:异物	否	刀具磨损产生金属异物	通过金属检测工序控制	否
	化学危害:无				
	生物危害:无				
剔骨	物理危害:异物	否	刀具磨损产生金属异物	通过金属检测工序控制	否
	化学危害:无				
	生物危害:无				
金属检测	物理危害:异物	是	先前工序机械磨损产生金属异物	通过金属检测工序控制	是
	化学危害:无				
	生物危害:无				
预冷	物理危害:无				
	化学危害:无				
	生物危害:微生物	是	先前工序操作不当潜在生物危害	通过控制水压、水温、水量等	是
包装	物理危害:无				
	化学危害:有毒物质	否		包装袋化学危害通过验收控制	
	生物危害:无				
冻结	物理危害:无				
	化学危害:无				
	生物危害:无				
冷藏	物理危害:无				
	化学危害:无				
	生物危害:微生物	否	通过控制冷库温度防止生物危害	猪屠宰预分割车间设计规范	否

三、肉类制品生产过程中的危害分析及控制措施

实例 红肠生产过程中的危害分析及控制措施（见表 6-8）

表 6-8　红肠生产过程中的危害分析及控制措施

加工工序	潜在危害及危害描述	危害是否显著	判断依据	预防及控制措施	是否关键控制点
原料肉验收	生物危害：病原菌、寄生虫	是	病原菌、寄生虫严重影响加工过程安全	经兽医卫生检验检疫并有合格证明	是
	化学危害：兽药、农药残留	是	可能通过食用饲料而摄入	要求供应商提供检验合格单	
	物理危害：杂质、异物	是	生产过程中可能带入	金属探测工序可以将其降低到可接受水平	
辅料验收	生物危害：病原菌、霉菌等	是	辛香料、调味料可能带有病原菌、霉菌等	热加工步骤可消除	是
	化学危害：化学污染	是	调味料可能黄曲霉毒素超标；食品添加剂可能不符合要求	供应商提供检验合格证	
	物理危害：异物（金属玻璃等）	是	可能存在	挑拣、过筛	
包装材料验收	生物危害：病原菌	是	可能带菌	热加工可消除	是
	化学危害：化学污染	是	可能存在有害化合物	供应商提供检验合格证	
	物理危害：无				
辅料贮存	生物危害：病原菌	是	病原菌增殖	适宜的贮存条件、OPRPs 控制、热加工可消除	否
	化学危害：无				
	物理危害：无				
包装材料贮存	生物危害：无				否
	化学危害：无				
	物理危害：无				
称量	生物危害：无				否
	化学危害：超出限量	是	可能出现超量添加	培训操作工人、定期校准称量仪器	
	物理危害：无				
清洗及其他预处理	生物危害：病原菌	是	病原菌污染	控制温度、时间；热加工可消除	否
	化学危害：使用水水质	是	所用水的卫生理化指标不符合卫生标准	通过前提方案进行控制	
	物理危害：无				
腌制、制馅	生物危害：病原菌	是	病原菌污染	控制温度、时间；热加工可消除	否
	化学危害：无				
	物理危害：破损刀具或容器、锈片金属等异物	否	设备、容器破损	培训操作工人；金属探测消除	

加工工序	潜在危害及危害描述	危害是否显著	判断依据	预防及控制措施	是否关键控制点
灌制	生物危害:病原菌	是	病原菌污染	控制温度、时间;热加工可消除	否
	化学危害:化学污染物	否	消毒剂、润滑剂残留	设备清洗、消毒后用水冲洗	
	物理危害:无				
热加工	生物危害:病原菌	是	病原菌残留	控制加工温度和时间	是
	化学危害:无				
	物理危害:无				
冷却	生物危害:病原菌	是	残留病原菌增殖	控制冷却时间、温度	否
	化学危害:无				
	物理危害:无				
真空封口	生物危害:病原菌	是	封口质量影响灭菌效果	定期检查与维护真空封口机	否
	化学危害:无				
	物理危害:无				
二次灭菌	生物危害:病原菌	是	病原菌残留	控制加热温度、时间	是
	化学危害:无				
	物理危害:无				
金属探测	生物危害:无				是
	化学危害:无				
	物理危害:无				
包装、贮存运输	生物危害:病原菌	是	嗜冷病原菌增殖	控制温度和时间	否
	化学危害:无				
	物理危害:无				

第五节　乳及乳制品的安全管理

乳及乳制品是营养较全面、人体吸收和利用率较高的食品。它不但是婴幼儿、老年人或体弱者的营养补给品，而且已成为人们的日常食品。然而，由于乳及乳制品本身富含各种营养物，并具有液体或粉状的特性，容易成为适宜各类微生物生长的培养基，或成为某些有毒有害物质的载体。因进食被致病微生物或有毒有害物质污染的乳及乳制品，而引起食物中毒和各类疾病，甚至使人致死致残的事件屡有发生。所以，对乳及乳制品安全问题必须予以足够的重视。在原料乳生产、加工、销售等环节中，乳品厂要抓好原料乳加工工艺和产品安全管理；在各类乳制品加工生产过程中，要严格按照国家有关规定及安全标准执行和操作，这是保证乳及乳制品安全的关键环节。

一、原料乳的微生物污染

1. 微生物污染的危害

（1）营养价值和感官性状　乳及乳制品被微生物污染，使其营养价值受到影响，感官性状发生变化，不适宜食用或直接食用。如生乳被假单胞菌、无色杆菌、黄杆菌属、芽孢杆菌等污染，产生解酯酶引起脂肪分解，导致酸败；荧光假单胞菌（棕色）、类蓝假单胞菌（灰蓝至棕色）、红酵母菌（红色）等可致使其颜色改变；大肠杆菌、酵母菌、梭状芽孢杆菌等与奶及奶制品的异常气味有关；假单胞菌属、芽孢杆菌属、变形杆菌属、无色杆菌属、黄杆菌属、产碱杆菌属等产生蛋白酶，分解酪蛋白，使牛奶陈化，同时产生苦味。

（2）致病性　摄入被有害微生物污染的乳及乳制品，可发生以消化道症状为主的食物中毒。如食用被大肠埃希菌、金黄色葡萄球菌、变形杆菌、霉菌及其毒素等污染的乳及乳制品，可导致急性或亚急性的非传染性疾病；而传染性病原菌可通过牛乳传播到人体致机体患病，如结核杆菌污染的牛乳，可使人体或其他动物感染疾病。

2. 微生物污染的种类

（1）腐败型微生物　该类微生物包括产乳酸细菌（链球菌属、乳杆菌属）、陈化细菌（芽孢杆菌、一些假单胞菌、变形杆菌等）、脂肪分解菌（假单胞菌、无色杆菌、黄杆菌、产碱杆菌等）以及酵母菌和霉菌（红酵母菌、假丝酵母菌、青霉、曲霉等），广泛分布于饲养环境以及乳制品的生产场所。

（2）致病型微生物　当奶牛患病时，致病菌结核分枝杆菌、布氏杆菌、金黄色葡萄球菌、沙门菌、炭疽杆菌和小肠结肠炎耶尔森菌等，可经过血流通过乳房进入乳汁，通过乳液为媒介引起人类感染。

天然牛奶中含有一些抑菌物质，可保护牛奶在离开乳房短时间内免受细菌干扰，延缓变质，此间乳中微生物的繁殖受到抑制，称为抑制期。此后抑制作用减弱，依次进入乳链球菌期、乳酸杆菌期、真菌期和陈化菌期，牛奶开始散发臭味，发生腐败。

3. 微生物污染来源

乳及乳制品污染的来源广泛，途径众多，主要可以总结为以下几点。

（1）奶牛的饲养环境及生产原料乳相关的环境污染。卫生管理不善，导致牛舍内含有大量的微生物，例如粪便、垫料处理不当，使奶牛的体表、乳房处黏附上各类微生物；同时，若牛舍空气中细菌数量大，可在挤奶时落进奶中。

（2）挤奶环节的卫生状况不符合要求，包括环境卫生、挤奶器具、挤奶员的健康状况和个人卫生等多个方面。

（3）原料乳、产品运输和贮存过程，诸如奶桶、奶槽车、冷藏设备等清洁消毒不彻底，致使微生物的滋生，而乳及乳制品的加工设备异常也可能导致乳制品微生物污染。

4. 防止原料乳微生物污染的措施

被微生物污染的乳及乳制品腐败或变质后，不仅会造成巨大的经济损失，而且被消费者误食还可能引发疾病，严重危害人们的健康，所以必须防止其微生物污染。

（1）保持牛舍及挤奶间的卫生　地面要及时清扫，粪便要有专门存放的场地；挤奶间空气要流通，要定期清除屋顶及死角，要给奶牛创造一个良好的环境。可用 $1\%\sim1.5\%$ 灭害灵药水喷洒牛舍及地面。

（2）净化水源　奶牛饮用水及冲洗用水都应达到卫生标准。水槽每周至少冲洗 1 次，以防污染。

（3）擦洗乳房表面　因牛的爬卧，牛体上易黏附粪便、污水、干草等，上面附着的细菌达几亿乃至几十亿个。所以，饲养员要勤清扫，使牛体洁净，同时也有利于牛体正常的新陈代谢。乳房擦洗要由上至下，要尽量做到每头牛一桶水、一块毛巾（或一次性纸巾），以防交叉感染。洗后要擦干，挤掉头 3 把奶。奶桶上面附滤布，防止杂物进入奶中。

（4）挤奶机及其他设备的清洗消毒　清洗要掌握四个要素：①温度适宜；②足够长的时间；③合适的浓度；④足够的水量和机械力。程序制定后要持之以恒，操作严格，只有这样，才能将管道中的乳垢、乳石等物质除去。

（5）原料、产品的贮存与运输　过滤器、杂质离心机、乳液热交换设备、储乳槽、冷却水供应设备、灌装设备等易形成奶垢或卫生死角，促使微生物繁殖。在运输过程中，需要低温以降低微生物的生长速度，装满贮奶罐后运输，降低微生物生长的速度。

二、原料乳的其他安全问题

原料乳中微生物种类多、数量高，不仅会引起牛乳变味，而且很可能造成巴氏杀菌失败，使商品乳中含有细菌，保质期缩短，进而引起牛乳及其制品腐败变质，传播疾病，危害人体健康。然而，导致原料乳受到污染的原因除了微生物之外还有其他诸多因素，它们都可以引起原料乳的腐败变质，主要可以总结为以下几点。

1. 工业有害污染物和农药的污染

工业有害污染物主要有汞、镉、砷、铅、铬、酚和氰化物等。未经处理的工业废水向江、河、湖、海排放，农药通过雨水的冲刷，会严重污染水源、农作物、牧草。奶牛通过食物链由乳腺排入鲜乳中，损害食用者健康。

2. 黄曲霉毒素的污染

如利用霉变牧草和粮食等饲料喂养奶牛，其中黄曲霉毒素 B_1 在奶牛体内转化为黄曲霉毒素 M_1 从乳腺排到乳中。这种毒素对人类也是很强的致癌物质。

3. 抗生素的污染

奶牛的疾病，通常使用青霉素、链霉素等抗生素和磺胺类药物进行预防和治疗。在治疗期间和停药后 1~5 天内，这类药物能从乳腺排出一定含量到鲜乳中，尤其是乳房炎，往往从乳头注射大量抗生素进行治疗，乳中抗生素含量更多。

4. 乳房炎乳的污染

一般乳房炎是由葡萄球菌、链球菌等引起，乳中出现氯及钠含量增高、pH 升高、滴定酸度降低，或带有血丝、脓状物等现象，并带有较多的细菌。奶牛患隐性乳房炎后，所产的乳汁中含有大量的病原微生物及其产生的毒素，可危害消费者的身体健康，特别是对于老年人及婴幼儿危害最大。

5. 异常乳的污染

异常乳包括奶牛产犊前 15 天的胎乳和产犊后 7 天的初乳，都不能混入正常乳中食用。因胎乳乳汁黏稠味苦，乳中含有大量解酯酶，稍久置则产生哈喇味；初乳乳汁浓厚，口味咸涩异味重，加热至 70℃以上即发生蛋白凝固。所以这两种异常乳不能供作消毒乳饮用。

6. 掺杂掺假

一些不法者为了增加重量，在乳中掺水、食盐、米汤等；为了掩盖酸败，加入工业用碱、洗消剂、漂白粉等有毒有害物质，损害食用者健康。

三、乳及乳制品生产过程中的危害分析及控制措施

实例 1 酸奶生产过程中的危害分析及控制措施（见表 6-9）

表 6-9 酸奶生产过程中的危害分析及控制措施

加工工序	潜在危害及危害描述	危害是否显著	判断依据	预防及控制措施	是否关键控制点
原奶验收	生物危害： 1. 细菌总数超标 2. 细菌总数过高 3. 致病菌（金黄色葡萄球菌、李斯特菌、沙门菌等）	是 是 是	违反国标规定 细菌总数过高会对人体造成伤害 原奶中可能含有致病菌会对人体造成伤害	原奶检验不合格拒收 后续步骤有杀菌工序控制 后续步骤有杀菌工序控制	是 否 否
	化学危害： 1. 重金属、农药残留 2. 抗生素残留，三聚氰胺混入 3. 硝酸盐、亚硝酸盐	否 是 是	选择合格供应商 原奶中含有会对人体产生危害 原奶中可能含有会对人体造成伤害	原奶检验不合格拒收 不使用高危区域的奶源，对原奶进行抽检	是 否 否
	物理危害：杂物	是	原奶中可能含有杂质会对人体造成伤害	后续步骤有净乳工序控制	否
计量	生物危害：无				
	化学危害：无				
	物理危害：无				
暂存	生物危害：细菌、致病菌繁殖	是	原奶在存放过程中，微生物数量会增加	原奶计量后及时处理，暂存时间不得超过 30min	否
	化学危害：无				
	物理危害：无				
净乳	生物危害：无				
	化学危害：无				
	物理危害：杂物	是	净乳不彻底将会有杂质残留，对人体造成伤害	工艺要求控制高于此项物理性危害的要求	否
冷却	生物危害：细菌、致病菌繁殖	是	制冷效果不好则不能抑制细菌、致病菌繁殖	后续步骤由杀菌工序进行控制	否
	化学危害：无				
	物理危害：无				

加工工序	潜在危害及危害描述	危害是否显著	判断依据	预防及控制措施	是否关键控制点
贮存	生物危害:细菌、致病菌繁殖	是	贮存温度、贮存时间控制不当将造成细菌、致病菌的繁殖	后续步骤由杀菌工序进行控制	否
	化学危害:清洗液的残留	否	严格按照 CIP 清洗程序进行控制		
	物理危害:无				
配料	生物危害:细菌、致病菌的污染	是	配料过程中细菌、致病菌污染会对人体造成危害	后续步骤由杀菌工序进行控制	否
	化学危害: 1. 原味酸奶:无 2. 其他酸奶:食品添加剂(稳定剂、食用香料) 3. 无糖酸奶:安赛蜜、阿司巴甜	是	添加量超标对人体造成危害	严格执行国家标准使用量,专人配制,三方确认	是
	物理危害:杂物	是	配料过程中可能会有杂物混入	后续步骤由管道过滤进行控制	否
过滤	生物危害:无				
	化学危害:无				
	物理危害:杂物	否		过滤的工艺要求满足物理危害的控制要求	
预热	生物危害:细菌、致病菌增长	否	预热时间短,不能造成细菌、致病菌的增长	控制时间	
	化学危害:无				
	物理危害:无				
均质	生物危害:无				
	化学危害:无				
	物理危害:无				
杀菌	生物危害:细菌、致病菌残留	是	杀菌不彻底导致细菌、致病菌残留	控制杀菌时间和温度	是
	化学危害:无				
	物理危害:无				
冷却	生物危害:无				
	化学危害:无				
	物理危害:无				
管道过滤	生物危害:无				
	化学危害:无				
	物理危害:无				

加工工序	潜在危害及危害描述	危害是否显著	判断依据	预防及控制措施	是否关键控制点
接种发酵	生物危害:细菌、致病菌繁殖、污染	是	温度低细菌繁殖	控制适于乳酸菌生长的温度	是
	化学危害:无				
	物理危害:无				
冷却	生物危害:无				
	化学危害:无				
	物理危害:无				
混料	生物危害:细菌、致病菌的污染	否	其他辅料带来的微生物污染	通过SSOP进行控制	
	化学危害:无				
	物理危害:无				
灌装	生物危害:细菌、致病菌污染	是	包材灭菌不彻底或包装完整性不良导致细菌、致病菌污染	包装材料PS片材成型的工艺要求已远远超过灭菌要求,后续有人工对产品包装封合效果逐一检验	否
	化学危害:无	否			
	物理危害:无	否			
接种	生物危害:细菌、致病菌污染	否	外界带来污染	SSOP控制细菌致病菌的污染	
	化学危害:无				
	物理危害:无				
发酵	生物性:细菌、致病菌繁殖及污染	是	温度低细菌繁殖	控制适于乳酸菌的生长温度	是
	化学性:无				
	物理性:无				
冷却	生物性:无				
	化学性:无				
	物理性:无				
包装	生物性:无				
	化学性:无				
	物理性:无				
人工检验	生物性:细菌、致病菌污染	是	封合不严导致细菌、致病菌污染	人工对产品包装封合效果逐一检验	否
	化学性:无				
	物理性:无				

加工工序	潜在危害及危害描述	危害是否显著	判断依据	预防及控制措施	是否关键控制点
入库冷藏	生物性:细菌、致病菌繁殖	否	库温引起微生物繁殖	由SSOP和库房管理制度进行控制	
	化学性:无				
	物理性:无				
发运	生物性:细菌、致病菌繁殖	否	运输温度导致微生物繁殖	由SSOP和运输管理制度进行控制	
	化学性:无				
	物理性:无				
产品接触管道、设备表面的CIP清洗	生物性:细菌、致病菌残留	是	清洗不彻底造成的细菌、致病菌残留,在一定条件下增殖	按《CIP操作程序》《CIP清洗频次规定》严格进行CIP程序	否
	化学性:化学清洗剂残留污染	是	管道渗漏、冲洗不彻底造成清洗剂残留污染	缸、管道、设备的定期维护保养,每次清洗后,用pH试纸检测清洗残液	否
	物理性:无				
白砂糖,木糖醇	生物危害:细菌	是	污染产品对人体造成伤害	后续步骤杀菌工序进行控制	否
	化学危害:无				
	物理危害:杂质	是	可能含有杂质	后续步骤管道过滤工序进行控制	否
乳清粉	生物危害:细菌	是	污染产品对人体造成伤害	后续步骤杀菌工序进行控制	否
	化学危害:抗生素,三聚氰胺	是	污染产品对人体造成伤害	批次检验,拒收不合格品	是
	物理危害:杂质	是	可能含有杂质	后续步骤管道过滤工序进行控制	否
乳酸菌	生物危害:杂菌	否		选择合格供应商	
	化学危害:无				
	物理危害:无				
果蔬汁果料香料	生物危害:细菌	否		选择合格供应商	
	化学危害:无				
	物理危害:无				
果胶稳定剂	生物危害:细菌	是	污染产品对人体造成伤害	后续步骤杀菌工序进行控制	否
	化学危害:无				
	物理危害:杂质	是	可能含有杂质	后续步骤管道过滤工序进行控制	否
辅料贮存	生物危害:细菌繁殖	否	由SSOP控制	后续步骤杀菌工序进行控制	否
	化学危害:无				
	物理危害:无				

实例 2 婴儿奶粉生产过程中的危害分析及控制措施（见表 6-10）

表 6-10 婴儿奶粉生产过程中的危害分析及控制措施

过程	潜在危害		危害评估			控制措施			是否关键控制点
	危害清单	危害来源	发生频率	严重程度	是否需要控制	控制措施要点	措施分类	措施评价	
原料奶验收	物理危害:杂草、牛毛、昆虫等污染	挤奶及运输过程中杂草、牛毛等污染	经常	中度	是	选择符合要求的鲜奶供应商;严格控制鲜奶的杂质,对进厂的原料奶批批进行检验,合格后接收。奶源部对奶户进行指导、监督工作	SOP	有效	否
	生物危害:细菌、致病菌	挤奶及运输过程中细菌污染,榨乳设备清洗不到位,污染原奶	很少	中度	是	严格依据鲜奶接收标准的要求执行;奶源部定期对奶户进行监督、指导	SOP	有效	否
	化学危害:抗生素残留,亚硝酸盐、硝酸盐残留,非法物质添加等	抗生素残留,亚硝酸盐,硝酸盐残留,非法物质添加等: 1.奶牛在饲养过程中由于饲养及水的污染致使原料奶中硝酸盐、亚硝酸残留;用抗生素治疗奶牛疾病可能造成鲜奶中抗生素残留;挤奶及运输过程中贮存不当造成重金属超标 2.奶农由于饲养不当、使用的饲料中的成分、含量不符合要求造成奶质问题 3.掺杂使假:皮革水解物、β-内酰胺酶、蛋白精、三聚氰胺、硫氰酸钠	偶尔	严重	是	选择符合要求的鲜奶供应商;化验室对进厂的原料奶每车进行检验,合格后接收,化验员做好记录。奶源部、品控部定期对各奶站进行检查,防止掺杂使假	SOP、HACCP计划	有效	是
收奶	生物危害:细菌、杂菌	管路清洗不彻底,微生物残留	很少	中度	是	严格执行 CIP 清洗标准操作规程;后续杀菌工序控制	SOP SSOP	有效	否
	化学危害:清洗剂的残留	不适当的清洗造成设备、管道中酸、碱等清洗剂残留	很少	中度	是	严格执行 CIP 清洗标准操作规程	SOP SSOP	有效	否
	物理危害:异物	非密闭设备可能引入环境中的异物	很少	中度	是	操作人员严格执行标准操作规程	SOP SSOP	有效	否

过程	潜在危害		危害评估			控制措施			是否关键控制点
	危害清单	危害来源	发生频率	严重程度	是否需要控制	控制措施要点	措施分类	措施评价	
脱气净乳	生物危害:细菌、杂菌	不适当的清洗造成设备、管道中微生物残留	偶尔	中度	是	1.操作人员严格执行CIP清洗标准操作规程 2.化验室每周一次对清洗后设备进行验证	SOP SSOP	有效	否
	化学危害:清洗剂的残留	设备清洗时,清洗时间过短,造成清洗剂残留	偶尔	中度	是	1.操作人员严格执行CIP清洗标准操作规程 2.设备清洗后做pH测试	SOP SSOP	有效	否
	物理危害:无								
冷却贮存	生物危害:细菌、杂菌	因原料冷却温度不够、时间过长导致温度上升,微生物繁殖	很少	中度	是	严格控制冰水流量和温度,保证冷却温度,良好的生产衔接,减少贮存时间	SOP SSOP	有效	否
	化学危害:清洗剂的残留	设备清洗不彻底	很少	中度	是	严格执行CIP清洗标准操作规程	SOP SSOP	有效	否
	物理危害:无								
巴氏杀菌	生物危害:细菌、杂菌	1.不适当的杀菌时间和温度,导致杀菌效果不好,造成细菌、致病菌超标 2.不适当的清洗造成设备、管道中微生物残留	偶尔	严重	是	操作人员严格控制巴氏杀菌的温度、进料量,形成记录	SOP	有效	是
	化学危害:清洗剂的残留	不适当的清洗造成设备、管路中清洗剂残留	偶尔	中度	是	操作人员严格执行CIP清洗标准操作规程。设备清洗后做pH检测	SOP SSOP	有效	否
	物理危害:无								
冷却贮存计量暂存	生物危害:细菌	不适当的清洗造成设备、管路中微生物残留	偶尔	中度	是	操作人员严格执行CIP清洗标准操作规程。设备清洗后做pH检测	SOP SSOP	有效	否
	化学危害:清洗剂的残留	设备清洗液残留	偶尔	中度	是	操作人员严格执行CIP清洗标准操作规程。设备清洗后做pH检测	SOP SSOP	有效	否
	物理危害:无								

过程	潜在危害		危害评估			控制措施			是否关键控制点
	危害清单	危害来源	发生频率	严重程度	是否需要控制	控制措施要点	措施分类	措施评价	
杀菌浓缩	生物危害:细菌、杂菌	1.工艺控制不严格(包括:温度、流量),导致微生物超标 2.不适当的清洗或清洗不彻底造成设备、管路中细菌残留	偶尔	严重	是	1.操作员工严格控制杀菌的工艺参数,杀菌温度,进料量,班长负责确认,车间主任负责监督检查 2.操作员工严格执行CIP清洗操作规程 3.化验室定期对清洗后的设备进行验证	SOP SSOP HCCCP计划	有效	CCP2 是
	化学危害:清洗剂的残留	不适当的清洗造成设备、管路中清洗剂残留	偶尔	中度	是	严格遵照CIP清洗标准操作规程执行。设备清洗后做pH测试	SOP SSOP	有效	否
	物理危害:无								
喷雾干燥	生物危害:细菌、杂菌	1.设备清洗不彻底造成微生物残留、繁殖 2.设备密封不严可能存在漏点导致微生物进入 3.进风空气质量不达标	偶尔	中度	是	1.操作员工严格执行干燥塔操作规程,生产过程中严格监控塔内温度 2.保全车间负责设备日常维修,制订大中小型维修计划,确保设备完好。形成维修记录 3.干燥塔进风过滤器及时更换,保证空气质量	SOP SSOP	有效	否
	化学危害:清洗剂的残留	设备清洗液的残留	偶尔	中度	是	严格遵照CIP清洗标准操作规程执行。设备清洗后做pH测试	SOP SSOP	有效	否
	物理危害:异物、杂质、灰尘等	1.空气中的杂质、灰尘可能透过过滤器从风口进入 2.星阀及设备掉落的金属粒子	偶尔	可忽略	是	1.定期更换和清洗过滤网,保持进风室的清洁,避免扬尘 2.包装后的产品用金属探测仪检测,形成记录	SOP SSOP	有效	否
筛粉降温	生物危害:细菌、杂菌	流化床清洗不彻底可能造成细菌、杂菌等微生物残留繁殖	偶尔	中度	是	1.严格执行喷雾干燥操作规程 2.化验室定期对清洗后的设备进行验证,形成记录	SOP SSOP	有效	否
	化学危害:清洗剂的残留	设备清洗液的残留	偶尔	中度	是	1.严格遵照CIP清洗标准操作规程执行 2.设备清洗后做pH测试	SOP SSOP	有效	否
	物理危害:异物、杂质灰尘等	异物、杂质灰尘:空气中的杂质、灰尘可能透过过滤器从风口进入	偶尔	可忽略	是	定期更换和清洗过滤网,保持进风室的清洁,避免扬尘	SOP SSOP	有效	否

过程	潜在危害		危害评估			控制措施			是否关键控制点
	危害清单	危害来源	发生频率	严重程度	是否需要控制	控制措施要点	措施分类	措施评价	
在线检验	生物危害:无								
	化学危害:无								
	物理危害:无								
包材接收 包材消毒 包材返厂	生物危害:细菌、致病菌污染	1.包材生产、运输、贮存过程中带入的细菌、致病菌 2.使用人员的污染	偶尔	中度	是	1.严格选择供应商并要求其提供相关检验报告;化验室对进厂包材进行检验,不合格拒收 2.包装车间使用前对包材进行消毒,形成消毒记录 3.包装车间人员严格执行操作方案	SOP SSOP	有效	否
	化学危害:重金属有毒化学品	使用非食品级材料或助剂带入的聚乙烯单体等化学物质对人体有害	偶尔	中度	是	供应部每年向供应商索取包材的检验报告和食品级证明	SOP SSOP	有效	否
	物理危害:纸屑、塑料碎屑、金属碎屑等	生产、运输、贮存过程中带入的纸屑、塑料碎屑、金属碎屑等	偶尔	可忽略	否				否
计量包装	生物危害:细菌、杂菌	1.与粉接触的工器具、人员、环境卫生不符合要求,会造成产品微生物超标 2.包装车间的空气质量差,造成产品微生物污染	偶尔	中度	是	1.严格执行包装车间操作规程,控制人员、环境、工器具卫生 2.严格遵照操作性前提方案控制措施 3.每天使用紫外线、臭氧进行消毒。每周进行过氧乙酸熏蒸 4.化验室定期对包装车间环境、人员手及工作服、鞋进行微生物验证 5.每年至少更换一次高效过滤器	SOP SSOP	有效	否
	化学危害:无								
	物理危害:异物	1.包装环节异物的进入 2.产品实现过程中金属异物的混入	偶尔	中度	是	1严格执行包装车间操作规程 2.利用金属探测仪检测金属粒子	SOP SSOP	有效	否
成品检验	生物危害:无								
	化学危害:无								
	物理危害:无								

过程	潜在危害		危害评估			控制措施			是否关键控制点
	危害清单	危害来源	发生频率	严重程度	是否需要控制	控制措施要点	措施分类	措施评价	
入库出厂运输	生物危害:无								
	化学危害:无								
	物理危害:异物	1.贮存、搬运过程中因操作不当造成的木棍、铁钉、玻璃等异物混入 2.库房虫鼠害	偶尔	中度	是	1.装卸人员搬运货物过程中严格执行操作规程 2.木制托盘做防护,照明灯使用防爆灯,仓库玻璃贴防爆膜 3.库房虫鼠害按照方案控制	SOP SSOP	有效	否

第六节　禽蛋的安全管理

蛋类包括鸡蛋、鸭蛋、鹅蛋、鹌鹑蛋、鸽蛋、鸵鸟蛋、火鸡蛋、海鸥蛋及其加工制成的咸蛋、松花蛋等。蛋类的营养素含量不仅丰富,而且质量也很好,是一类营养价值较高的食品,是人们餐桌上必不可少的食品原料。因为禽蛋经常食用,它的安全问题更需要人们关注。

一、家禽常见的疾病

1.鸡新城疫（鸡瘟）

鸡新城疫又名鸡瘟,是病毒引起的一种急性败血疾病。多于春秋发病,大小鸡都可发病,传染快、死亡率高。鸡瘟潜伏期为3～5天。患病鸡体温升高（43～44℃）、闭眼、毛松乱、缩颈、垂翅,步态不稳或转圈;冠黑紫、口流黏液、摇头、呼吸困难、拉绿色或黄色粪便;后期腿、翅麻痹,死亡率高。解剖尸体可见腺胃黏膜有出血点或出血斑,肠黏膜严重时有溃疡,心冠脂肪有小出血点。在食品加工中,如果遇到相应肉尸禽体应废弃。鸡新城疫病毒对外界抵抗力较弱,易被阳光和一般消毒药品所杀死,但在阴暗潮湿和寒冷的环境中可存活很久。预防这种急性传染病的鸡舍应该坐北朝南,环境干燥、清爽干净。对于鸡新城疫尚无特效药物治疗,最可靠的预防方法是进行疫苗接种防疫。此外,病鸡不可乱宰、乱扔,以免扩大传染。

2.禽副伤寒

禽副伤寒沙门菌广泛存在于禽类、啮齿类、爬虫类及哺乳动物体内和环境中,引起多种动物的交互感染,并通过食品等途径传染给人。在家禽中,本病最常见于鸡、火鸡、鸭、鸽子等,呈地方流行性。幼禽对副伤寒最为易感,常在2～5周龄内感染发病。1月龄以上的家禽有较强的抵抗力，一般不引起死亡，也往往不表现临床症状。母禽感染后会明显影响产蛋率、受精率和孵化率。本病在临床上发病严重程度与育雏环境条件、感染程度以及有无其他感染都有关。胚胎感染者一般在出壳后几天发生死亡。如果是在出壳后才感染的雏鸡或雏火鸡则表现闭眼，翅下垂，羽毛松乱，厌食，饮水增加，怕冷扎堆，并出现严重的水样下痢，稀粪黏附于肛门周围，少数病鸡还出现眼结膜炎。成年鸡或火鸡在临床上多呈慢性经过，少数呈急性经过。一般没有症状，即使有症状也比较轻微，表现慢性下痢，产蛋下降，消瘦等。

由于禽副伤寒沙门菌血清型众多，因此很难用疫苗来预防本病。平时应严格做好饲养管理、卫生消毒、隔离检疫工作。禽舍闷热、潮湿、卫生条件不好、过度拥挤，饲料缺乏维生素或矿物质等都有助于本病的流行。病禽和隐性带菌禽是本病的主要传染来源。由于人可以感染带菌，故平时应做好禽场工作人员的保健工作，并定期体检。

带菌动物和人、被沙门菌污染的鸡肉、鸡蛋等是人沙门菌病的主要传染来源。其中又以家禽数量多、带菌率高而对人类构成威胁。所以防止鸡及蛋品污染沙门菌已被列为世界卫生组织的主要任务之一，各国食品卫生标准中也都规定食品中不得检出沙门菌。为此，必须做好饲养、屠宰、加工、包装、运输、贮藏、消费等各个环节的卫生防范工作。

3. 禽霍乱

禽霍乱是一种侵害家禽和野禽的接触性疾病，又名禽巴氏杆菌病、禽出血性败血症，常呈现败血性症状，发病率和死亡率很高。禽霍乱对各种家禽，如鸡、鸭、鹅、火鸡等都有易感性，但鹅易感性较差，各种野禽也易感。自然感染的潜伏期一般为2～9天，有时在引进病鸡后48h内也会突然爆发病例。人工感染通常在24～48h发病。由于家禽的机体抵抗力和病菌的致病力强弱不同，所表现的病状亦有差异。一般分为最急性、急性和慢性三种病型。最急性型：常见于流行初期，以产蛋高的鸡最常见。病鸡无前驱症状，晚间一切正常，吃得很饱，次日发病死在鸡舍内。急性型：此型最为常见，病鸡主要表现为精神沉郁，羽毛松乱，缩颈闭眼，头缩在翅下，不愿走动，离群呆立。病鸡常有腹泻，排出黄色、灰白色或绿色的稀粪。体温升高到43～44℃，减食或不食，渴欲增加。呼吸困难，口、鼻分泌物增加。产蛋鸡停止产蛋。最后发生衰竭，昏迷而死亡，病程短的约半天，长的1～3天。慢性型：由急性转变而来，多见于流行后期。以慢性肺炎、慢性呼吸道炎和慢性胃肠炎较多见。病鸡鼻孔有黏性分泌物流出，鼻窦肿大，喉头积有分泌物而影响呼吸，经常腹泻。病鸡消瘦，精神委顿，冠苍白。病程可拖至一个月以上，影响生长发育和产蛋量。

加强鸡群的饲养管理，平时严格执行鸡场兽医卫生防疫措施，以栋舍为单位采取全进全出的饲养制度，预防禽霍乱的发生是完全有可能的。

4. 鸡马立克病

鸡马立克病是由疱疹病毒引起的一种淋巴组织增生性疾病，是一种肿瘤性传染病。主要特征是周围神经、性腺、各种脏器、肌肉和皮肤发生淋巴样细胞浸润和肿痛，引起死亡、消瘦或腿、翅麻痹。

易感动物为鸡和火鸡，另外雉、鸽、鸭、鹅、金丝雀、小鹦鹉、天鹅、鹌鹑和猫头鹰等许多禽种都可观察到类似马立克病的病变。本病最易发生在2～5月龄的鸡。主要通过直接或间接接触经空气传播。绝大多数鸡在生命的早期吸入有传染性的皮屑、尘埃和羽毛引起鸡群的严重感染。带毒鸡舍的工作人员的衣服、鞋靴以及鸡笼、车辆都可成为该病的传播媒介。

据症状和病变发生的主要部位，鸡马立克病在临床上分为四种类型：神经型（古典型）、内脏型（急性型）、眼型和皮肤型。有时可以混合发生。

加强饲养管理和卫生管理。坚持自繁自养，执行全进全出的饲养制度，避免不同日龄鸡混养；实行网上饲养和笼养，减少鸡只与羽毛粪便接触；严格卫生消毒制度，尤其是种蛋、出雏器和孵化室的消毒，常选用熏蒸消毒法。消除各种应激因素，加强检疫，及时淘汰病鸡和阳性鸡。疫苗接种是防治本病的关键。在进行疫苗接种的同时，鸡群要封闭饲养，尤其是育雏期间应搞好封闭隔离，可减少本病的发病率。

二、禽蛋的微生物污染

1. 禽蛋的结构

蛋类的结构基本相似，主要由蛋壳、蛋清和蛋黄三部分组成。蛋壳位于蛋的最外层，在蛋壳最外面有一层水溶性胶状黏蛋白，对防止微生物进入蛋内和蛋内水分及二氧化碳过度向外蒸发起着保护作用。当蛋生下来时，这层膜即附着在蛋壳的表面，外观无光泽，呈霜状，根据此特征，可鉴别蛋的新鲜程度。如蛋外表面呈霜状，无光泽而清洁，表明蛋是新鲜的；如无霜状物，且油光发亮不清洁，说明蛋已不新鲜。由于这层膜是水溶性的，在贮存时要防潮，不能水洗或雨淋，否则会很快变质腐败。蛋黄呈球形，由两根系带固定在蛋的中心。随着保管时间的延长和外界温度升高，系带逐渐变细，最后消失，蛋黄随系带变化，逐渐上浮贴壳。由此也可鉴别蛋的新鲜程度。

2. 禽蛋的微生物污染来源

鲜蛋内一般应是无菌的。蛋壳表面的薄膜以及蛋壳的结构，都能有阻碍外界微生物侵入的作用。蛋白内有溶血酶，具有溶菌、杀菌、抑菌的作用。

微生物可通过不健康的母禽及附着在蛋壳上的微生物污染禽蛋。患病母禽生殖器的杀菌能力减弱，当吃了含有病菌的饲料后，病原菌可通过血液循环侵入卵巢，在蛋黄形成过程中造成污染。常见的致病菌是沙门菌，鸡、鸭、鹅都易受到病菌感染。附着在蛋壳上的微生物主要来自空气、贮放容器等。污染的微生物可从蛋壳上的气孔进入蛋体。常见细菌有假单胞菌属、无色杆菌属、变性杆菌属、沙门菌等 16 种之多。每个蛋壳表面的细菌可达 400 万～500 万个，污染严重者可高达 1 亿个以上。霉菌可经蛋壳的裂纹或气孔进入蛋内。常见的有分枝孢霉、黄曲霉、毛霉、青霉等。

3. 禽蛋被微生物污染的变化

微生物的污染可使禽蛋发生变质、腐败。新鲜蛋清中含有溶菌酶，有抑菌作用，一旦作用丧失，腐败菌在适宜的条件下迅速繁殖。蛋白质在细菌蛋白水解酶的作用下，逐渐被分解，使蛋黄系带松弛和断裂，导致蛋黄移位，如果蛋黄贴在壳上称为"贴壳蛋"；之后蛋黄膜分解，使蛋黄散开，形成"散黄蛋"；如果条件继续恶化，则蛋清和蛋黄混为一体，称为"泻黄蛋（浑汤蛋）"。如果进一步被细菌分解，蛋白质则变为蛋白胨、氨基酸、胺类、羧酸类等，某些氨基酸分解后形成硫化氢、氨和胺类化合物以及粪臭素等产物，而使禽蛋出现恶臭味，蛋液变稠成浆状或有凝块出现，称为"酸败蛋"。外界霉菌进入蛋内，霉菌在蛋壳内壁和蛋膜上生长繁殖，形成肉眼可见的大小不同的暗色斑点，称为"黑斑蛋"。

三、禽蛋类的安全要求

蛋类卫生首先要防止微生物污染，要加强饲养条件的管理，保持禽体及产蛋场所的卫生、保证饲料不带有病菌，杜绝微生物从不同途径侵染蛋内。

加强蛋的贮存卫生，应将鲜蛋置于 $1\sim5℃$，相对湿度 $87\%\sim97\%$ 的条件下进行贮存。当鲜蛋出库时，应先在预暖室放置一些时间，以免壳外有冷凝水产生，引起微生物繁殖。新鲜鸡蛋不可以用水冲洗，防止外层保护膜被洗掉。

严格控制禽类饮水及饲料，保证水和饲料达到卫生要求，防止禽蛋中重金属、农药、激素、抗生素及其他化学物质通过食物进入母禽体，残留于蛋内。

鲜蛋是一种有生命的物质，不停地通过气孔进行呼吸，因此它具有吸收异味的性质。如果在收购、运输、贮存过程中与农药、化肥、煤油等化学物品以及蒜、葱、鱼、香烟等有异味或腐烂变质的动植物放在一起，就会使鲜蛋产生异味，影响食用。

四、禽蛋加工中的安全问题

禽蛋加工生产蛋制品，包括以鸡蛋、鸭蛋、鹅蛋或其他禽蛋为原料加工而制成的蛋制品。可分为再制蛋类、干蛋类、冰蛋类。

再制蛋类是指以鲜鸭蛋或其他禽蛋为原料，经由纯碱、生石灰、盐或含盐的纯净黄泥、红泥、草木灰等腌制或用食盐、酒糟及其他配料糟腌等工艺制成的蛋制品。干蛋类是指以鲜鸡蛋或者其他禽蛋为原料，取其全蛋、蛋白或蛋黄部分，经加工处理（可发酵）、喷粉干燥工艺制成的蛋制品。冰蛋类是指以鲜鸡蛋或其他禽蛋为原料，取其全蛋、蛋白或蛋黄部分，经加工处理，冷冻工艺制成的蛋制品。

1. 原料蛋的安全检验

通过感官检验法，眼看、手摸、耳听、鼻嗅四种方法，综合判断蛋的质量。

以肉眼观察蛋的形状、大小、色泽、清洁度，鲜蛋壳上有一层霜状粉末，色泽鲜明。如果呈灰白色，则蛋内容物已变为黑腐。

用手摸蛋的表面，掂其重量，如手摸感到光滑，多为孵化蛋；如把蛋放在手中颤动，说明水分蒸发，蛋为陈蛋，过重不是熟蛋就是水灌蛋；将蛋放在手心翻转几次，如果老是一面朝下，则为贴壳蛋。

耳听是把蛋拿在手中，蛋碰蛋，听其声，如清脆为好蛋，哑声为裂纹蛋；嘎嘎声为孵化蛋，空空声为水花蛋。

鼻嗅是用嘴向蛋吹口热气，用鼻子嗅，如有霉味为霉蛋；有臭味为黑腐蛋；有酸味为污黄蛋，也有因饲料不当和贮藏于有异味场所的蛋，有青草味或特殊气味。

2. 皮蛋加工中的安全问题

皮蛋又叫松花蛋、变蛋，为我国特有的蛋加工食品，是一种典型的蛋加工品。

皮蛋加工是利用蛋在碱性溶液中，能使蛋白质凝胶的特性，使之变成富有弹性的固体。皮蛋制作如果配方控制不良，会使蛋白质在碱性溶液中发生水解，蛋白质变性成为蛋白，就不能食用。如果蛋壳有裂痕或配方控制不佳，也会让蛋内的硫化氢外溢，变成金黄色。正常的皮蛋为墨绿色且有松花及富弹性。

皮蛋是透过混合纯碱、石灰、盐和黄丹粉（氧化铅），将鸭蛋包裹而腌制的。加工过程中使用的铅，使皮蛋含铅量增高，所以如果经常食用，有可能引起铅中毒。这会导致失眠、不能集中注意力、贫血、关节痛、思维缓慢、脑功能受影响等症状。此外，铅会取代钙质，影响钙的摄取，可能造成缺钙。现在新工艺改革，以其他成分代替氧化铅，研制无铅松花蛋已经成功，使皮蛋中铅含量有所降低。

皮蛋外观质量指标：包泥蛋的泥层和稻壳应薄厚均匀，微湿润，涂料蛋的涂料应均匀。包泥蛋、涂料蛋及光身蛋都不得有霉变，蛋壳要清洁完整；蛋体完整，有光泽、弹性好、有松花、不粘壳。溏心皮蛋呈一般溏心或小溏心，硬心皮蛋呈硬心或小硬心；蛋白呈半透明的青褐色或棕色，蛋黄呈墨绿色并有明显的多种色层；具有皮蛋特有的气味与滋味，无异味，不苦，不涩，不辣，回味绵长。硬心皮蛋略带辣味。

3. 咸蛋加工中的安全问题

咸蛋又称盐蛋、腌蛋、味蛋等，是一种风味特殊、食用方便的再制蛋。

咸蛋的生产极为普遍，全国各地均有生产，可工厂批量生产，也可在家中小量制作。咸蛋主要用食盐腌制而成的。鲜蛋腌制时，蛋外的食盐料泥或食盐水溶液中的盐分，通过蛋壳、壳膜、蛋黄膜渗入蛋内，蛋内水分也不断渗出。蛋腌制成熟时，蛋液内所含食盐成分浓度，与料泥或食盐水溶液中的盐分浓度基本相近。高渗的盐分使细胞体的水分脱出，从而抑制了细菌的生命活动。同时，食盐可降低蛋内蛋白酶的活性和细菌产生蛋白酶的能力，从而减缓了蛋的腐败变质速度。食盐的渗入和水分的渗出，改变了蛋原来的性状和风味。

要获得高质量的咸蛋，必须选用新鲜的蛋，根据不同的腌制方法，灵活控制食盐用量和浓度、环境温度及腌制时间。腌制用盐要用食用盐，不可贪图便宜用工业盐替代。

4. 蛋粉、冰蛋生产中的安全问题

蛋粉为蛋液经喷雾干燥而成，为粉状或易松散的块状。将鲜蛋加工成蛋粉的工艺并不复杂，只要将鲜蛋取出蛋白、蛋黄，经过发酵、巴氏消毒和干燥，不需加入任何添加剂，就可以分别制成蛋白粉和蛋黄粉。不同人群可根据营养需要选择不同部分蛋粉。将鲜蛋加工成蛋粉后，体积大大缩小，包装容易，不会破损，贮存期也延长，可使运输和贮存费用大幅度下降。一般在干燥通风的条件下，保鲜期可长达一年。实践证明，将一时难以销售出去的鲜蛋转化加工成蛋粉，可解决积压禽蛋的出路问题，值得提倡和发展。

冰蛋是鲜鸡蛋去壳、预处理、冷冻后制成的蛋制品。经过滤、灭菌、装盘、速冻等工序制成的冷冻块状食品，有冰全蛋、冰蛋白、冰蛋黄等。冷冻间温度应保持在 $-20℃$ 以下，冰蛋桶内中心温度应降到 $-18 \sim -15℃$，方可取出进行包装。在解冻过程中细菌的繁殖状况也因冰蛋品的种类与解冻方法不同而异。同一室温中解冻，细菌总数在蛋黄中比蛋白中增加的速度快。同一种冰蛋品，室温解冻比流水解冻的细菌数高。

蛋粉和冰蛋加工过程中的主要卫生问题是防止沙门菌的污染，为此，应采取有效措施减少沙门菌的污染。

（1）打蛋前，蛋壳必须清洗干净并放在漂白粉溶液中消毒 5min，取出后在 4h 内晾干，再打蛋。

（2）打蛋所用工具、容器都应分别用 4％碱水及清水冲洗干净，再用蒸汽消毒 10min。制作蛋粉所用管道等设备也应消毒干净。

（3）不能采用贴壳蛋、霉蛋及其他变质蛋类制造蛋粉和冰蛋。

（4）直接参加生产的工人，每年进行健康检查，有健康证。工作前认真洗手消毒。

（5）蛋粉中脂肪较易氧化，应用专门材料包装以隔绝空气。包装材料以外涂以石蜡以免蛋粉受潮变质。

（6）冰蛋冷藏切勿与水产品、肉品等放在一起以免污染。大块切开时，使用的各种工具要清洁干净，剩余的冰蛋要重新包装冷藏。

五、蛋制品生产过程中的危害分析及控制措施

实例 皮蛋加工过程中的危害分析及控制措施（见表 6-11）

表 6-11　皮蛋加工过程中的危害分析及控制措施

加工工序	潜在危害及危害描述	危害是否显著	判断依据	预防及控制措施	是否关键控制点
原料验收	生物危害:细菌、霉菌、病原体	是	鸭蛋在生产、贮存过程中会受到病原菌污染,如沙门菌、禽流感菌病毒	浸泡过程中碱性浸渍液能将病原菌杀灭	否
	化学危害:抗生素残留	是	养殖过程中添加,残留量过多会危害消费者健康	要求供应商提供质检报告,进行微生物和抗生素残留检验,拒收不合格品	是
	物理危害:金属、土块等	否	运输过程中混入杂物	原辅料检查员严格检查,向供应商索取产品感官检验报告	否
配制料液	生物危害:大肠杆菌、致病菌	是	料液配制过程中易染菌	按工艺文件操作,同时配合实时监控;通过高温灭菌可消除	否
	化学危害:料液中重金属化合物	是	配料中添加量易受人为控制,添加量会影响成品残留量	严格控制金属盐类添加比例	是
	物理危害:无				
下缸	生物危害:微生物	否	缸体壁上残留微生物	通过 SSOP 来控制	否
	化学危害:无				
	物理危害:金属、瓷块、尼龙等异物	否	缸体脱落物、料液包装袋移入	通过 SSOP 来控制	否
料液浸泡	生物危害:致病菌、腐败菌	是	微生物繁殖生产的主要时期	通过 GMP 来控制,碱性环境抑制微生物的生长	否
	化学危害:生石灰、烧碱浓度的变化	是	禽蛋蛋白质变性过程受碱液浓度变化的影响	按工艺条件操作,通过 GMP 来控制	否
	物理危害:无				
出缸	生物危害:微生物	否	出缸后蛋品与外界环境接触染菌	通过 SSOP 来控制	
	化学危害:无				
	物理危害:温度	是	环境温度影响成品蛋的质量	通过 SSOP 来控制	

加工工序	潜在危害及危害描述	危害是否显著	判断依据	预防及控制措施	是否关键控制点
品质检验	生物危害:细菌	是	细菌总数、大肠菌群、致病菌是蛋品的重要特性	依靠 GMP 实施过程控制及检测	否
	化学危害:水分、总碱度、砷、pH	是	水分、总碱度、砷、pH 是重要的化学指标	上述料液配制及浸泡过程控制	否
	物理危害:形状、质量、表面特征等	否	形状、质量、表面特征等是皮蛋的感官指标	设置专职检验员,把好质量检验关	否
涂膜	生物危害:无				
	化学危害:有害化学物质污染	是	不允许有污染,杂质不能混入,保证涂膜材料的安全性	保持涂膜原料清洁卫生无污染	否
	物理危害:撞击,摇晃	是	导致蛋有裂缝	通过 GMP 来控制	是
贮存	生物危害:致病菌、腐败菌	是	如环境温度适合,微生物开始繁殖	通过上述涂膜工艺控制	否
	化学危害:蛋白质水解	否	自身变化	通过环境来控制和抑制蛋白酶水解	否
	物理危害:温度、pH、氧气	是	蛋品品质受贮存条件影响很大	通过 GMP 来控制	是

第七节　水产品的安全管理

一、水产品品种

鲜活水产品,分为鱼、虾、蟹、贝四大类。鱼类有鲈鱼、鲑鱼、甲鱼、三文鱼等;虾类有新西兰大龙虾、竹节虾、河虾等;蟹类有美国珍宝蟹、皇帝蟹、膏蟹、清蟹等;贝类有加拿大象鼻蚌、蛏、蚝、蛤等。食品生产加工中,会涉及一些名贵水产品的加工,如鱼翅、鲍鱼、海参等。

二、影响水产品安全的因素

随着生活水平的提高,人们消费水产品的数量越来越多,水产品的安全性问题也越来越得到重视,影响水产品安全的因素有以下几方面。

1. 生物性污染

自然界中水体遭受污染,一些致病微生物、病毒、寄生虫和某些昆虫等生物进入水体,或某些藻类大量繁殖,使水质恶化,直接或间接危害人类健康或影响渔业生产。污染水体的生物种类繁多,主要有大肠杆菌 O_{157}、沙门菌、金黄色葡萄球菌、副溶血弧菌、李斯特单胞菌、甲肝病毒、线虫、绦虫等。

2. 天然毒素

在水产品中有的品种会带有天然毒素,影响产品的安全性。典型的鱼类毒素中的河豚毒素、雪卡毒素、鱼胆毒素等。在贝类中由于海水遭受赤潮等污染，也容易出现麻痹类贝毒、腹泻性贝毒等。

3. 环境污染物

一些人类排放污染物或意外泄漏事故，使有害物质进入海洋环境而造成的污染，损坏海水质量和环境质量，污染水产品。海洋污染物主要有石油及其产品、金属和酸、碱、农药、放射性物质、有机废液和生活污水、热污染和固体废物。这些污染物可直接或间接给水产品带来重金属超标、药物残留超标、化学消毒剂超标等。

4. 药物残留

药物残留包括农药残留和兽药残留。农药残留主要是通过河流、大气、土壤等途径进入到水体之中，造成间接污染，如残留大不易去除的 DDT 等。另外在人工养殖水产品时为防治鱼类疾病，往往用到一些药物、促生长剂等，如果使用不当，造成残留量超标。

5. 加工污染及人为恶意污染

水产品加工过程中由于管理不当，可能会出现交叉污染、微生物超标、毒素处理不净等问题，这些问题造成了水产品的不安全性。

一些不法商贩，为了牟取暴利，在水产品的养殖、加工过程中，违法使用一些化学药品，给水产品加工带来巨大的安全隐患。如大家比较熟悉的"多宝鱼"事件，甲鱼养殖过程中使用孔雀石绿、激素类药物，水发水产品中使用工业碱等。

6. 食品及饲料添加剂

水产品养殖过程中添加剂使用超标或使用工业原料作为添加剂，造成水产品安全问题，典型的如亚硫酸盐、多聚磷酸盐超标及喹乙醇添加等。

三、水产品在贮藏中的变化

鱼体死后肌肉中会发生一系列与活体时不同的生物化学和生物学的变化，整个过程可分为初期生化变化和死后僵硬、解僵和自溶、细菌腐败几个阶段。

1. 初期生化变化

动物死后，在停止呼吸与断氧条件下，肌肉中糖原酵解生成乳酸。活体动物肌肉的 pH 为 7.2～7.4。动物死后，随着糖原酵解成乳酸，pH 下降，下降的程度与肌肉中糖原的含量有关。虾、蟹、贝类等无脊椎水产动物，其肌肉中不存在高能磷酸化合物的磷酸肌酸，由磷酸精氨酸替代。当死后进行糖原酵解时，与脊椎动物同样被分解，但最终产物为丙酮酸。

2. 死后僵硬

刚死的鱼体，肌肉柔软而富有弹性。放置一段时间后，肌肉收缩变硬，失去伸展性或弹性，如用手指压，指印不易凹下；手握鱼头，鱼尾不会下弯；口紧闭，鳃盖紧合，整个躯体挺直，鱼体进入僵硬状态。鱼贝类肌肉死后僵硬一般发生在死后数分钟至数十小时，其持续时间为数小时至数十小时，总的说来比畜肉短。这是因为鱼贝类结缔组织少，组织柔软，水分含量高，微生物数量多的缘故。

当僵硬进入最盛期时，不仅肌肉收缩剧烈，而且持水性下降。一些不带骨的鱼肉片，长度会缩短，甚至产生裂口，并有液汁向外渗出。死后僵硬是鱼类死后的早期变化。鱼体进入僵硬期的迟早和持续时间的长短，受鱼的种类、死前生理状态、致死方法和贮藏温度等各种因素的影响。一般讲扁体鱼类较圆体鱼类僵硬开始得迟，因为体内酶的活性较弱，但进入僵硬后其肌肉的硬度更大。不同大小、年龄的鱼也表现出很大的差别。小鱼、喜动的鱼比大鱼更快进入僵硬期，持续时间也短。

3. 解僵和自溶

鱼体死后进入僵硬期，并达到最大程度僵硬后，其僵硬又缓慢地解除，肌肉重新变得柔软，称为解僵。鱼类肌肉随着解僵过程迅速发生软化和生物化学变化。肌肉的软化与活体肌肉的松弛不同，解僵的主要原因是存在于肌肉中的内源性蛋白酶或来自腐败菌的外源性蛋白酶作用的结果。一般认为与肌肉中组织蛋白酶类对蛋白质分解的自溶作用有关。组织蛋白酶主要有酸性肽链内切酶和中性肽链内切酶。参加鱼类死后蛋白质分解作用的酶类中，除自溶酶类之外，可能还有来自消化道的胃蛋白酶、胰蛋白酶等消化酶类，以及细菌繁殖过程中产生的胞外酶的作用。因此，鱼类死后的解僵和自溶阶段，在各种蛋白分解酶的作用下，一方面造成肌原纤维中 Z 线脆弱、断裂，组织中胶原分子结构改变，结缔组织发生变化，胶原纤维变得脆弱，使肌肉组织变软和解僵。另一方面也使肌肉中的蛋白质分解产物和游离氨基酸增加。

鱼体的自溶主要是鱼肉蛋白质被分解。解僵和自溶会给鱼体鲜度质量带来各种感官和风味上的变化，同时其分解产物——氨基酸和低分子的含氮化合物为细菌的生长繁殖创造了有利条件，加速了鱼体的解僵自溶过程，成为由良好鲜度逐步过渡到细菌腐败的中间阶段。

4. 细菌腐败

鱼体在微生物的作用下，鱼体中的蛋白质、氨基酸及其他含氮物质被分解为氨、甲胺、吲哚、硫化氢、组胺等低级产物，使鱼体产生具有腐败特征的臭味，这种过程就是细菌腐败。主要表现在鱼的体表、眼球、鳃、腹部、肌肉的色泽、组织状态以及气味等方面。鱼体死后的细菌繁殖，从一开始就与死后的生化变化、僵硬以及解僵等同时进行。但是在死后僵硬期中，细菌繁殖处于初期阶段，分解产物增加不多。因为蛋白质中的氮源是巨大分子，不能透过微生物的细胞膜，因而不能直接被细菌所利用。当微生物从其周围得到低分子含氮化合物，将其作为营养源繁殖到某一程度时，即分泌出蛋白质酶分解蛋白质，这样就可利用不断产生的低分子成分。另外由于僵硬期鱼肉的 pH 下降，酸性条件不宜细菌生长繁殖，故对鱼体质量尚无明显影响。当鱼体进入解僵和自溶阶段，随着细菌繁殖数量的增多，各种腐败变质征象即逐步出现。

鱼体所带的腐败细菌主要是水中细菌，多数为需氧性细菌，有假单胞菌属、无色杆菌属、黄色杆菌属、小球菌属等。这些细菌在鱼类生活状态时存在于鱼体表面的黏液、鱼鳃及消化道中。体表污染的细菌，温度适宜时在黏液中繁殖起来，使鱼体表面变得浑浊，并产生不快的气味，细菌进一步侵入鱼皮、进入眼部组织时通过鱼鳃进入鱼的组织。肠内繁殖的细菌穿过肠壁进入腹腔各脏器组织，进一步繁殖形成骨肉分离的状态。

四、 水产品加工过程中的危害分析及控制措施

实例 冷冻鱿鱼筒加工过程中的危害分析及控制措施（见表 6-12）

表 6-12　冷冻鱿鱼筒加工过程中的危害分析及控制措施

销售贮藏方法：冷藏链销售；冷冻贮存和发运（−18℃）

包装方式：内套塑料袋，外装纸箱　　　　　　　　预期用途：充分加热后食用

加工工序	潜在危害及危害描述	危害是否显著	判断依据	预防及控制措施	是否关键控制点
鱿鱼原料验收	生物危害： 1.致病菌污染,如副溶血性弧菌等 2.寄生虫	是 否	海洋中存在致病性弧菌,冷冻海产品是海洋弧菌属的天然温床,以及环境致病菌的存在,鱼体可能受到致病菌的污染,人们食用后致病 原料经充分冷冻可杀死寄生虫,且产品经充分加热后食用,寄生虫不会对人体造成危害	1.国产原料接收时索取捕捞许可证证件、供货证明,证明原料来自开放清洁海域 2.进口原料索取卫生证、检疫合格证明、原产地证 3.无证的鱼货拒收	是
	化学危害:无				
	物理危害:金属异物	是	捕捞过程中可能混入鱼钩等金属	金属探测工序可以控制	否
包装物料验收	生物危害:致病菌污染	否	购于评估合格的供应商,每批验收合格后接收		
	化学危害:重金属	否	购于评估合格的供应商,内包装提供定期的第三方检验检测报告		
	物理危害:无				
原料解冻	生物危害:致病菌再污染	否		由 SSOP 控制工器具接触面的卫生	
	化学危害:无				
	物理危害:无				
去头去脏去皮	生物危害:致病菌再污染	否	可能由于容器、工器具、人员污染引起	由 SSOP 控制刀具等接触面的清洁	
	化学危害:无				
	物理危害:金属异物	是	加工过程中刀具损坏可能有金属异物混入产品	金属探测工序可以控制	否
清洗	生物危害:无				
	化学危害:无				
	物理危害:无				
检品	生物危害:致病菌再污染	否	手、工器具等接触面按时清洗消毒,造成污染	手、工器具等接触面按时清洗消毒,不会造成污染,由 SSOP 控制	
	化学危害:无				
	物理危害:无				
泡冰水	生物危害:无				
	化学危害:多聚磷酸盐超标	否	人为添加量增大	在规定的限量内添加,检验检疫局备案,符合要求	
	物理危害:无				

加工工序	潜在危害及危害描述	危害是否显著	判断依据	预防及控制措施	是否关键控制点
入冷	生物危害:致病菌再污染	否	速冻设备没按时消毒、除霜,造成交叉污染	速冻设备按时消毒、除霜,不会造成交叉污染,SSOP 控制	
	化学危害:无				
	物理危害:金属异物	是	设备损坏有可能造成金属异物混入产品	通过金属探测工序控制	否
分级	生物危害:致病菌再污染	否	接触面没按时清洗消毒,造成污染	接触面按时清洗消毒,不会造成污染,SSOP 控制	
	化学危害:无				
	物理危害:无				
称重包装	生物危害:致病菌再污染	否	接触面没按时清洗消毒,造成污染	接触面按时清洗消毒,不会造成污染,SSOP 控制	
	化学危害:无				
	物理危害:无				
金属探测	生物危害:无				
	化学危害:无				
	物理危害:金属异物	是	在捕捞、运输、加工过程中可能有金属异物混入产品,金属异物会对人体造成危害	通过金属探测仪进行控制	是
冷藏贮存	生物危害:致病菌污染、致病菌生长	否	冷库的温度及卫生消毒不彻底	SSOP 控制冷库卫生 正确冷藏,温度低,致病菌生长被抑制	
	化学危害:无				
	物理危害:无				

第八节　果蔬的安全管理

　　水果、蔬菜是人类膳食中的重要食品,除了为人们提供重要的维生素及无机盐等营养素外,蔬菜和水果中所含的生理活性成分对人体也有重要的生理功能。市场上的果蔬有相当一部分受到污染。如为了让果蔬有个良好的外表,在即将收获时,喷洒高毒杀虫剂,给消费者带来严重危害。某些现在已经停止使用的有机氯杀虫剂(半衰期长、在环境中不易降解),一旦进入人体在体内聚积,难于排出体外。这些问题的存在都直接影响果蔬的安全性。

一、果蔬污染的途径

　　果蔬的污染从植物植株的种植、生长、收获、加工、贮存、运输、销售直到食用前的各个环节都有可能发生。可包括内源性污染和外源性污染，其中植物病原菌通过根、茎、叶进入果实为内源性污染，其他的污染多为外源性污染。根据污染物的性质不同，可分为生物性污染和化学性污染。

1. 生物性污染

（1）新鲜果蔬的微生物污染　果蔬营养丰富，含有大量的水分（85%以上）、糖分，pH一般在4.5~7.0，适合微生物的生长繁殖。水果蔬菜的基质条件决定了引起果蔬变质的微生物主要是霉菌和酵母菌，细菌只是极少数。

采自健康植株的水果蔬菜内部组织应该是无菌的。但有时在完好的水果内部组织也可发现某些微生物，这些微生物是在开花期侵入并生存于果实内部的。如曾在苹果内部分离出酵母菌，在番茄中分离出酵母菌及假单胞属的细菌等。

果蔬植株因遭受病原微生物的侵害而发生病变时，带有大量的植物病原菌。这些植物病原菌在果蔬收获前后可通过根、茎、叶、花、果实等途径侵染其他健康的果蔬。

水果和蔬菜表皮或表皮外覆盖有一层蜡质，这些蜡质有防止微生物入侵的作用。一般情况下新鲜果蔬表面总是会有一定数量的微生物的，表皮完好的果蔬可在一定时期内不发生腐败变质。但当果蔬表皮受伤时，微生物便从伤口侵入其内部并进行繁殖，从而使果蔬腐烂变质。见表6-13。

表6-13　引起果蔬变质的几种主要微生物

果蔬种类	微生物种类	果蔬种类	微生物种类
柑橘	白边青霉，绿青霉	马铃薯	马铃薯疫霉、镰刀霉
香蕉	串珠镰刀菌	洋葱	洋葱炭疽病毛盘孢霉、镰刀霉
苹果	交链孢霉，镰刀霉属	黄瓜	镰刀霉
葡萄	灰绿葡萄孢霉	胡萝卜	胡萝卜软腐病欧文菌
梨	梨轮纹病菌	白菜	胡萝卜软腐病欧文菌

蔬菜栽培中利用人畜的粪、尿作肥料，可被肠道致病菌和寄生虫卵污染。国内外都有许多因生吃蔬菜而引起肠道传染病和肠寄生虫病的报道。蔬菜、水果在收获、运输和销售过程中卫生管理不当，也可被肠道致病菌和寄生虫卵污染，一般表皮破损严重的水果大肠菌检出率高。

（2）果汁的微生物污染　果汁作为重要的食品原料，可用于酿制果酒、配制饮料。果汁pH一般在2.4~4.2之间，含有一定的糖分，有较高的渗透压，这些条件限制了某些微生物的生长繁殖，能在果汁中生长的微生物为酵母菌、霉菌和少数耐酸的细菌。

新鲜水果压榨出的果汁中，常含有一些酵母菌。如在柑橘果汁中常存在啤酒酵母、葡萄酒酵母等，可进行酒精发酵，产生气味。果汁中发现的霉菌以青霉属最多，如展青霉和皮壳青霉；其次是曲霉属，果汁中的曲霉以构巢曲霉和烟曲霉较常见。其他霉菌如拟青霉属、丝衣霉属、红曲霉属在果汁中也有发现，它们具有耐热性，可使果汁产生不良的臭味。在果汁中出现的细菌，最主要的是乳酸菌，乳酸菌在果汁中生长繁殖，在利用果汁中的有机酸（苹果酸、柠檬酸等）的同时，产生乳酸、琥珀酸和二氧化碳。植物乳杆菌和乳球属中的一些菌种，在苹果汁、葡萄汁中生长会造成果汁黏稠。大多数的腐败细菌及致病细菌不适于在果汁中生长与存活，人体病原菌在苹果汁内，数小时至数天内即可死亡。

2.化学性污染

（1）灌溉用水污染　用经净化处理的工业废水和生活污水灌溉菜田可增加肥源和水源，提高蔬菜产量；还可使污水在灌溉中得到净化，减少对水体的污染。但用未经无害化处理的工业废水和生活污水灌溉，其中往往含有一些重金属（汞、铅、铬等）、酚等有毒物质，可使蔬菜受到其中有害物质的污染。水源遭受污染，也会造成果蔬污染。2018年5月7日，某火焰生物质燃料厂在被查封并责令限期拆除机制炭加工设备期间，私设暗管排放废水导致东津河上游中溪月红段鱼类大量死亡，导致水质污染。对东津河沿岸用河水灌溉的果蔬作物，造成污染。

（2）农药残留　目前我国农药种类主要为有机磷农药，20世纪70~80年代使用有机氯农药。有机氯农药在环境中稳定性强，不易降解，在环境中残留期长，已形成全球性污染，残留在土壤、水体和空气中农药残留物成为环境污染物。农作物长期从污染的环境中吸收农药，可导致污染。

蔬菜和水果施用农药较多，其农药残留较高，是化学性污染较为严重的方面。使用过农药的蔬菜和水果在收获后，常会有一定量农药残留，如果残留量大将对人体产生一定危害。绿叶蔬菜尤其应该注意这个问题。我国常有绿叶蔬菜刚喷洒农药就上市，结果造成多人农药中毒的报道。许多蔬菜如黄瓜、番茄在同一时间有未成熟的和可以收获的，农民常常一起施药，结果那些已成熟的蔬菜瓜果刚施农药不久即收获销售，造成蔬菜瓜果表面农药残留严重超标。

杀虫剂等农药和某些化肥对蔬菜、水果的污染都是肯定的，但是对于不同品种的作物形成的有毒残留及对人体的危害是各不相同的，特别是蔬菜。蔬菜的种类繁多，目前被有机杀虫剂等农药污染较严重的蔬菜有：白菜、韭菜、青菜（即小白菜）、黄瓜、番茄、茼蒿、苋菜、油菜、生菜、甘蓝、花椰菜、豇豆等。其中尤为严重的是韭菜、青菜、油菜。韭菜主要的虫害是生长在韭菜株体内的韭蛆，不少菜农用大量的高毒杀虫剂浇灌韭菜根部，使有毒物质随水分从根部吸收，并被输送到整个株体，以此杀灭株体内的韭蛆。青菜的主要害虫是小菜蛾，目前已形成了较强的抗药性，部分菜农改用高毒农药杀虫。油菜也有与青菜类似的情况，菜农往往也选择高毒农药对付害虫的抗药性。所以上述三种蔬菜的有毒物质市场检测数据令人担忧。

（3）亚硝酸盐污染　化肥和土壤中的氨氮除大部分参加了蛋白质合成外，还有一小部分通过硝化及亚硝化作用形成硝酸盐及亚硝酸盐。正常生长情况下，蔬菜水果中硝酸盐与亚硝酸盐的含量是很少的，但在生长时碰到干旱，收获后不恰当的环境下存放或腌制时，硝酸盐与亚硝酸盐的量即有所增加。

（4）果蔬保鲜剂污染　果蔬采摘后要有一个贮运、销售过程，为了防止果蔬过早后熟老化、防止滋生霉菌及其他污染菌，以及达到催熟、脱涩等目的，果蔬往往要使用保鲜剂。果蔬保鲜剂按其作用和使用方法可分为八类，使用时可采用喷洒、涂膜、浸渍、熏蒸等不同方法处理。保鲜剂种类选择不正确、使用量偏大，都会给果蔬带来污染。

二、防止果蔬污染的措施及安全要求

1. 保持新鲜

为了避免腐败和亚硝酸盐含量过多，新鲜的果蔬最好不要长期保藏。果蔬在贮存、运输、销售、加工时应采用专车专库，注意剔除残叶、烂根、破损及腐败变质不可食部分。选择适合果蔬品种的保存方法，尽可能以小包装方式出售，计量方便，也比较卫生。

2. 防止肠道致病菌及寄生虫卵的污染

用作肥料的人畜粪便应经无害化处理后再施用。用生活污水灌溉时应先沉淀及杀灭病菌和去除寄生虫卵后方可使用。食用前应清洗干净、消毒。可用沸水消毒或漂白粉溶液、乳酸溶液、高锰酸钾溶液浸泡后再用清水冲洗。

3. 使用农药的卫生要求

严格遵守并执行有关农药安全使用规定，不准使用高毒农药。控制农药使用剂量，根据农药的毒性和半衰期来确定对作物使用的次数、剂量和安全间隔期。制定蔬菜和水果中农药最大残留限量标准。慎重使用激素类农药。

4. 灌溉用水卫生要求

灌溉用水符合国家标准规定要求。如果利用工业废水灌溉，水质应符合国家工业废水排放标准，尽可能使用地下灌溉方式进行灌溉，以避免污水与蔬菜直接接触，收获前3～4周停止使用工业废水灌溉。

三、饮料加工过程中的危害分析及控制措施

实例 茶饮料加工过程中的危害分析及控制措施（见表6-14）

表6-14 茶饮料加工过程中的危害分析及控制措施

加工工序	潜在危害及危害描述	危害是否显著	判断依据	预防及控制措施	是否关键控制点
茶叶验收	生物危害:致病菌	否	茶叶发霉、腐烂,有异味	1.合格供应商评价并提供,产品质量稳定未发生过不良情况 2.供应商提供检验报告,品保抽选委外检验均合格	
	化学危害:农药残留、重金属	否	产地周边使用大量农药	1.合格供应商评价并提供,产品质量稳定未发生过不良情况 2.供应商提供检验报告,品保抽选委外检验均合格	
	物理危害:沙石	是	产生异物	后续有多道过滤去除	否

加工工序	潜在危害及危害描述	危害是否显著	判断依据	预防及控制措施	是否关键控制点
蜂蜜验收	生物危害:致病菌、霉菌、细菌总数、大肠菌群	否		1.合格供应商评价并提供,产品质量稳定未发生过不良情况 2.供应商提供检验报告,品保抽选委外检验均合格	
	化学危害:农药残留、重金属、抗生素等	否			
	物理危害:无				
白砂糖验收	生物危害:致病菌、霉菌、细菌、大肠菌群、螨虫	否		1.合格供应商评价并提供,产品质量稳定未发生过不良情况 2.供应商每批提供检验报告,定期提供外检报告	
	化学危害:重金属、SO_2 残留等	否	漂白后的残留量超标		
	物理危害:杂质	是	糖和配料袋外面污物带杂质,可能会污染内容物,杂质不可接受	收货检查外包装卫生 后续有过滤设施	否
柠檬酸钠、$NaHCO_3$ 验收	生物危害:无				
	化学危害:重金属	否		1.合格供应商评价并提供,产品质量稳定未发生过不良情况 2.供应商每批提供检验报告,定期提供外检报告	
	物理危害:杂质	否	纯度不高	合格供应商评价并提供	
食用香料验收	生物危害:无				
	化学危害:重金属	否		1.合格供应商评价并提供,产品质量稳定未发生过不良情况 2.供应商每批提供检验报告,定期提供外检报告	
	物理危害:无				
维生素C	生物危害:无				
	化学危害:重金属	否		1.合格供应商评价并提供,产品质量稳定,未发生过不良情况 2.供应商每批提供检验报告,定期提供外检报告	
	物理危害:杂质	否	纯度不高	合格供应商评价并提供	
原辅料的贮存	生物危害:致病菌繁殖	否	温度过高	通过贮存环境 SSOP 控制	
	化学危害:有毒化合物、异味	否	与其他物质放在一起,携带异味		
	物理危害:杂质	否			

加工工序	潜在危害及危害描述	危害是否显著	判断依据	预防及控制措施	是否关键控制点
原辅料运输	生物危害:致病菌污染	否		通过贮存环境 SSOP 控制	
	化学危害:无				
	物理危害:杂质	否			
称料	生物危害:致病菌污染	否	称量工具带来污染	通过 SSOP 控制	
	化学危害:无				
	物理危害:杂质	否	称量工具带来污染		
原辅料的临时贮存	生物危害:致病菌污染	否		通过贮存环境 SSOP 控制	
	化学危害:有毒化合物、异味	否			
	物理危害:杂质	否			
自来水	生物危害:致病菌	否	不符合饮用水标准	符合生活饮用水标准	
	化学危害:氯、硝酸盐、重金属	否	水中无机盐超标		
	物理危害:杂质	否			
投料	生物危害:致病菌污染	否	人员、空气带来污染	通过人员、环境 SSOP 控制	
	化学危害:有毒化合物	否	误投错料	倒料前确认受限辅料并记录可控制	
	物理危害:杂质	是	包装物残料可能落入	后续有过滤控制	否
溶解	生物危害:致病菌污染	否	设备带来污染	通过设备 SSOP 控制	
	化学危害:清洗剂残留	否	清洗剂没有冲干净	通过 CIP 程序可控制	
	物理危害:无				
过滤1	生物危害:致病菌繁殖	否	滤网带来污染	通过定期清洗滤网控制	
	化学危害:有毒化合物	否	滤袋材质不符合食品安全要求	滤袋材质符合食品卫生要求	
	物理危害:杂质	是	杂质不可接受	后续有过滤控制	否
调配	生物危害:致病菌污染	否	通过人员、环境、设备带来污染	通过人员、环境、设备 SSOP 控制	
	化学危害:酸、碱渗入	否		设备定期保养 SOP 可控制	
	清洗剂残留	否	没按照 CIP 程序进行	通过 CIP 程序可控制	
	物理危害:杂质	否	人员带入	调配环境、人员 SSOP 控制	
过滤2	生物危害:致病菌、霉菌繁殖	是	滤袋微生物繁殖影响产品安全性	1.滤袋每6h更换、5天报废 2.后续 UHT 杀菌	否
	化学危害:有毒化合物	否		滤袋材质符合食品卫生要求	
	物理危害:杂质,脱毛	否	未发生过	每6h检查可控制	
平衡桶	生物危害:致病菌污染	否	设备带来污染	通过设备 SSOP 控制	
	化学危害:清洗剂残留	否	清洗剂没有冲干净,没按照 CIP 程序进行	通过 CIP 程序可控制	
	物理危害:无				

加工工序	潜在危害及危害描述	危害是否显著	判断依据	预防及控制措施	是否关键控制点
UHT杀菌	生物危害:控制致病菌	是	杀菌时间、温度不足,产品中致病菌不会被完全杀灭,导致产品变质	控制杀菌温度,做好每0.5h的巡检记录	是
	化学危害:清洗剂残留	否	清洗剂没有冲干净,没按照CIP程序进行	通过CIP程序可控制	
	物理危害:无				
过滤3	生物危害:致病菌污染	否	设备带来污染	设备SSOP控制	
	化学危害:无				
	物理危害:杂质	是	滤网破损可能导致杂质混入产品	每CIP周期检查滤网	是
充填	生物危害:致病菌	是	空瓶内壁、环境中存在的致病菌可能会导致产品变质	控制充填温度	是
	化学危害:清洗剂残留	否	清洗剂没有冲干净,没按照CIP程序进行	通过CIP程序可控制	
	物理危害:密封圈老化,充填头零部件脱落	否	设备带来污染	通过设备保养SOP控制	
瓶口冲洗	生物危害:致病菌污染	否	瓶子带来污染	控制冲洗水余氯浓度保证无菌	
	瓶口发霉	否	瓶盖带来污染	降低充填液位,减少溅出,控制喷水压力、位置、浓度	
	化学危害:余氯	否	有意多加	控制冲洗水余氯浓度	
	物理危害:无				
封盖	生物危害:控制致病菌	是	封盖不良,污染致病菌导致产品变质	控制封盖扭矩	是
	化学危害:油污	否	设备漏油	通过设备SSOP控制	
	物理危害:盖屑	否		通过设备SSOP控制	
倒瓶杀菌	生物危害:控制致病菌	是	瓶盖、瓶口残留致病菌可能会导致产品变质	控制倒瓶杀菌时间	是
	化学危害:无				
	物理危害:无				
末端瓶口冲洗	生物危害:瓶口发霉、致病菌污染	否	瓶盖带来污染	控制冷瓶水余氯浓度、冲洗水压	
	化学危害:无				
	物理危害:无				
冷却	生物危害:致病菌污染	是	冷却中因内外压差使冷却水可能渗入瓶内	设备巡检/控制冷瓶水的余氯浓度	是
	化学危害:有毒化合物	否		通过SSOP可控制	
	物理危害:无				

加工工序	潜在危害及危害描述	危害是否显著	判断依据	预防及控制措施	是否关键控制点
人工瓶检	生物危害:致病菌污染	是	密封不良会导致产品漏气变质	灯检、设备定期保养	否
	化学危害:无				
	物理危害:无				
码箱	生物危害:致病菌污染	否	掉箱摔落产品可能造成瓶盖松动漏气,染菌	通过集中管制全检控制	
	化学危害:无				
	物理危害:无				
返工	生物危害:致病菌繁殖污染	否		通过人员、设备、环境卫生SSOP和及时回收不合格产品控制	
	化学危害:无				
	物理危害:无				
入库、发运	生物危害:致病菌污染	否	掉箱摔落产品可能造成瓶盖松动漏气,染菌	通过集中管制全检控制	
	化学危害:无				
	物理危害:无				
空瓶整列	生物危害:致病菌污染	否		通过设备SSOP控制	
	致病菌引入	是	瓶口损伤导致密封不良变质	装缓冲垫,打磨尖角定期检查瓶口损伤状况	否
	化学危害:无				
	物理危害:无				
洗瓶	生物危害:致病菌残留	否	空瓶不适合致病菌生长	本步骤ClO_2水冲洗减少,随后热充填步骤控制	
	化学危害:消毒剂残留	否		通过洗瓶水余氯浓度控制	
	物理危害:无				
瓶盖验收	生物危害:细菌、霉菌	否		1.合格供应商评价并提供,产品质量稳定,未发生过不良情况 2.品保抽检均合格	
	化学危害:重金属、有毒化合物	否		1.合格供应商评价并提供,产品质量稳定,未发生过不良情况 2.瓶盖材质符合食品卫生要求	
	物理危害:杂质	是	运输过程可能带入杂质	收货检查外包装完整性;仓储通过SSOP控制使用时检查包装完整状况	否

加工工序	潜在危害及危害描述	危害是否显著	判断依据	预防及控制措施	是否关键控制点
瓶盖贮存	生物危害:致病菌污染	是	致病菌超标可能导致产品变质	使用前检查瓶盖外箱及内袋,后续由经过 UV 灯与倒瓶杀菌工序控制	否
	化学危害:有毒化合物	否		通过贮存环境 SSOP 控制	
	物理危害:杂质	否		仓储 SSOP 控制	
盖杀菌	生物危害:减少致病菌	是	紫外线照射时间不够,会有致病菌残留	后续还有倒瓶杀菌工序可以控制	否
	化学危害:无				
	物理危害:无				
茶叶萃取	生物危害:致病菌污染	否		通过设备 SSOP 控制	
	化学危害:油污、清洗剂残留	否		通过设备 SSOP 和 CIP 程序可控制	
	物理危害:杂质	否		通过环境、设备 SSOP 控制	
储存桶	生物危害:致病菌繁殖	否		通过产品冷却温度与存放时间可控制	
	化学危害:清洗剂残留	否		通过 CIP 程序可控制	
	物理危害:无				
二氧化氯和次氯酸钠验收	生物危害:无				
	化学危害:有毒化合物	否	符合食品卫生要求	符合食品卫生要求	
	物理危害:无				
二氧化氯和次氯酸钠贮存	生物危害:无				
	化学危害:无				
	物理危害:无				
一段洗瓶水	生物危害:致病菌残留	否		通过设备 SSOP 与洗瓶水浓度控制	
	化学危害:清洗剂残留	否		控制二氧化氯浓度,后续二段洗瓶水冲洗	
	物理危害:无				
二段洗瓶水	生物危害:致病菌残留	否		通过设备 SSOP 与冷瓶水浓度控制	
	化学危害:清洗剂残留	否		控制次氯酸钠浓度	
	物理危害:无				

第九节　酒类的安全管理

人类食品中,酒是一个非常重要且又特殊的品种。不仅在中国,在世界各国,酒与人类都结下极其丰富又十分复杂的情缘，滋生出独特的文化——酒文化。

一、酒类与人体健康的关系

酒精（乙醇）为酒类的主要成分，乙醇在人体内，被分解为水和二氧化碳，可以放出大量的热量，成为构成人体活动的能源。酒既可以安神镇静，又可以做兴奋剂，它可以直接刺激食道和胃壁，反射地刺激大脑，从而使血液循环恢复正常，起到恢复意识的作用。但饮酒过量、无节制饮酒，会使食欲下降，食物摄入量减少，以致发生多种营养素缺乏、急慢性酒精中毒、酒精肝、脂肪肝等问题，严重时还会造成酒精性肝硬化。过量饮酒还会增加患高血压、中风等疾病的危险，并可导致事故及暴力的增加，对个人健康和社会安定都是有害的。

1. 酒精在人体内的吸收代谢

酒精经由消化系统进入血液，在血液中停留，直到它被肝脏所分解，而后随尿液排出体外。血液中的酒精浓度在饮酒后 $1\sim1.5h$ 达到最高，以后逐渐降低，血液中酒精浓度的下降率是相当稳定的。

喝酒时进食在胃中及肠中的食物，会使酒精被吸入血液的速度减缓。如果在喝酒时同时吃东西，就可以减缓酒精吸收的速度。

饮酒过量，最受伤的莫过于肝脏，常说的醉酒，实际是酒精中毒，因为酒精入体内 90% 以上是通过肝脏代谢的。酒精在肝脏中先经醇脱氢酶催化，被氧化成乙醛，然后在醛脱氢酶作用下，氧化为乙酸，大部分乙酸进入血液，加入正常乙酸代谢，最后成为二氧化碳和水。乙醛氧化为乙酸的速度较快，一般在饮酒量范围内，乙醛不至在体内贮留。但如大量饮酒，也可出现乙醛贮留，并出现中毒症状。酒精代谢产物及它所引起的肝细胞代谢紊乱，是导致酒精性肝损伤的主要原因。

2. 酒类产生的能量

酒都含有不同数量的乙醇、糖和微量肽类或氨基酸，这些都是酒的能量来源。每克乙醇可提供 $29.2kJ$ 的能量，远高于同质量的碳水化合物和蛋白质的能量值。酒提供能量主要取决于酒所含乙醇的量。

蒸馏酒的能量主要来自乙醇，能量密度通常都在 $962kJ/100mL$ 以上，高的可达 $1673kJ/100mL$。发酵酒的能量也相当高，这类酒的能量一方面来自乙醇，另一方面主要来自碳水化合物及其他成分。啤酒和汽水、水果汁、脱脂奶一样，都属于"糖性饮料"。每升啤酒可提供 $1680kJ$ 左右的能量，相当于 $200g$ 面包，或 $500g$ 土豆，或 $45g$ 植物油，或 $60g$ 奶油。因此，历史上埃及人称啤酒为"液体面包"。而每升甜葡萄酒和黄酒提供的能量是啤酒的 1.5 倍以上。

酒类的能量来源都是一些小分子物质，如乙醇、葡萄糖、蔗糖、麦芽糖、糊精、氨基酸、挥发酸、高级醇等，极容易被机体吸收利用，因此酒提供的能量高效而且迅速。运动员经过较长时间的比赛或训练之后，可适当饮用一些啤酒，就是这个道理。肥胖者过多地饮用啤酒、葡萄酒、黄酒等可能对减肥不利。

3. 饮酒对人体健康的影响

饮酒贵在适量，元代饮膳太医忽思慧所言："酒味苦甘辛，大热有毒，主行药势，杀百邪。去恶气，通血脉，厚肠胃，消忧愁。少饮尤佳，多饮伤神损寿，易人本性，其毒甚也。

醉饮过度，丧失之源。"因此只要人们饮而有节，喝而有度，即对人类的健康有益，但若经常大量饮酒，对机体是有害的。

《中国居民膳食指南》中明确指出：若饮酒尽可能饮用低度酒，并控制在适当的限量以下，成年人如饮酒，一天最大饮酒的酒精量建议不超过15g，孕妇、乳母、儿童、青少年不应饮酒。

大量饮酒尤其是长期大量饮酒的人机体营养状况低下。一方面酒是纯热能食物，在体内可分解产生能量，但不含任何营养素。大量饮酒使碳水化合物、蛋白质、脂肪、维生素和矿物质的摄入量减少；另一方面大量饮酒可使食欲下降，会造成肠黏膜的损伤及对肝脏功能的损害，从而影响几乎所有营养物质的消化、吸收和转运；加之急性酒精中毒可能引起胰腺炎，造成胰腺分泌不足，进而影响蛋白质、脂肪和脂溶性维生素的吸收和利用；严重时还可导致酒精性营养不良。

酒精对肝脏有直接的毒性作用，吸收的乙醇在肝内代谢，连续过量饮酒能损伤肝细胞，干扰肝脏的正常代谢，影响肝脏的正常解毒功能，可致酒精性肝炎、脂肪肝及肝硬化。过量饮酒干扰脂类、糖类和蛋白质等营养物质的正常代谢。一次性大量饮酒后，几天内可观察到肝内脂肪增加及代谢紊乱。长期过量饮酒与肝静脉周围纤维化、酒精性肝炎及肝硬化之间密切相关。在每日饮酒的酒精量大于50g的人群中，10～15年后可发生肝硬化的人数每年约为2%。肝硬化死亡病例中有40%由酒精中毒引起。

过量饮酒还会增加患高血压、中风等疾病的危险。另外，酒精还会增加患乳腺癌和消化道癌症的危险，有研究表明，过量饮酒比非过量饮酒者口腔、咽喉部癌肿的发生率高出两倍以上，在食管癌患者中，过量饮酒者占60%，而不饮酒者仅占2%。长期过量饮酒使矿物质代谢发生显著变化，容易增加骨质疏松症的发生和容易导致骨折。过量饮酒还可改变人的判断能力。长期饮酒还可导致酒精依赖症、成瘾以及其他严重的健康问题。

二、酒类中有害成分对人体的危害

1. 甲醇对人体的危害

蒸馏酒的甲醇主要来自酿酒原料的果胶物质，果胶物质受糖化和发酵微生物的作用发生分解，最终产生甲醇。薯类的果胶质含量高，因此这类酒中甲醇含量也较高。我国《食品安全国家标准 蒸馏酒及其配制酒》（GB 2757—2012）中规定，谷类为原料的白酒甲醇含量应≤0.04g/100mL（0.4g/L），以薯干等果胶物质含量高的原料酿造的白酒甲醇应≤0.12g/100mL（1.2g/L）。

甲醇在人体的氧化分解很慢，从体内排出也慢，容易蓄积。甲醇具有明显的麻醉作用，慢性中毒表现为黏膜刺激症状，眩晕、昏睡、头痛、视力模糊和耳鸣，严重的导致双目失明甚至死亡。

2. 甲醛对人体的危害

酒中也可能含有甲醛，白酒中含量较高。甲醛和甲酸都是甲醇氧化后的产物，都含有毒性。甲醛为无色可燃性气体，有辛辣窒息臭味，对黏膜有强烈刺激性。甲醛毒性比甲醇高。

甲醛具有强烈的致癌和促癌作用。大量文献记载，甲醛对人体健康的影响主要表现在嗅觉异常、过敏、肺功能异常、肝功能异常和免疫功能异常等方面。轻者有鼻、咽、喉部不适和烧灼感、流涕、咽疼、咳嗽等，重者有胸部紧逼感、呼吸困难、头痛、心烦等，长期过量吸入甲醛可引发鼻咽癌、喉癌等多种严重疾病。

3.杂醇油对人体的危害

杂醇油是酒中高级醇的总称，包括异戊醇、正丁醇、异丁醇、丙醇、异丙醇等。因其在液体里以油状出现，所以叫杂醇油。在酒精发酵过程中，除由糖类产生外，氨基酸分解也能产生杂醇油。

杂醇油是酒类的香味物质，但白酒中的杂醇油不能过高，否则带有较重的苦涩味。如缺少杂醇油，则使酒的味道淡薄。

杂醇油对人的毒性和麻醉作用较乙醇强而持久。杂醇油能抑制神经中枢，饮后有头痛、头晕症状，故对人体是有害的。

三、酒类生产过程中的危害分析及控制措施

实例 1 白酒生产过程中的危害分析及控制措施（见表 6-15）

表 6-15 白酒生产过程中的危害分析及控制措施

生产工序	危害因素及危害描述	是否显著危害	判断依据	控制措施	是否关键控制点
高粱、大米等酿酒原料的验收与筛选	生物危害:青霉、镰刀菌等霉菌和霉菌毒素	是	粮食在运输和贮存过程中微生物污染	加强采购、运输、贮存等各环节管理,避免与污染物接触或管理不善发生霉变	是
	化学危害:黄曲霉毒素、农药和化肥残留	是	原料种植地区大气、土壤、灌溉用水、废渣污染导致原料污染;使用禁用农药、化肥或方法不正确导致农残超标	选择原料基地之前对当地的种植环境进行周密的考察;严格控制选用农药、化肥种类,并正确给药和给肥	是
	物理危害:杂质、异物等	否	原料中可能含有杂质会对人体造成伤害	加强原料标准的执行,对不合格的原料一律退货	否
粉碎	生物危害:有害的微生物	否	粮食在粉碎过程中可能引起微生物危害	随后的蒸煮过程可以杀灭有害微生物	否
	化学危害:无				
	物理危害:异物	否	粉碎过程混入异物	粉碎过程中加装除尘装置可以去除异物	否
生产用水	生物危害:细菌、大肠杆菌等	否	水源带入或管道老化混入的各种危害	1.每月一次,一年内对所有的出水口进行微生物检测 2.每季度对水的卫生指标进行检测 3.加强水管道的检修和清洁管理工作,做好水塔的防尘、防虫和防鼠,对水塔进行定期消毒	否
	化学危害:无				
	物理危害:异物	否	管理不善混入的各种危害	制订用水应急预案,确保用水的清洁卫生	否

生产工序	危害因素及危害描述	是否显著危害	判断依据	控制措施	是否关键控制点
踩曲（压曲）	生物危害:有害的微生物		踩曲(压曲)过程可能污染有害微生物	加强生产现场管理,可以防止此类现象的发生,同时这种有害的微生物在随后的蒸煮过程中可以被杀灭	
	化学危害:无				
	物理危害:异物	否	混入其他异物	白酒蒸馏工序也不会把混入的异物带进成品中	否
曲入房发酵	生物危害:青霉菌、丁酸菌等	是	发酵与培养过程中的氧气、水分、温度、酸度等条件适合霉菌、细菌的繁殖	1.发酵进入高温区,控制好含水量,不耐温细菌大量死亡,许多微生物处于休眠状态 2.严格按制曲工艺技术要求控制发酵过程 3.白酒制作的蒸馏工序可以杀灭有害微生物	是
	化学危害:无				
	物理危害:无				
入窖发酵	生物危害:有害的微生物	是	水分、温度、酸度等环境适合微生物繁殖	控制好蒸煮过程中的气压和时间,可以杀灭发酵过程中产生的有害微生物	是
	化学危害:甲醇、杂醇油等	是	1.如果使用含果胶质多的酿酒原料,在微生物作用下会使甲醇含量超标 2.黏液菌妨碍发酵;枯草菌对果胶有分解能力,增加甲醇含量 3.发酵过程中由于入池温度、水分等因素控制不当会造成杂醇油含量过高	1.选择果胶质含量低的原料来酿酒 2.蒸馏过程中采用掐头去尾、量质接酒方法减少白酒中甲醇和杂醇油含量 3.按照工艺技术要求控制入池水分、温度、酸度等	否
	物理危害:无				
蒸馏蒸煮	生物危害:有害微生物	是	气压与蒸煮时间控制不当可使有害微生物残存	按工艺要求控制气压、温度和时间等参数,去除有害微生物	是
	化学危害:甲醇、杂醇油等	否	1.蒸馏气压与馏酒温度控制不当会使甲醇、杂醇油含量超标 2.含果胶质高的原料酿酒会造成甲醇含量超标	1.分段接酒,减少甲醇、杂醇油含量 2.选择含果胶低的原料酿酒	否
	物理危害:无				

生产工序	危害因素及危害描述	是否显著危害	判断依据	控制措施	是否关键控制点
原酒入库与贮存	生物危害:无				
	化学危害:铅	否	贮存容器材质选择不当,造成酒对容器中的铅产生溶蚀作用,使酒中铅含量超标	1. 选择不含铅的金属用具、设备和贮酒容器 2. 对过滤设备进行定期清洗和维护	否
	物理危害:杂质、异物等	否	贮存过程中可能引入杂质、异物	随后的过滤工序可以去除杂质、异物	否
内包装的验收与贮存(瓶、盖)	生物危害:细菌、沙门菌等有害微生物	否	包装材料在生产、运输和贮存过程中可能污染有害微生物	使用前用紫外灯消毒	否
	化学危害:聚乙烯、铅、镉等	否	材质中可能含有聚乙烯、铅、镉等化学成分	选用食品级的包装材料,要求供方提供食品级检测合格证明	否
	物理危害:杂质、异物等	否	包装材料在运输贮存过程中混入异物	加强验收环节,对破损的瓶、盖一律拒收,加强清洗和检验环节,去除瓶、盖中的异物	否
勾兑与调味	生物危害:细菌、大肠杆菌等	否	勾兑加浆过程可能污染有害微生物,但对白酒卫生安全不构成显著危害	使用纯净水降低酒度,对不符合纯净水卫生标准的水拒绝使用	否
	化学危害:无				
	物理危害:无				
包装	生物危害:致病菌	否	生产环境或作业人员不注意个人卫生,引入致病菌危害	强化企业白酒生产卫生标准操作程序(SSOP)的执行力度	否
	化学危害:无				
	物理危害:杂质、异物等	否	瓶、盖等包装材料中混入的异物、杂质;灌装过程可能引入杂质、异物	1. 加强验收、清洗和检验环节,去除瓶、盖中的异物 2. 加强灯检工序,剔除有异物的产品	否

实例 2 啤酒生产过程中的危害分析及控制措施(见表 6-16)

表 6-16 啤酒生产过程中的危害分析及控制措施

生产工序	危害因素及危害描述	是否显著危害	判断依据	控制措施	是否关键控制点
原料选择	生物危害:虫害、鼠害、发霉	是	贮存条件不当	常温、通风下贮存	是
	化学危害:无				
	物理危害:无				
麦芽粉碎	生物危害:发霉	否	混入已经发霉的原料	经常检查湿、温度变化	否
	化学危害:黄曲霉毒素	否	混入已经发霉的原料	粉碎前挑出	否
	物理危害:颗粒大	否	粉碎方法不当,粉碎度不合理	采用湿法粉碎	否

生产工序	危害因素及危害描述	是否显著危害	判断依据	控制措施	是否关键控制点
糖化用水	生物危害:有害微生物	否	超净水存在有害微生物	采用常规消毒和灭菌方法去除	是
	化学危害:水的硬度、有害离子、有机物等	否	超净水中水的硬度、有害离子、有机物等	采用加石膏法、离子交换法、电渗析法、活性炭过滤去除危害因素	是
	物理危害:杂质	否	超净水中存在杂质	与糖化方法、过滤方法相适应	否
糖化液化	生物危害:无				
	化学危害:产生中间有害物质	否	糖化率、液化率低	按工艺要求控制合理的温度、pH 等	
	物理危害:无				
麦芽糖化	生物危害:无				
	化学危害:产生中间有害物质	否	糖与非糖比例不恰当	按工艺要求控制合理的温度、pH 等	否
	物理危害:无				
麦汁过滤	生物危害:外界污染微生物	是	麦汁长时间暴露在空气中或者过滤过慢	采用防氧、隔氧措施输送、贮备麦汁	否
	化学危害:清洗剂残留和麦汁残留	是	过滤速度慢,过滤麦汁易被氧化,过滤设备未有效清洗	趁热过滤、加压过滤、改进过滤设备的性能,安装局部 CIP 清洗系统	是
	物理危害:无				
酒花使用	生物危害:不新鲜、有虫害酒花	否	酒花有虫蛀、不新鲜	改善贮存条件,使用新鲜酒花	否
	化学危害:霉变的酒花	是	霉变的酒花产生毒素	坚决停止使用	是
	物理危害:无				
麦汁煮沸	生物危害:细菌	是	麦汁中残余杂菌,煮沸锅未有效清洗,麦汁质量差	1.缩短煮沸时间、密闭煮沸、准确添加酒花 2.提高煮沸速度,安装并加强局部 CIP 清洗系统	是
	化学危害:无				
	物理危害:无				否
冷却澄清	生物危害:微生物	是	冷却、澄清时清洗、消毒不彻底,麦汁被杂菌感染操作间有污染隐患	立刻停止生产,安装加强局部 CIP 清洗系统,镜检冷却和澄清前后麦汁的染菌情况,否则重新煮沸、清洗设备操作现场,应设置消毒设备,合理设计操作间地面排水沟	是
	化学危害:无				
	物理危害:无				
啤酒酵母	生物危害:染菌	是	酵母不纯、有杂菌	分离、纯种培养,加强各级扩大培养过程	是
	化学危害:无				
	物理危害:无				

生产工序	危害因素及危害描述	是否显著危害	判断依据	控制措施	是否关键控制点
啤酒发酵	生物危害:染菌	是	发酵时间过长,设备不洁易染菌	终止发酵,处理酒液,立即清洗和消毒操作现场,设置消毒设施,合理设计操作间地面排水沟,安装并使用 CO 自动调节,检查并鉴定啤酒酵母的性能以及杂菌污染情况,发酵结束后立即排放酵母,安装局部 CIP 清洗系统	是
	化学危害:无				
	物理危害:无				
啤酒过滤	生物危害:残菌	是	已过滤酒液中残存微生物过滤设备未有效清洗	检查并选择合理的膜过滤系统,例如滤芯介质、滤芯孔径等膜过滤 CIP 系统的应用	是
	化学危害:无				
	物理危害:无				
啤酒包装	生物危害:染菌	是	包装物染有杂菌,液酒机上未考虑杀菌环节	不使用回收啤酒瓶,使用洗液分阶段清洗灭菌杀菌制度,选择先进的包装机	是
	化学危害:无				
	物理危害:无				

实例 3 葡萄酒生产过程中的危害分析及控制措施（见表 6-17）

表 6-17　葡萄酒生产过程中的危害分析及控制措施

生产工序	危害因素及危害描述	是否显著危害	判断依据	控制措施	是否关键控制点
葡萄采购、验收	生物危害:致病菌、虫蛀	是	发霉变质、虫卵	用大量水泡洗,拒收发霉变质葡萄	是
	化学性危害:铅、铜、砷、敌敌畏、乐果、马拉硫磷、二氧化硫	是	种植过程中使用大量农药	拒收无合格证明的原料,要求提供合格证明,拒收发霉变质葡萄	是
	物理性危害:铁屑、沙土、石块	否	采摘过程中带来	通过检选筛除	否
葡萄清洗	生物性危害:微生物残留	否	发霉变质	由 SSOP 控制	否
	化学危害:无				
	物理性危害:沙土	否	采摘过程中带来	由 SSOP 控制	否
原水	生物性危害:细菌、大肠菌群污染	是	水中带有大量细菌	定期抽检,在紫外杀菌工序中控制	是
	化学性危害:砷、铅、汞、铬、氯化物超标	是	水中带有	定期抽检	是
	物理性危害:肉眼可见	否	水中带有	过滤	否

生产工序	危害因素及危害描述	是否显著危害	判断依据	控制措施	是否关键控制点
破碎	生物性危害:细菌污染	是	原料和水中带来	由 SSOP 控制	是
	化学危害:无				
	物理性危害:金属碎片	是	破碎设备的金属屑	由 SSOP 控制	是
洗涤发酵	生物性危害:细菌污染	是	外界染菌	由 SSM 方案控制	是
	化学性危害:有毒物质	是	发酵异常产物 H_2S,甲醇	由 SSM 方案控制	是
	物理危害:无				
分离压榨	生物污染:细菌污染	是	外界染菌	由 SSM 方案控制	是
	化学危害:SO_2 残留	是	SO_2 残留	由 SSM 方案控制	否
	物理危害:异物	是	滤布线头	经沉淀后过滤除去	是
制酒	生物危害:微生物污染	是	1.外界环境污染 2.陈酿容器洗涤不足引起的微生物污染	尽量消除环境因素	是
	化学危害:产生有害物质	是	氧气进入导致酒体氧化	按照 SSOP 规范清洗	是
	物理危害:无				
下胶及过滤	生物危害:外界物质染菌	是	设备、硅藻土清洗不彻底,造成微生物污染	辅料供应商的检验证明或第三方证明预先小样实验,确定最佳下胶量	是
	化学危害:外加物质量超标	是	1.澄清剂验收 2.下胶量过度	按照 SSOP 规范清洗	是
	物理危害:无				
灌装	生物危害:设备带来染菌	是	灌装机清洗不彻底	按照 SSOP 规范清洗	是
	化学危害:包材带来有害物质	是	灌装材料不合格	供货商提供检验证明或第三方证明	是
	物理危害:无				
灯检	生物危害:无				
	化学危害:无				
	物理危害:异物	是	碎玻璃片或其他杂质	1.加强灌装过程中的控制及设备维护保养工作 2.设专职的灯检员	是
巴氏杀菌	生物性危害:致病菌残留	是	温度和时间不够	通过检验判断是否合格,不合格再杀菌	是
	化学危害:无				
	物理危害:无				

第十节　调味品的安全管理

调味品是指烹饪和食品加工中能增加菜肴的色、香、味，用于调和滋味和气味并具有去腥、除膻、解腻、增香、增鲜等作用的产品，能促进食欲并有益于人体健康的辅助食品。从广义上讲，调味品包括咸味剂、酸味剂、甜味剂、鲜味剂和辛香剂等，像食盐、酱油、醋、味精、糖（另述）、八角、茴香、花椒、芥末等都属此类。

调味品的安全管理

一、酱油的安全标准

酱油是从豆酱演变和发展而成的，是用豆、麦、麸皮酿造的液体调味品。色泽红褐色，有独特酱香，滋味鲜美，有助于促进食欲，是中国的传统调味品。酱油按照生产方法不同分为酿造酱油、配制酱油、化学酱油等；因着色不同，有生抽、老抽之别；现在市场上有一些特殊风味酱油，如海鲜酱油、香菇酱油等。

1. 感官要求

具有正常酿造酱油的色泽、气味和滋味，无不良气味，不得有酸、苦、涩等异味和霉味，不浑浊，无沉淀，无异味，无霉花浮膜。

2. 理化指标

理化指标应符合表 6-18 的规定。

表 6-18　烹调酱油的理化指标

项　　目		指　　标
氨基酸态氮/(g/100mL)	≥	0.4
总酸(以乳酸计)/(g/100mL)	≤	2.5
总砷(以 As 计)/(mg/L)	≤	0.5
铅(Pb)/(mg/L)	≤	1
黄曲霉毒素 B_1/(μg/L)	≤	5

注：仅用于烹调酱油。

3. 微生物指标

微生物指标应符合表 6-19 的规定。

表 6-19　烹调酱油的微生物指标

项　　目	指　　标
菌落总数/(cfu/mL)	30000
大肠菌群/(MPN/100mL)	30
致病菌(沙门菌、志贺菌、金黄色葡萄球菌)	不得检出

注：仅用于烹调酱油。

二、食醋的安全标准

食醋是指以粮食为原料酿造成的醋酸溶液。食醋由于酿制原料和工艺条件不同，风味各异，没有统一的分类方法。若按制醋工艺流程来分，可分为酿造醋和人工合成醋。酿造醋又可分为米醋、糖醋、水果醋。米醋根据加工方法的不同，可再分为熏醋、香醋、麸醋等。人工合成醋又可分为色醋和白醋（白醋可再分为普通白醋和醋精）。醋以酿造醋为佳，其中又以米醋为佳。

1. 感官要求

具有正常食醋的色泽、气味和滋味，不涩，无其他不良气味与异味，无浮物，不浑浊，无沉淀，无异物，无醋鳗、醋虱。

2. 理化指标

理化指标应符合表 6-20 的规定。

表 6-20　食醋的理化指标

项　　目		指　　标
游离矿酸		不得检出
总砷(以 As 计)/(mg/L)	≤	0.5
铅(Pb)/(mg/L)	≤	1
黄曲霉毒素 B_1/(μg/L)	≤	5

3. 微生物指标

应符合表 6-21 的规定。

表 6-21　食醋的微生物指标

项　　目	指　　标
菌落总数/(cfu/mL)	10000
大肠菌群/(MPN/100mL)	3
致病菌(沙门菌、志贺菌、金黄色葡萄球菌)	不得检出

三、味精的安全标准

味精是调味料的一种，是以粮食为原料经过发酵提纯的，主要成分为谷氨酸钠。味精的主要作用是增加食品的鲜味，在中国菜里用得最多，也可用于汤和调味汁。近年来，人们开始接触和食用鸡精，鸡精是一种复合鲜味剂，是味精的一种，由主要成分都是谷氨酸钠发展而来，鲜度是谷氨酸钠的 2 倍以上。鸡精中含有鲜味核苷酸作为增鲜剂，具有增鲜作用，纯度低于味精。味精和鸡精，两者一般都可放心食用，但需掌握的原则是，都不要过量食用。

味精是一种很好的调味品，易溶于水，炒菜、做馅、拌凉菜、做汤等都可使用。但味精遇碱会变成谷氨酸二钠，会产生氨水臭味，使鲜味降低，甚至失去其鲜味。不要在滚烫的锅中加入，而要在菜肴快出锅时加入，因为谷氨酸钠在温度高于 120℃会变成焦谷氨酸钠，焦谷氨酸钠是一种致癌物质，此时味精不但失去鲜味，食后对人体有害。因此，在有苏打、含碱的食品中不宜放味精，在汤、菜中放味精应在菜起锅前放入，避免长时间煎煮。还要注意咸淡程度，如果太咸，味精就可能吃不出鲜味，食盐与味精的比例在 3∶1 或 4∶1 范围内，即可达到圆润柔和的口味，作凉拌菜时宜先溶解后再加入，而高汤、鸡肉、鸡蛋、水产制出的菜肴中不用再放味精。

鸡精在烹饪过程中，对使用它的条件，较味精要宽松许多。鸡精可以用于任何味精的使用场合，适量加到菜肴、汤、面食中，均有较好的增鲜作用。但在烹调时，如果加入过多鸡精，则会破坏菜肴原有的味道而影响口味。鸡精中含 10% 左右的盐，所以食物在加鸡精前加盐要适量。鸡精含核苷酸，它的代谢产物就是尿酸，所以患痛风者应适量减少对其的摄入。鸡精中含有盐，且吸湿性强，用后要注意密封，否则富含营养的鸡精会生长大量微生物而污染食物。

味精的卫生标准如下。

感官指标：具有正常味精的色泽、滋味，不得有异味及夹杂物。

理化指标：理化指标应符合表 6-22 的规定。

表 6-22　味精的理化指标

项　　目		指　　标
谷氨酸钠/%	≥	80
砷(以 As 计)/(mg/kg)	≤	0.5
铅(以 Pb 计)/(mg/kg)	≤	1
锌(以 Zn 计)/(mg/kg)	≤	5

四、食盐的安全标准

1. 食盐概述

食盐是烹饪中最常用的调味料之一，学名为氯化钠（化学式 NaCl），白色结晶体，吸湿性强，应存放于干燥处。联合国粮农组织和世界卫生组织规定：食盐以氯化钠为主要成分，指的是海盐、地下矿盐或以天然卤水制的盐。不包括由其他资源生产的盐，特别是化学工业的副产品除外。食用盐的主要成分是氯化钠，同时含有少量水分和杂质及铁、磷、碘等元素。我国食用盐为国家强制给氯化钠食盐中加入少量碘的含碘盐。

盐有三种来源，分别是海盐、井盐、矿盐。普通食用盐可分为再制盐、真空制盐、粉洗盐、精制海盐、日晒细盐，这些盐一般不可直接在市场上销售，只可作为加碘盐的"母盐"。根据营养需要，又有一些特殊处理的盐类，如低钠盐、加碘盐、加硒盐、加锌盐等。

食盐作为主要调味品也是膳食中矿物质元素钠的主要来源。食盐在体内起到维持细胞外液的渗透压、参与体内酸碱平衡的调节、参与肌肉神经兴奋性等作用。当体内缺盐时，感到全身无力、头痛、眩晕等。食盐中的钠与人体血压升高呈正相关，长期过多地食用食盐易导致高血压。我国《中国居民膳食宝塔》中规定，每人每天食盐摄取不超过 5g。

2. 感官指标

白色、味咸，无可见的外来杂物，无苦味、涩味，无异臭。

3. 理化指标

食盐理化指标应符合表 6-23 的规定。

表 6-23　食盐理化指标

项　目		指　标
氯化钠(以干基计)/%	≥	97
水不溶物/%		
普通盐	≤	0.4
精制盐	≤	0.1
硫酸盐(以 SO_4^{2-} 计)/%	≤	2
氟(以 F 计)/(mg/kg)	≤	2.5
镁/%	≤	0.5
钡(以 Ba 计)/(mg/kg)	≤	15
砷(以 As 计)/(mg/kg)	≤	0.5
铅(以 Pb 计)/(mg/kg)	≤	1
食品添加剂		按 GB 2760 规定
碘化钾,碘酸钾(以碘计)		按 GB 14880 规定

五、调味品生产过程中的危害分析及控制措施

实例　高盐稀态发酵酱油生产过程中的危害分析及控制措施（见表 6-24）

表 6-24　高盐稀态发酵酱油生产过程中的危害分析及控制措施

生产工序	危害因素及危害描述	是否显著危害	判断依据	控制措施	是否关键控制点
小麦验收	生物危害:与食品安全有关的微生物	否	小麦干燥,水分含量低于14%		
	化学危害:农药残留、黄曲霉毒素	是	若农残、黄曲霉毒素超标会对人体造成安全性危害	通过对供货方的考核来控制,并由供货方提供合格证明	是
	物理危害:异物(石子、金属、土砂等)	是	曾经在原料中发现过	后续的选别可以控制	否
小麦贮存	生物危害:与安全有关的细菌及霉菌	否	1. 小麦为干燥贮存 2. 按生产量小批量进货,先进先出,贮存时间很短 3. 从未发生过		否
	化学危害:无				
	物理危害:无				
小麦筛选除杂	生物危害:无				
	化学危害:润滑油	否	机器设备污染	严格执行工艺操作可控制	否
	物理危害:异物(石子、金属、土砂)	是	收割小麦时掺杂的	机器选别可以控制	是
小麦焙炒	生物危害:与食品安全有关的微生物污染	是	焙炒温度、时间控制不当则不能杀死对人体有害的细菌		是
	化学危害:无				
	物理危害:金属碎片、螺钉等	是	机器破损、螺钉脱落等	后续金属检测	否

生产工序	危害因素及危害描述	是否显著危害	判断依据	控制措施	是否关键控制点
小麦粉碎	生物危害：与食品安全有关的微生物污染	否		通过操作控制程序控制	否
	化学危害：润滑油	否		通过操作控制程序控制	否
	物理危害：异物	否	机器破损，螺钉脱落等	通过操作控制程序控制	否
豆粕验收	生物危害：与食品安全有关的微生物	否	豆粕干燥，水分含量低于14%		
	化学危害：农药残留、黄曲霉毒素	是	若农药残、黄曲霉毒素超标会对人体造成安全性危害	通过对供货方的考核来控制，并由供货方提供合格证明	是
	物理危害：异物（石子、金属、土砂等）	是	曾经在原料中发现过	后续的选别可以控制	否
豆粕贮藏	生物危害：与安全有关的细菌及霉菌	否	1.豆粕为干燥贮存 2.按生产量小批量进货，先进先出，贮存时间很短 3.从未发生过		否
	化学危害：无				
	物理危害：无				
豆粕除杂	生物危害：无				
	化学危害：无				
	物理危害：金属碎片、螺钉等	是	机器破损，螺钉脱落等	机器选别可以控制	是
豆粕润水	生物危害：与食品安全有关的微生物	否		通过卫生操作控制程序控制	
	化学危害：无				
	物理危害：无				
蒸料	生物危害：与食品安全有关的微生物残存	是	蒸煮的时间和温度控制不当，可能会造成细菌的残存	后续灭菌工序可以控制	否
	化学危害：无				
	物理危害：无	否		通过卫生控制程序控制	
风冷	生物危害：与食品安全有关的微生物二次污染	否		通过卫生控制程序控制二次污染	
	化学危害：无				
	物理危害：金属碎片、螺丝、螺钉等	是	机器破损，螺钉脱落等	后续金属检测	否
混合	生物危害：与食品安全有关的微生物	否		通过卫生控制程序控制	否
	化学危害：无				
	物理危害：金属碎片、螺丝、螺钉等	是	机器破损，螺钉脱落	后续金属检测	否

生产工序	危害因素及危害描述	是否显著危害	判断依据	控制措施	是否关键控制点
接种	生物危害:与安全有关的细菌及霉菌	否	连续加工,时间短		
	化学危害:无				
	物理危害:金属碎片、螺丝、螺钉等	是	机器破损,螺丝脱落等	后续金属检测	否
制曲	生物危害:与食品安全有关的微生物残存	是		通过卫生控制程序控制二次污染	否
	化学危害:无				
	物理危害:金属碎片、螺丝、螺钉等	是	机器破损,螺丝脱落等	后续金属检测	否
制醪	生物危害:与食品安全有关的微生物生长	否		通过卫生控制程序控制二次污染	
	化学危害:无				
	物理危害:人员进出制曲室引入的异物	是		通过卫生控制程序控制	否
发酵	生物危害:与食品安全有关的微生物污染	否		通过卫生控制程序控制	
	化学危害:无				
	物理危害:无				
压榨	生物危害:与食品安全有关的微生物	否		通过卫生控制程序控制二次污染	否
	化学危害:无				
	物理危害:金属碎片、螺丝、螺钉等	是	机器破损,螺丝脱落等	后续金属检测	否
沉淀	生物危害:与安全有关的细菌及霉菌	否		通过卫生控制程序控制二次污染	
	化学危害:无				
	物理危害:无				
过滤	生物危害:与食品安全有关的微生物残存	是		通过卫生控制程序控制二次污染	否
	化学危害:无				
	物理危害:无				否
灭菌	生物危害:与食品安全有关的微生物生长	是	灭菌的温度、时间控制不当则不能杀死对人体有害的细菌		是
	化学危害:无				
	物理危害:无				

生产工序	危害因素及危害描述	是否显著危害	判断依据	控制措施	是否关键控制点
成品	生物危害：与食品安全有关的微生物污染	否		通过卫生控制程序控制二次污染	
	化学危害：无				
	物理危害：无				
包装	生物危害：与食品安全有关的微生物	是	车间、人员、机器设备或包装材料被污染、灭菌后的酱油再次被污染	控制包装间内环境、人员及机器设备、包装材料的卫生	是
	化学危害：无				
	物理危害：金属碎片、螺丝螺钉等	是	机器破损、螺丝脱落等	后续金属检测器检测	否
金属检测	生物危害：无				
	化学危害：无				
	物理危害：金属碎片、螺丝、螺钉等	是	包装过程中可能混入	金属检测器检测	否
入库	生物危害：与安全有关的细菌及霉菌	否		通过卫生控制程序控制	否
	化学危害：无				
	物理危害：无				
付货	生物危害：与食品安全有关的微生物残存	否		通过卫生控制程序控制	否
	化学危害：无				
	物理危害：无				

第十一节　冷饮食品的安全管理

　　冷饮食品指的是冷冻饮品和软饮料。包括冰棍（冰糕）、冰淇淋、汽水、人工配制的果味水和果味露、果子汁、酸梅汤、食用冰、散装低糖饮料、盐汽水、矿泉水、发酵饮料、可乐型饮料及其他类似的冷饮和冷食。大多数冷饮食品的主要原料为水、糖、有机酸或各种果汁。另外加有少量的甜味剂、香料、色素等食品添加剂。

　　冷饮食品生产量大，销售面广，食用前又不可再加热，如果在生产、销售过程中受到病原性细菌的污染，就可能成为肠道传染病的传播途径，造成肠道传染病的流行，因而对于冷饮食品除少数奶、蛋、糖和天然果汁以外，一般考虑的重点不是它的营养价值，而是其卫生质量和安全性。

一、冷饮食品原料的安全管理

1.冷饮食品用水

原料用水须达到国家《生活饮用水卫生标准》（GB 5749—2022）的要求。此外，饮料用水还必须符合加工工艺的要求，如水的硬度应低于 8mol/L，避免钙、镁离子与有机酸结合形成沉淀物而影响饮料的风味和质量。定期清洗水箱并消毒，避免在工厂内对水源造成二次污染。

2.原辅料

冷饮食品使用的原辅料很多，主要有水、糖、奶、蛋和一些食品添加剂，所用的原料必须要符合各类食品卫生标准以及《食品安全国家标准　食品添加剂使用标准》（GB 2760—2014）。不得使用糖蜜、进口粗糖（原糖）、变质乳品、发霉的果蔬汁等作为冷饮食品原料。碳酸饮料所使用的二氧化碳应符合食品级使用标准，可乐型碳酸饮料中咖啡因含量不得超过 150mg/kg。

二、冷饮食品生产的安全管理

1.冷冻饮品

冷冻食品的主要卫生问题是微生物和有害化学物质污染。为了保证产品质量，要严格执行产品检验制度。

（1）防止微生物污染　被细菌污染的原因主要是适于细菌繁殖的原料。一般在加热前污染比较严重，熬料后细菌显著减少；在制作过程中，随着操作工序的增多，污染又会增加。细菌污染可来自空气中杂菌的自然降落；使用不清洁的用具和容器；制作者卫生较差和手的消毒不彻底等。此外，销售过程也是极易被污染的一个环节。

原料配制后的杀菌与冷却是保证产品质量的关键。熬煮料采用 68～73℃加热 30min 或85℃加热 15min，能杀灭原辅料中几乎所有的繁殖型细菌。杀菌后迅速冷却，以避免残存的或熬料后重复二次污染的微生物在冷却过程中有繁殖机会。

（2）防止化学物质污染　有害化学物质主要来自所使用不合格的食品添加剂，如食用色素、食用香料、食用酸、人工甜味剂和防腐剂等。如产品质量不合格，就可能造成对冷饮食品的污染。另外，在含酸较高的冷饮食品中有从模具或容器上溶出有害金属的可能。

冷冻饮品生产过程中所使用的添加剂要符合标准要求，不可以次充好，以非食品用添加剂等替代。生产过程中所使用的设备、管道、模具应保证内壁光滑无痕，便于拆卸和刷洗。模具要求完整、无渗漏，在冷水融冻脱模时，应避免模边、模底上的冷冻液污染冰体。

（3）包装卫生　包装车间应有净化措施，班前、班后应对空气进行消毒。从事产品包装的操作人员应特别注意个人卫生，包装时手不应直接接触产品，要求以块或支为单位进行小包装，数块应有外包装。产品的包装材料，如纸、盒、塑料以及接触冷饮食品的工具和容器要进行高温高压灭菌。包装材料卫生符合标准要求，防止印染涂料的溶出污染冷冻饮品。

2.软饮料

软饮料通常是指以补充人体水分为主要目的的液体食品，不含乙醇或作为香料配料，用的溶剂的乙醇含量不超过 0.5%，亦称非醇性饮料，如各种各样的果蔬汁类、豆乳类、瓶装水类及茶叶类饮料、运动员饮料。也包括各种以固态形式出现，通常以水溶解成溶液再饮用的固体饮料，如豆浆晶、果香型固体饮料等，种类很多。随着社会的进步，饮料在人们的社交活动和日常生活中已成为不可缺少的一种大众化食品。为了提高饮料质量，保障人民身心健康，饮料生产从原辅材料的选取、处理、半成品加工工艺、操作到成品检验，都应遵循卫生要求。

（1）饮料生产用水　水是饮料生产的重要原料之一，水质好坏直接影响成品的质量。常用的水源有城市自来水、地表水和地下水三种。作为饮料用水应对其做水质分析，尤其要注意检验其余氯、硬度、pH、铁、锰、细菌数等指标。

水中的杂质大致可分为悬浮物、胶体物质、溶解物质三类。在生产饮料之前，要先对水进行净化处理，通过澄清和过滤去除杂质，水的澄清可用自然清法或加入混凝剂沉淀、澄清，然后再将形成的沉淀物通过滤池或砂棒过滤器除去。根据生产饮料品种不同，还需对水进行软化，可采用石灰法、石灰-纯碱法、离子交换法、电渗析法、反渗透法等。对水进行消毒，杀灭致病微生物，一般采用氯化消毒、臭氧消毒等。

（2）包装　由于化学合成工业的迅速发展，新型饮料包装容器和材料不断出现，这些材料和辅料很多是化学物质，因为饮料为酸性，有的成分会渗透、溶到饮料中去，可能给人体带来一定危害。

包装材料应无毒、无害，并具有一定的稳定性，即耐酸、耐碱、耐高温、耐老化，同时具有防潮、防晒、防震、耐压等功能。

塑料因为其自身优点成为目前饮料使用最为广泛的材料，要注意选择化学稳定性好、耐腐蚀、耐高温的材质。而用铝制品制作的易拉罐，一定要保证内层完全喷涂保护膜，防止铝逐渐溶于酸性饮料中。对于易拉罐装饮料，要注意尽量避免对瓶体磕碰，以免内部涂层破坏。某些可以回收利用的饮料瓶，使用前必须仔细筛选，剔除盛过农药、煤油、油脂和污染严重、不易洗净以及瓶口破损的回收瓶，对回收瓶一定要进行彻底的清洗和消毒。

（3）杀菌　饮料生产中杀菌防腐有很多，有巴氏消毒、超高温瞬时杀菌、加压蒸汽杀菌、紫外线杀菌等，应根据生产过程中危害分析和产品的性状加以选择。

（4）生产过程卫生　在饮料生产过程中，所有设备、管道、冷却器等使用前必须彻底清洗、消毒，管道无死角、无盲端、无渗漏，防止设备、管道对产品的污染。灌装工序应有独立的灌装间，与厂房其他工序隔开，避免空气交叉污染。灌装间采用紫外线照射、过氧乙酸熏蒸消毒和安装空气净化器等。

三、 冷饮食品生产过程中的危害分析及控制措施

实例　冰棍生产过程中的危害分析及控制措施（见表 6-25）

表 6-25　冰棍生产过程中的危害分析及控制措施

生产工序	危害因素及危害描述	是否显著危害	判断依据	控制措施	是否关键控制点
原料验收	生物危害:致病性、非致病性微生物污染	是	原料中的白糖、奶粉、鸡蛋中有一定数量的致病性(沙门菌)、非致病性(细菌、大肠菌)微生物存在,引起产品的生物性危害	采购进货时向供应商索要检验合格报告单,且在后续的杀菌过程可将微生物杀死	否
	化学危害:抗生素残留、亚硝酸盐、硝酸盐、三聚氰胺	是	原料中奶粉容易检出抗生素、亚硝酸盐、硝酸盐、三聚氰胺;食品添加剂的使用量超标	要求供应商所提供的合格证明和卫生检验合格证明中的化学危害指标不得超出国家或行业标准的规定;添加剂使用量按照 GB 2760 标准执行	是
	物理危害:金属碎片及其他肉眼可见杂质	是	原料生产过程中引入产品中,这些物理性危害可随原料进入产品中,导致产品不合格;金属性杂质会对消费者造成伤害	对供应商出厂时,杂质项目有要求(检验报告),且在原料入厂时对原料进行感官检验;加工环节,在均质前用 200 目滤网过滤	否
混料工序	生物危害:细菌、大肠菌	是	装料工器具及混料设备清洗、消毒不彻底,混料温度低,微生物繁殖,产生交叉污染	严格按 SSOP 程序操作;后续杀菌过程可将微生物降低到可接受水平	否
	化学危害:重金属含量超标	是	加料过程中投料错误会导致添加剂量超出食品添加剂使用标准,引起重金属含量超标	配方设计各添加剂用量执行 GB 2760 标准,生产过程中严格按公司配方投料;每投入一种料,填写投料记录表	否
	物理危害:混料过程中引入其他杂质	是	操作不规范会引入其他杂质	按 SSOP 操作,后续均质前可进行过滤	否
均质工序	生物危害:细菌、大肠菌群	是	均质机清洗、消毒不彻底,微生物繁殖,产生交叉污染	严格按 SSOP 程序操作;在后续杀菌过程可将微生物降低到可接受水平	否
	化学危害:无				
	物理危害:杂质	是	操作过程中引入其他杂质	严格按 SSOP 程序操作	否
杀菌工序	生物危害:致病性、非致病性微生物	是	原料自身带来的微生物及前几个工序中污染、繁殖的微生物,其中有致病性及非致病性的	采用 PUT 管式杀菌;杀菌温度 85～90℃,时间持续 20～30min	是
	化学危害:无				
	物理危害:杂质	是	杀菌设备中清洗不彻底,会有杂质残留	按 SSOP 程序操作	否

生产工序	危害因素及危害描述	是否显著危害	判断依据	控制措施	是否关键控制点
老化	生物危害:细菌、大肠菌群	否	老化设备清洗杀菌不彻底,会有微生物污染杀菌后的物料,导致微生物在老化过程中繁殖	老化设备的清洗、消毒严格按SSOP执行	否
	化学危害:无				
	物理危害:杂质	是	老化设备中清洗不彻底,会有杂质残留	按SSOP程序操作	否
注料工序	生物危害:人员及工器具不清洁,造成交叉污染	是	模具清洗消毒不彻底会导致对老化后料的交叉污染,成品微生物会超标	按SSOP程序操作	否
	化学危害:无				
	物理危害:杂质混入	是	人员头发、操作环境中杂质易混入模具中,注料后引入成品中	按SSOP操作,后续包装可进一步对成品在包装前挑选	否
插杆	生物危害:细菌、大肠菌群	是	人员及杆清洗、消毒不彻底,导致产品被污染,微生物超标	严格按SSOP程序操作	否
	化学危害:无				
	物理危害:杆上有毛刺;杂质混入	是	杆上有毛刺在人食用时会对人造成伤害;其他杂质会引入到成品中	杆要经过严格检验才能使用;生产过程操作要严格按SSOP进行	否
冷冻	生物危害:细菌、大肠菌群	是	环境中微生物污染	SSOP可控	否
	化学危害:无				
	物理危害:无				
包装	生物危害:细菌、大肠菌、致病菌	是	包装物及设备中微生物污染产品	紫外线灯照射包装物2h以上	是
	化学危害:无				
	物理危害:金属及其他杂质	是	金属、线头、毛发等异物危害	按SSOP程序操作	否

第十二节　食品厂用水及饮用水安全管理

水是生命的源泉,水是所有生命体的重要组成部分。人体中水占体重的70%,水是维持生命必不可少的物质。水在工业生产中也起到重要作用,被称作工业的血液。食品厂的溶解、和面、蒸馏、煮沸、腌制、发酵、制冰、洗涤都离不开水。

一、食品工厂的水质安全管理

1. 食品工厂的水源

工业生产过程所用全部淡水（或包括部分海水）的引取来源，称为工业用水水源。工业用水水源分为：地表水、地下水、自来水、其他来源水。食品工厂水的来源一般为地面水和地下水两种。

地面水指河流、湖泊、水库中的水。水量很大，很少有缺水的情况，但易受到动植物、人类、生活废水、工业废水等污染，使用时需注意处理和净化。地面水硬度较地下水低，由于和大气直接接触，浑浊度高，悬浮物杂质高，水温变化大。

地下水包括潜水、承压水、岩溶水、裂隙水等。因为远离地表，浑浊度、杂质、悬浮物的含量都较地面水低。地下水受污染的机会少，一般细菌含量较低。地下水的硬度较高。同时地下水由于地层的保温作用，因此其温度较稳定，不受四季温度的变化而波动。由于地下水含铁质、硫化氢、锰等矿物质较高，使用前若不处理去除，很容易氧化，发生水色、水味变化。

2. 食品工厂的水质

判断食品工厂水质是否适于使用决定于水的物理性质与化学性质。

（1）水的酸、碱度

① 酸度。水的酸度与水的腐蚀性有关，一般应为中性，太高或太低都不适合于食品工厂使用。

② 碱度。水的碱度是指水能接受质子的容量，它包括重碳酸盐、碳酸盐及氢氧化物，碱度与水质处理的加药量有关。

③ pH。pH 太高或太低均不适用于饮用。适用食品工厂的 pH 为 6.5～8.5。

（2）硬度　水的硬度是指水中的钙离子和镁离子的总含量，水的硬度太大不适于人体饮用，同时对食品工厂的加热设备有害。

水的硬度常用每升水中所含碳酸钙的质量（mg）来表示。每升水中含碳酸钙在 50mg 以下，称为极软水；每升水中含碳酸钙在 50～150mg，称为软水；每升水中含碳酸钙在 150～300mg，称为中软水；每升水中含碳酸钙在 300～450mg，称为硬水；每升水中含碳酸钙在 450mg 以上，称为极硬水。

（3）铁　水中所含的铁质都是可溶性二价铁，当它被氧化后就会产生三价的不溶性氢氧化铁，这些氢氧化铁会造成水管变色、阻塞等不良情况。

（4）砷　砷是毒理学的一个重要指标，含砷量太高的水最好不要使用或饮用，也不适宜食品工厂使用。《生活饮用水卫生标准》（GB 5749—2022）规定砷含量不超过 0.01 mg/L。

（5）氯盐与余氯、耗氯量

① 氯盐为水中的主要阴离子，氯盐在水中常与钠离子作用而产生咸味，水中氯盐浓度太大对食品工厂中的金属管路产生不良腐蚀作用。

② 余氯是水中投氯，经一定时间接触后，在水中余留的游离性氯和结合性氯的总称。食品工厂用水处理中加氯消毒目的为杀菌，并使水中含有有效氯存在。

③ 耗氯量是指在加氯消毒时在水中开始产生有效游离氯之前所消耗的氯量，这些消耗的氯是被水中的各种无机还原性物质和亚铁盐、亚锰盐、亚硝酸盐、硫化物与亚硫酸盐离

子、氮等所还原，而失去其杀菌作用。

（6）水色与浊度

① 水色是指水的浊度去除后的颜色。这些颜色大多数是由于天然存在的铁离子、锰离子、腐殖质、泥煤、藻类及工业废物所引起。水的颜色与 pH 有关，pH 升高，往往颜色加重。

② 浊度是由于泥土、泥沙、有机物、藻类和其他微生物等悬浮在水中所致。生活饮用水浊度及食品工厂的用水浊度必须很低，用水处理时应以凝胶、沉淀与过滤等方法将浊度成分去除。

（7）锰　地下水中锰大多数以二价状态存在，水中的锰常会污染衣物及卫生设备，因此水中的锰限量很低。水中去除锰方法比较麻烦，必要时采用化学沉淀、曝气、过量氯化及离子交换法等除去。锰含量的限值为 0.3mg/L。

（8）电导率　电导率是测定水传送电流的能力。它与水中电解质的浓度及温度有关，利用比导电度的测定可以推算纯水与蒸馏水的纯度及原水中溶解矿物质浓度的变化和沉淀作用中所需试剂的用量。

（9）细菌学指标

① 细菌总数。水中所含细菌总数，我国规定每毫升细菌总数不超过 100cfu。

② 大肠菌群。水中是否有肠道细菌存在通常用来做水源是否遭受动物排泄物污染的指标。在生活饮用水中肠道细菌不得检出。

3. 食品工厂的水质标准

食品工厂因生产的产品不同，水质标准也不完全一样。但总的来讲，食品工厂的水质标准应满足生活饮用水的水质标准。

二、水污染与食品安全

1. 水污染对人的危害

水污染主要是由工业废水、生活废水等废水排入自然水域中导致的污染，另外大气污染也会造成水污染（如酸雨），部分固体废物溶解同样也会造成水污染。水污染主要是由于污染物过多并高出自然处理限度造成的，直接影响是对水域生态系统及其周边生态系统的破坏。水污染对人的影响是非常大的，水污染严重的地区，一方面饮水安全受到威胁，另一方面长期污灌，造成地表水、地下水、土壤、农牧渔产品等的污染和农业生态环境的破坏，对人体健康已构成了威胁。

（1）急性和慢性中毒　水体受有毒化学物质污染以后，通过饮水或食物链便可能造成中毒，这样的急性和慢性中毒是水污染对人体健康危害的主要方面。

除了震惊世界的"水俣病""骨痛痛病"是由水污染导致之外，世界卫生组织（WHO）调查显示：全世界 80% 的疾病是由于饮用水被污染造成的，全世界 50% 儿童的死亡是由于饮用水被污染造成的；全世界每年有 2500 万儿童死于饮用被污染的水引发的疾病；全世界几亿人因饮用被污染的水而患上多种疾病。

（2）诱发癌症　越来越多的研究表明：大部分的癌症是由环境中的化学致癌因子造成的，而这些因子又广泛存在于地表水、地下水和经过处理的饮用水中。某些有致癌作用的化学物质，如砷、铬、镍、铍、苯胺及其他芳烃、氯代烃、氯代芳烃污染水体后，可以在悬浮物、底泥和水生物体内蓄积起来。人若长期饮用含有这类物质的水或者食用体内蓄积有这类物质的生物就很容易诱发癌症。地表水和地下水中的致癌因子主要来源于工业废水、化肥和农药。很多元素本来是人体必需的微量元素，但如果它们在饮水中的含量太高，就会对人体产生危害。

（3）发生传染病　现在每年都有很多传染病在一些地域流行，而且大多数传染病是通过饮水传染的。每年都有很多人被传染并夺去了宝贵的生命，抵抗能力弱的儿童是主要的受害者。伤寒、霍乱、胃肠炎、痢疾、传染性肝类等人类疾病，均由水的不洁引起。

（4）间接危害　水体污染后，常可引起水的感官性状恶化。如某些污染物在一般浓度下，对人体健康虽然无直接危害，但可以使水体发生异味、异色，呈现泡沫和油膜等，从而妨碍水体的正常利用。铜、锌、镍等物质在一定浓度下能抑制微生物的生长和繁殖，从而影响水中有机物的分解和生物氧化，使水体的天然自净能力受到抑制，影响水体的卫生状况。

2. 水污染对食品加工的影响

水质污染后，工业用水必须投入更多的处理费用，造成资源、能源的浪费，食品工业用水要求更为严格，水质不合格，会使生产停顿。农业使用污水，使作物减产，品质降低，甚至使人畜受害，大片农田遭受污染，降低土壤质量。海洋污染的后果也十分严重，如石油污染，造成海鸟和海洋生物死亡。

废水中异色、浑浊、泡沫、恶臭等现象能引起人们感官上的极度不快。色度高的废水，除影响水体外观外，还会影响色泽，影响产品质量，用于食品生产加工会使食品的质量明显下降。而水的气味如果处理不得当，将给食品引入异味，影响食品的感官。

酸、碱和无机盐类对水体的污染，首先使水体 pH 发生变化，破坏其自然缓冲作用，消灭或抑制细菌及微生物的生长，阻碍水体自净作用；同时，会大大增加水中无机盐类和水的硬度，给工业和生活用水带来不利因素；再者用含盐量过高的水灌溉农田时，会引起土壤盐碱化。

有毒物质成分复杂，当废水中含有大量的有毒物质如酚类、氰化物及汞、镉、铅、砷等金属元素、有机农药、杀虫剂等，排入天然水体后，超过一定浓度时，就会出现毒害生物的作用，将水体中生物杀死；低浓度时，可在生物体中富集，通过食物链的作用，逐级浓缩，以致最后影响人体健康。当这样的被污染的水源作为食品加工原料，将有毒物质引入食品，流入市场将引发大规模的食物中毒事故。

3. 食品工厂的废水处理方法

水为人类生活的必需物质，食品厂生产必有废水产生，如不进行处理对环境卫生、人体健康、农作物及水产品都有严重影响。

常用的污水处理技术有生物化学法，如活化污泥法、生物结层法、混合生物法等；物理化学法，如粒质过滤法、活化炭吸附法、化学沉淀法、膜滤/析法等；自然处理法，如稳定塘法、氧化沟法、人工湿地法等。

污水处理一般来说包含以下三级处理：一级处理是通过机械处理，如格栅、沉淀或气浮，去除污水中所含的石块、沙石和脂肪、铁离子、锰离子、油脂等；二级处理是生物处理，污水中的污染物在微生物的作用下被降解和转化为污泥；三级处理是污水的深度处理，它包括营养物的去除和通过加氯、紫外辐射或臭氧技术对污水进行消毒。可能根据处理的目标和水质的不同，有的污水处理过程并不是包含上述所有过程。

三、 饮用水生产过程中的危害分析及控制措施

实例 瓶装饮用水生产过程中的危害分析及控制措施（见表 6-26）

表 6-26 瓶装饮用水生产过程中的危害分析及控制措施

项目	潜在危害及危害描述	危害是否显著	判断依据	预防及措施控制	是否关键控制点
包装原料：PET 料的接收	生物危害：致病微生物	是	结肠炎耶尔森菌、伤寒杆菌、痢疾杆菌、甲型肝炎病毒、腺病毒（引入）	向供应商索取卫生许可证和检验合格报告，后工序有 250mg/kg 的二氧化氯消毒、清洗	否
	化学危害：有毒物质	是	本身有毒物质的析出（引入、增加）	向供应商索取卫生许可证和检验合格报告（要求食物级）	是
	物理危害：杂质	是	外来杂质（引入）	向供应商索取卫生许可证和检验合格报告，后工序有消毒、清洗	否
包装原料：PET 料入库贮存	生物危害：致病微生物	是	结肠炎耶尔森菌、伤寒杆菌、痢疾杆菌、甲型肝炎病毒、腺病毒（引入）	规范的仓库管理，并按 SSOP 及 GMP 控制	否
	化学危害：无				
	物理危害：杂质	是	外来杂质（引入）	规范的仓库管理，并按 SSOP 及 GMP 控制	否
瓶坯	生物危害：致病微生物	是	结肠炎耶尔森菌、伤寒杆菌、痢疾杆菌、甲型肝炎病毒、腺病毒（引入）	按作业指导书操作并按 SSOP 及 GMP 控制	否
	化学危害：无				
	物理危害：灰尘	是	灰尘水口料（引入）	用胶袋装好，后工序的清洗	否
吹瓶	生物危害：致病微生物	是	结肠炎耶尔森菌、伤寒杆菌、痢疾杆菌、甲型肝炎病毒、腺病毒（引入）	按作业指导书操作并按 SSOP 及 GMP 控制	否
	化学危害：无				
	物理危害：灰尘	是	灰尘水口料（引入）	用胶袋装好，后工序的清洗	否
成品瓶	生物危害：致病微生物	是	结肠炎耶尔森菌、伤寒杆菌、痢疾杆菌、甲型肝炎病毒、腺病毒（引入）	向供应商索取卫生许可证和检验合格报告，后工序有二氧化氯消毒、清洗	否
	化学危害：有毒物质	是	有毒物质的析出（引入、增加）	向供应商索取卫生许可证和检验合格报告	是
	物理危害：杂质	是	外来杂质（引入）	向供应商索取卫生许可证和检验合格报告，后工序有消毒、清洗	否
成品瓶消毒	生物危害：致病菌、病毒（控制）	显著		严格按洗瓶作业指导书操作并按 SSOP 及 GMP 控制	不是
	化学危害：二氧化氯（增加）	显著		按洗瓶作业指导书操作（通过消毒液的浓度和冲洗时间来控制）	CCP2
	物理危害：泥沙杂物（控制）	显著		按洗瓶作业指导书操作并按 SSOP 及 GMP 控制	不是

项目	潜在危害及危害描述	危害是否显著	判断依据	预防及措施控制	是否关键控制点
瓶装水盖的接收	生物危害:结肠炎耶尔森菌、伤寒杆菌、痢疾杆菌、甲型肝炎病毒、腺病毒(引入)	显著		向供应商索取卫生许可证和检验合格报告,后工序有臭氧的熏蒸	不是
	化学危害:有毒物质的析出(引入、增加)	显著		向供应商索取卫生许可证和检验合格报告(要求食物级)	CCP1
	物理危害:外来杂质(引入)	显著		向供应商索取卫生许可证和检验合格报告,后工序有消毒、清洗	不是
瓶装水盖消毒	生物危害:细菌、致病菌、病毒(控制)	显著		严格按洗瓶作业指导书操作并按SSOP及GMP控制	不是
	化学危害:臭氧(增加)	显著		按洗瓶作业指导书操作(通过臭氧的熏蒸来控制)	不是
	物理危害:泥沙杂物(控制)	显著		按洗瓶作业指导书操作并按SSOP及GMP控制	不是
山泉水	生物危害:结肠炎耶尔森菌、伤寒杆菌、痢疾杆菌、甲型肝炎病毒、腺病毒、贾第虫、藻类(引入)	显著		每半年要抽样送卫生防疫站检查,后工序有过滤、反渗透及杀菌工序	不是
	化学危害:氯化物、硫化物、金属离子、有毒气体、有机物(引入)	显著		每半年要抽样送卫生防疫站检查,后工序有过滤、反渗透及杀菌工序	不是
	物理危害:泥沙、黏土、铁锈(引入)	显著		每半年要抽样送卫生防疫站检查,后工序有过滤、反渗透及杀菌工序	不是
中转池	生物危害:结肠炎耶尔森菌、伤寒杆菌、痢疾杆菌、甲型肝炎病毒、腺病毒、贾第虫、藻类(引入)	显著		定期清洗,后工序有反渗透、臭氧杀菌	不是
	化学危害:沉淀物、铁锈、水垢(增加)	显著		定期清洗,后工序有过滤、反渗透	不是
	物理危害:泥沙、黏土、铁锈(引入)	显著		定期清洗,后工序有过滤、反渗透	不是
曝气池	生物危害:结肠炎耶尔森菌、伤寒杆菌、痢疾杆菌、甲型肝炎病毒、腺病毒、贾第虫、藻类(引入)	显著		定期清洗,后工序有反渗透、臭氧杀菌	不是
	化学危害:沉淀物、铁锈、水垢(增加)	显著		定期清洗,后工序有过滤、反渗透	不是
	物理危害:泥沙、黏土、铁锈(引入)	显著		定期清洗,后工序有过滤、反渗透	不是

项目	潜在危害及危害描述	危害是否显著	判断依据	预防及措施控制	是否关键控制点
石英砂池	生物危害:结肠炎耶尔森菌、伤寒杆菌、痢疾杆菌、甲型肝炎病毒、腺病毒、贾第虫、藻类(引入)	显著		定期清洗,后工序有反渗透、臭氧杀菌	不是
	化学危害:沉淀物、铁锈、水垢(增加、控制)	显著		定期清洗,后工序有过滤、反渗透	不是
	物理危害:泥沙、黏土、铁锈(引入)	显著		定期清洗,后工序有过滤、反渗透	不是
锰砂池	生物危害:结肠炎耶尔森菌、伤寒杆菌、痢疾杆菌、甲型肝炎病毒、腺病毒、贾第虫、藻类(引入)	显著		定期清洗,后工序有反渗透、臭氧杀菌	不是
	化学危害:沉淀物、铁锈、水垢(增加、控制)	显著		定期清洗,后工序有过滤、反渗透	不是
	物理危害:泥沙、黏土、铁锈(引入)	显著		定期清洗,后工序有过滤、反渗透	不是
原水池	生物危害:结肠炎耶尔森菌、伤寒杆菌、痢疾杆菌、甲型肝炎病毒、腺病毒、贾第虫、藻类(引入)	显著		定期清洗,后工序有反渗透、臭氧杀菌	不是
	化学危害:沉淀物、铁锈、水垢(增加)	显著		定期清洗,后工序有过滤、反渗透	不是
	物理危害:泥沙、黏土、铁锈(引入)	显著		定期清洗,后工序有过滤、反渗透	不是
石英砂罐	生物危害:致病菌、寄生虫、病毒(增加)	显著		按水处理作业指导书操作,后工序有过滤、反渗透、臭氧杀菌	不是
	化学危害:有机物(增加、控制)	显著		按水处理作业指导书操作,后工序有过滤、反渗透	不是
	物理危害:泥沙、固体悬浮物(增加、控制)	显著		按水处理作业指导书操作,后工序有过滤、反渗透	不是
锰砂罐	生物危害:致病菌、寄生虫、病毒(增加)	显著		按水处理作业指导书操作,后工序有过滤、反渗透、臭氧杀菌	不是
	化学危害:铁、锰离子(增加、控制)	显著		按水处理作业指导书操作,后工序有过滤、反渗透	不是
	物理危害:泥沙(增加、控制)	显著		按水处理作业指导书操作,后工序有过滤、反渗透	不是

项目	潜在危害及危害描述	危害是否显著	判断依据	预防及措施控制	是否关键控制点
活性炭罐	生物危害:结肠炎耶尔森菌、肝炎病毒(增加、控制)	显著		按水处理作业指导书操作,后工序有过滤、反渗透、臭氧杀菌	不是
	化学危害:游离氯、三氯甲烷、镁、农药、有机物、有毒气体(控制)	显著		按水处理作业指导书操作,后工序有过滤、反渗透、臭氧杀菌	不是
	物理危害:沉淀物(增加、控制)	显著		按水处理作业指导书操作,后工序有过滤、反渗透	不是
保安过滤器(5μm)	生物危害:结肠炎耶尔森菌、伤寒杆菌、痢疾杆菌、甲型肝炎病毒、腺病毒(控制)	显著		按水处理作业指导书操作,SSOP 及 GMP 控制	不是
	化学危害:酸、碱洗涤剂,水垢(引入)	显著		按水处理作业指导书操作,SSOP 及 GMP 控制	不是
	物理危害:沉淀物、铁锈、泥沙(控制)	显著		按水处理作业指导书操作,SSOP 及 GMP 控制	不是
保安过滤器(2μm)	生物危害:结肠炎耶尔森菌、伤寒杆菌、痢疾杆菌、甲型肝炎病毒、腺病毒(控制)	显著		按水处理作业指导书操作,SSOP 及 GMP 控制	不是
	化学危害:酸、碱洗涤剂,水垢(引入)	显著		按水处理作业指导书操作,SSOP 及 GMP 控制	不是
	物理危害:沉淀物、铁锈、泥沙(控制)	显著		按水处理作业指导书操作,SSOP 及 GMP 控制	不是
反渗透	生物危害:所有细菌、病毒(增加、控制)	显著		后工序向成品水中通入 $0.3 \times 10^{-6} \sim 0.4 \times 10^{-6}$ 的臭氧作杀菌用	不是
	化学危害:农药残留	显著	金属离子、氯、三氯甲烷、除草剂、农药、有机物、氟化物	按水处理作业指导书操作并取样检验其 pH 和电导率	CCP3
	物理危害	显著	沉淀物(增加、控制)	按水处理作业指导书操作定期取样检验其浊度和色度	CCP3

项目	潜在危害及危害描述	危害是否显著	判断依据	预防及措施控制	是否关键控制点
臭氧混合罐	生物危害:致病微生物	显著	结肠炎耶尔森菌、藻类、病毒(引入)	按时洗涤贮水罐、定期取样检验,控制臭氧浓度在 $0.3 \times 10^{-6} \sim 0.4 \times 10^{-6}$	CCP4
	化学危害:清洗剂残留	显著	酸、碱洗涤剂,水垢(引入)	定期清洗水垢后要用清水清洗并取样检验其 pH 和电导率	不是
	物理危害:异物	显著	沉淀物、泥沙(引入)	按时洗涤贮水罐	不是
终端过滤器(0.45μm)	生物危害:致病微生物	是	结肠炎耶尔森菌、藻类、病毒(控制)	按水处理作业指导书操作,SSOP 及 GMP 控制	否
	化学危害:消毒剂、洗涤剂残留	是	酸、碱洗涤剂,水垢(引入)	按水处理作业指导书操作,SSOP 及 GMP 控制	否
	物理危害:异物	是	沉淀物、泥沙(引入)	按水处理作业指导书操作,SSOP 及 GMP 控制	否
三合一灌装机	生物危害:致病微生物	是	容器本身携带:致病菌(结肠炎耶尔森菌、伤寒杆菌、痢疾杆菌)、病毒(甲型肝炎病毒、腺病毒)	按作业指导书操作并按 SSOP 及 GMP 控制	否
	化学危害:消毒剂、洗涤剂残留	是	清洗消毒剂残留在容器内	按作业指导书操作并按 SSOP 及 GMP 控制	否
	物理危害:泥沙、塑料	是	容器里有泥沙或者灌装时带入	按作业指导书操作并按 SSOP 及 GMP 控制	否
打码	生物危害:无				
	化学危害:无				
	物理危害:无				
灯检	生物危害:无				
	化学危害:无				
	物理危害:杂质、沉淀物	是	灌装时带入或者过滤不彻底	严格按作业指导书操作	是
贮存	生物危害:无				
	化学危害:无				
	物理危害:无				
运输	生物危害:无				
	化学危害:无				
	物理危害:无				
销售	生物危害:无				
	化学危害:无				
	物理危害:无				

第十三节　食品包材安全管理

食品包装材料对于食品安全有着双重意义：一是合适的包装方式和包装材料可以保护食品不受外界的污染，保持食品本身的水分、成分、品质等特性不发生改变。二是包装材料本身的化学成分会向食品中迁移，从而影响食品的特征和安全卫生。食品企业一般使用不锈钢容器及无毒塑料、橡胶制品作为食品加工中容器、加工设备、用具等的材料，不使用铝制、铜制、铁制及陶瓷、搪瓷、玻璃作为容器及工器具。包装业中四大材料分别为纸及纸板占30％，塑料占25％，金属占25％，玻璃占15％。

一、食品包材的安全问题

按包装材料的种类分类，食品包装有纸包装、塑料包装、金属包装、玻璃包装、陶瓷包装和复合材料包装等。

食品包装材料主要有纸、竹、木、金属、塑料、橡胶、搪瓷、陶瓷、涂料及各种复合材料等，除了要适合对食品的耐冷冻、耐高温、耐油脂、防渗漏、抗酸碱、防潮、保香、保色、保味等性能外，特别要注意食品容器、包装材料的安全问题。国内外都曾发生过由于食品容器、包装材料导致的中毒事件，要严格地控制包材的安全，防止污染，保障人体健康。

1. 纸类包装材料的安全

纸质包装具有易加工、成本低、适于印刷、重量轻可折叠、无毒、无味、无白色污染等优点，但耐水性差，在潮湿时强度差。

食品包装用纸包括内包装纸、外包装纸、纸盒、纸箱、纸-塑复合纸等。纸制品的加工过程中，通常有一些杂质残留下来，如纸浆中的化学残留物（包括碱性和酸性两大类）、纸板间的黏合剂、涂料和油墨等，若处理和使用不当均可以污染食品，轻则造成产品中出现异味，重则将某些有害物质渗透到食品中。由于包装用纸和纸制品直接与食品接触，故不得采用废旧报纸和社会回收废纸为原料，不得使用荧光增白剂或对人体有害的化学助剂。但在实际生产中还会有厂家出于经济利益考虑使用不合规范的材料，给食品带来安全隐患。

2. 塑料包装材料的安全

塑料是以合成或天然的高分子树脂为主要材料。添加各种助剂后，在一定的温度和压力下具有延展性，冷却后可以固定其形状的一类材料。大多数塑料耐化学性好、成型容易、具有良好的透明性、易着色、加工成本低，被广泛用于食品的包装，取代了玻璃、金属和纸类等传统包装材料，成为目前食品销售包装最主要的包装材料。

塑料容器的
身份证

塑料树脂的安全问题一般在塑料单体、添加剂对食品的污染。用于食品包装的大多数塑料树脂材料是无毒的，但它们的单体分子却大多有毒性，并且有的毒性较强，有的已证明为致癌物。如：聚苯乙烯树脂中的苯乙烯单体对肝脏细胞有破坏作用；丙烯腈塑料的单体是强致癌物，在一些国家禁用该种材料。塑料聚合时需要塑料添加剂，如增塑剂、稳定剂、着色剂、润滑剂等，不同程度地有一些毒性，会对食品造成污染。

3. 金属包装材料的安全

金属包装材料由于其高强度、高阻隔性及加工使用性能的优良，在食品包装中占有非常重要的地位，成为食品包装的四大支柱材料之一。

金属包装材料的安全问题在于其化学稳定性能较差，不耐酸、碱，尤其对酸性食品敏感。因此，有金属包装的食品放置一定时间后，涂层溶解，使金属离子析出，影响产品质量。

罐头容器为防止食品对容器的腐蚀，或防止容器中某些有害物质对食品的污染，在容器内壁涂上涂料，使其形成一层耐酸碱、抗腐蚀的涂膜。目前，我国允许用于食品容器内壁的涂料有聚酰胺环氧树脂、过氧乙烯树脂、环氧酚醛树脂等各种罐头涂料。在烘烤成高分子薄膜时，总有微量的低分子树脂或者溶剂残留在涂膜中，如超过限量就引起食品卫生问题。

4. 玻璃包装材料的安全

食品包装用的玻璃主要是钠-钙-硅系玻璃，主要分为两类：细口和广口容器，其中约80%的容器为广口瓶和罐。一般广口瓶用于盛装粉状、粒状、膏状或成块状食品，细口瓶用于盛装液体类食品。

玻璃材料本身不存在安全性问题，但这类包装材料一般都是循环使用，在使用过程中瓶内可能存在异物和清洗消毒剂的残留。

5. 陶瓷包装材料的安全

在食品行业，陶瓷包装的使用是一种传统的方法，有着悠久的历史，主要有瓶、罐、坛等，用于酒类、调味品以及传统食品的包装。

陶瓷包装封口的安全问题主要是釉，陶瓷表面釉层中重金属元素铅或镉的溶出，对人体健康造成危害。

6. 橡胶包装材料的安全

橡胶在食品包装中多用于封口垫圈。橡胶可分为天然橡胶与合成橡胶两大类。天然橡胶是天然的长链高分子化合物，本对人体无害。其主要的食品安全性问题在于生产不同工艺性能的产品时所加入的各种添加剂。合成橡胶是由单体聚合而成的高分子化合物，影响食品安全性的问题主要是单体和添加剂残留。

近年来，为了提高食品安全，减少环境污染，利用天然高分子材料作为原材料制备环境友好型、可生物降解的新型包装材料越来越受到人们的重视。预计将来，可循环再利用的环保型包装材料将成为包装行业发展的主要趋势，绿色包装材料和纳米包装材料将获得大力开发和发展。

二、食品包材的危害分析及控制措施

实例 1 乳粉桶装包材的危害分析及控制措施（塑料奶粉盖，见表 6-27）

表 6-27 乳粉桶装包材的危害分析及控制措施（塑料奶粉盖）

序号	工艺步骤	在本步骤中被引入或增加或控制的危害		危害来源	危害程度分析				本步骤控制措施	后续控制措施	措施分类		
					可能性 L	严重性 S	风险系数 P=L×S	是否显著危害 P>6			Q1	Q2	PRP/OPRP/CCP/SOP
1	计量、混料	生物	致病菌	加工过程可能会使微生物传递到原料上	2	2	4	否	1.员工取得健康证后上岗 2.不可以用手直接接触原料	经过高温熔胶注塑成型可杀灭致病菌	N		
		化学	无										
		物理	异物	人员、环境引入	2	1	2	否	1.操作人员按要求着装 2.对原料包装面进行吸扫后脱包	注塑成型后，操作工进行产品自检，发现不合格品挑出	N		
2	送料	生物	致病菌	人员、环境引入	1	1	1	否	磁力架吸附	经过高温熔胶注塑成型可杀灭致病菌	N		
		化学	无										
		物理	异物	原料及配料过程带入	2	3	6	是	磁力架吸附	注塑成型后，操作工进行产品自检，发现不合格品挑出	N		OPRP2

序号	工艺步骤	在本步骤中被引入、增加或控制的危害		危害来源	危害程度分析				本步骤控制措施	后续控制措施	Q1	Q2	措施分类 PRP/OPRP/CCP/SOP
					可能性 L	严重性 S	风险系数 $P=L\times S$	是否显著危害 $P>6$					
3	注塑成型	生物	致病菌	原料带入或生产过程带入	2	3	6	是	控制注塑温度及时间		N		CCP
		化学	塑料中有害单体的析出	加工过程析出	2	3	6	是	1.对设备定期检查、清理,使用食品级润滑油,模具清洁等,使用后应注意清洁,避免直接接触产品 2.按注塑操作规程进行操作,控制注塑温度及时间		N		CCP
		物理	外观、规格尺寸、物理性能	加工过程导致	4	1	4	否	1.按工艺参数要求进行调机 2.定期对设备、模具进行保养点检	1.每2小时对外观、重量、尺寸进行在线检测一次 2.每天进行前一天产成品检验(外观、规格尺寸、物理性能)	N		
		物理	异物	人员、加工过程引入	2	1	2	否	1.操作人员按要求着装 2.定期对设备、模具进行清理、保养点检	注塑成型后,操作工进行产品自检,发现不合格品挑出	N		
4	在线检测	生物	无										
		化学	无										
		物理	外观、规格尺寸、物理性能	注塑成型过程导致	4	1	4	否	每2小时对异物、外观、重量、尺寸进行在线检测一次	每天进行前一天产成品检验(外观、规格尺寸、物理性能)	N		
		物理	异物	原料、人员、加工过程引入	2	3	6	是					OPRP3

序号	工艺步骤	在本步骤中被引入或增加或控制的危害		危害来源	危害程度分析				本步骤控制措施	后续控制措施	Q1	Q2	措施分类 PRP/OPRP/CCP/SOP
					可能性 L	严重性 S	风险系数 P=L×S	是否显著危害 P>6					
5	内包装	生物	细菌、霉菌、大肠菌群、致病菌	人员、产品接触表面、环境、包装物污染	2	2	4	否	1. 进入无尘车间生产,操作人员按标准封闭式着装 2. 车间环境,人员手,接触面按要求进行杀菌 3. 包装物使用前灭菌	1. 定期对产品、人员手部,产品接触表面,环境进行菌落总数、大肠菌群检测 2. 每年一次送第三方进行菌落总数、大肠菌群、致病菌(金黄色葡萄球菌、沙门氏菌)项目的检测	N		PRP
		化学	洗消剂、油污残留	清洗、消毒过程引入设备、模具保养过程引入	2	3	6	是	1. 清洗、消毒使用75%酒精,需挥发干净后再生产 2. 操作工目检		Y	Y	PRP
		物理	异物	原料,人员,加工过程引入	4	1	4	否	1. 进入无尘车间人员按标准着装 2. 车间日光灯管等装置采用防护管理 3. 操作工目检	每天进行前一天产品成品检验	N		PRP
6	装箱	生物	无										
		化学	无										
		物理	固体异物	装箱过程引入	3	1	3	否	对纸箱进厂和使用中严格检查		N		PRP
7	成品入库	生物	无										
		化学	无										
		物理	变形、磕碰、损坏	人为不注意	3	1	3	否	搬运时轻拿轻放,损坏的剔出		N		《产品防护控制程序》

序号	工艺步骤	在本步骤中被引入、增加或控制的危害		危害来源	危害程度分析				本步骤控制措施	后续控制措施	Q1	Q2	措施分类 PRP/OPRP/CCP/SOP
					可能性 L	严重性 S	风险系数 P=L×S	是否显著危害 P>6					
8	出厂装箱	生物	无										
		化学	无										
		物理	挤压、变形、磕碰、损坏	人为不注意	3	1	3	否	搬运时轻拿轻放，损坏的剔出		N		《产品防护控制程序》
9	交付运输	生物	微生物污染	车辆不符合要求，漏雨或有积水，易腐烂残留物等，包装破损	2	2	4	否	1.运输车辆须干燥整洁，应配备防雨设施 2.运输车辆无垃圾，无已腐烂残留物		N		《运输管理制度》
		化学	有害化学物质污染	车辆不符合要求，混装、包装破损	1	3	3	否	1.运输车辆须干净卫生 2.运输车辆不能与有害物品或其他易串味物品混装、混运		N		《运输管理制度》
		物理	异物、油污污染	车辆不符合要求，混装、包装破损	3	1	3	否	1.运输车辆干净卫生，应具有防尘设施，无异物，无虫害迹象 2.运输车辆不得与易产生灰尘及其他污染物品混装、混运		N		《运输管理制度》

实例 2　乳粉桶装包材的危害分析及控制措施（塑料奶粉勺，见表 6-28）

表 6-28　乳粉桶装包材的危害分析及控制措施（塑料奶粉勺）

序号	工艺步骤	在本步骤中被引入、增加或控制的危害		危害来源	危害程度分析				本步骤控制措施	后续控制措施	Q1	Q2	措施分类 PRP/OPRP/CCP/SOP
					可能性 L	严重性 S	风险系数 P=L×S	是否显著危害 P>6					
1	计量、混料	生物	致病菌	加工过程可能会使微生物传递到原料上	2	2	4	否	1.员工取得健康证后上岗 2.不可以用手直接接触原料	经过高温熔胶注塑成型可杀灭致病菌	N		
		化学	无										
		物理	异物	人员、环境引入	2	1	2	否	1.操作人员按要求着装 2.对原料包装表面进行吸扫后脱包		N		
2	送料	生物	致病菌	人员、环境引入	1	1	1	否		经过高温熔胶注塑成型可杀灭致病菌	N		
		化学	无										
		物理	异物	原料及配料过程带入	2	3	6	是	磁力架吸附	注塑成型后，操作工进行产品自检，发现不合格品挑出	N		OPRP2

続表

序号	工艺步骤	在本步骤中被引入、增加或控制的危害		危害来源	危害程度分析				本步骤控制措施	后续控制措施	Q1	Q2	措施分类 PRP/OPRP/CCP/SOP
					可能性 L	严重性 S	风险系数 P＝L×S	是否显著危害 P＞6					
3	注塑成型	生物	致病菌	原料带入或生产过程带入	2	3	6	是	控制注塑温度及时间	无	N		CCP
		化学	塑料中有害单体的析出	加工过程析出	2	3	6	是	1.对设备定期检查、清理，使用食品级润滑油，模具清洁，使用后注意清洁，避免直接接触产品 2.按注塑操作规程进行操作，控制注塑温度及时间		N		CCP
		物理	外观、规格尺寸、物理性能	加工过程导致	4	1	4	否	1.按工艺参数要求进行调机 2.定期对设备、模具进行保养点检	1.每2小时对外观、重量、尺寸进行在线检测一次 2.每天进行一天产成品检验（外观、规格尺寸、物理性能）	N		
			异物	人员、加工过程引入	2	1	2	否	1.操作人员按要求着装 2.定期对设备、模具进行清理、保养点检	注塑成型后，操作工进行产品自检，发现不合格品挑出	N		
4	在线检测	生物	无										
		化学	无										
		物理	外观、规格尺寸、物理性能	注塑成型过程导致	4	1	4	否	每2小时对异物、外观、重量、尺寸进行在线检测一次	每天进行前一天产成品检验（外观、规格尺寸、物理性能）	N		OPRP3
			异物	原料、人员、加工过程引入	2	3	6	是					

序号	工艺步骤	在本步骤中被引入、增加或控制的危害		危害来源	危害程度分析				本步骤控制措施	后续控制措施	措施分类		
					可能性 L	严重性 S	风险系数 P=L×S	是否显著危害 P>6			Q1	Q2	PRP/OPRP/CCP/SOP
5	包装（裸勺装箱）	生物	细菌、霉菌、大肠菌群、致病菌	人员、产品接触表面、环境、包装物污染	2	2	4	否	1.进入无尘车间生产，操作人员按标准封闭式着装 2.车间环境、人员手、接触面按要求进行杀菌控制 3.包装物使用前灭菌	1.定期对产成品、人员手部，产品接触表面、环境菌落菌群检测 2.每年一次送第三方进行菌落总数、大肠菌群、致病菌（金黄色葡萄球菌、沙门氏菌）项目的检测	N		PRP
		化学	洗消剂、油污残留	清洗、消毒过程引入设备、模具保养过程引入	2	3	6	是	1.清洗、消毒使用75%酒精 需择发干净后再生产 2.操作工目检	每年一次送第三方对风险项目检测	Y	Y	PRP
		物理	异物、外观	原料、人员、加工过程引入注塑成型过程导致	4	1	4	否	1.进入无尘车间人员按标准着装 2.车间灯光管等装置采用防护管理 3.操作工目检	勾覆膜包装时目检	N		PRP
6	杀菌（勺、包装物）	生物	细菌、霉菌、大肠菌群、致病菌	人员、产品接触表面及环境污染	2	2	4	否	控制杀菌时间	1.定期对产成品、人员手部，产品接触表面、环境菌落菌群检测 2.每年一次送第三方进行菌落总数、大肠菌群、致病菌（金黄色葡萄球菌、沙门氏菌）项目的检测	Y	N	PRP
		化学	无										
		物理	无										

序号	工艺步骤	在本步骤中被引入、增加或控制的危害		危害来源	危害程度分析				本步骤控制措施	后续控制措施	Q1	Q2	措施分类 PRP/OPRP/CCP/SOP
					可能性 L	严重性 S	风险系数 P=L×S	是否显著危害 P>6					
7	勺覆膜包装	生物	致病菌	人员、产品接触表面及环境污染、包装物污染、包装不严污染	2	2	4	否	1.进入无尘车间生产，操作人员按标准封闭式着装 2.车间环境、人员手、接触面按要求进行杀菌 3.包装膜灭菌30min 4.按包装机操作规程要求设定温湿度、操作	1.定期对产品成品、人员手部、产品接触表面、环境检测菌落总数、大肠菌群 2.每年一次送第三方进行菌落总数、大肠菌群、致病菌（金黄色葡萄球菌、沙门氏菌、阪崎肠杆菌）项目的检测	N		PRP
		化学	洗消剂残留	清洗、消毒过程引入	2	3	6	是	清洗、消毒使用75%酒精需挥发干净后再生产	每年一次送第三方风险项目检测	Y	Y	PRP
		物理	异物、外观	人员、生产过程引入、人注塑成型过程导致	4	1	4	否	1.进入无尘车间生产，操作人员按标准封闭式着装、车间灯等装置均采用防护管理 2.操作工对设备检查并清理 3.操作工目检	每2小时进行在线检测一次	N		PRP
8	在线检测	生物	致病菌	包装不严	2	2	4	否	每2小时进行在线检测一次		N		PRP
		化学	无										
		物理	异物	人、包装物、包装带	2	3	6	是	每2小时进行在线检测一次		N		PRP
9	装箱	生物	无										
		化学	无										
		物理	固体异物	装箱过程引入	3	1	3	否	对纸箱进厂和使用中严格检查		N		PRP

序号	工艺步骤		在本步骤中被引入或增加或控制的危害	危害来源	危害程度分析				本步骤控制措施	后续控制措施	措施分类		
					可能性 L	严重性 S	风险系数 P=L×S	是否显著危害 P>6			Q1	Q2	PRP/OPRP/CCP/SOP
10	入库	生物	无										
		化学	无										
		物理	无	人为不注意	3	1	3	否	搬运时轻拿轻放,损坏的剔出		N		《产品防护控制程序》
11	出厂装卸	生物	无										
		化学	无										
		物理	挤压变形、磕碰、损坏	人为不注意	3	1	3	否	搬运时轻拿轻放,损坏的剔出		N		《产品防护控制程序》
12	交付运输	生物	微生物污染	车辆不符合要求,漏雨或有积水,易腐烂残留物等,包装破损	2	2	4	否	1.运输车辆须干燥整洁,应配备防雨设施 2.运输车辆无垃圾,无已腐烂残留物		N		《运输管理制度》
		化学	有害化学物质污染	车辆不符合要求,包装破损,混装	1	3	3	否	1.运输车辆须干净卫生 2.运输车辆或有毒有害物品与其他物品混装串味污染混运		N		《运输管理制度》
		物理	异物、油污污染	车辆不符合要求,混装,包装破损	3	1	3	否	1.运输车辆须干净卫生,应具有防尘设施,无异物,无虫害迹象 2.运输车辆不得与其他物品混装灰尘及其他污染产生混运		N		《运输管理制度》

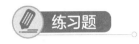

一、填空题

1. 水产品的初加工第一步是_____，第二步是摘除内脏。在摘除内脏时要注意保持鱼体_____。

2. 我国禁止生产销售用_____兑制或其他化学法生产的化学醋。

3. 影响豆类消化吸收的因素有_____、_____、_____、_____等。

4. 畜禽肉从宰杀后开始，一般要经过_____、_____、_____、_____四个阶段的变化；_____和_____阶段的肉是新鲜肉，_____阶段标志着肉开始变质。

5. 人体每日饮酒量应该控制在_____以内。

6. 粮食霉变对粮食品质产生的不利影响表现在：_____、_____、_____、_____、气味不正、发芽率降低、工艺品质变劣等，从而降低了食用及饲用品质，甚至完全丧失使用价值。

7. 影响微生物代谢活动的环境条件很多，其中_____、_____和_____成分三项尤为关键，而_____最为重要。

8. 防止粮食微生物污染的措施主要有_____、_____、_____和_____。

9. 贮粮环境中水分条件包括_____、_____和_____。

10. 食品微生物检验的范围主要包括_____、_____和_____、_____、_____。

11. 油脂酸败的原因有两方面，一是由于原料残渣和微生物产生的酶引起的_____；二是由于_____引起的化学变化。

12. 食用油的污染来源主要包括_____、_____、_____、_____和食用油掺假。

13. 防止油类变质的措施主要有_____、_____、_____和避免金属离子和某些色素或酶对油脂的影响。

14. 豆制品按生产工艺可分为_____、_____和大豆新食品。

15. 导致传统豆制品保质期短、卫生质量差的原因，主要有_____、_____、_____、_____和_____。

16. 肉制品按加工工艺不同可分为_____、_____、_____和熟肉制品。

17. 肉类制品的卫生问题主要可以总结为_____、_____、_____和利用病死畜禽肉灌制香肠。

18. 为了防止原料奶微生物污染，可以从_____、_____、_____和原料、产品的贮存与运输这几个方面着手。

19. 奶及奶制品的卫生要求中主要包括_____、_____、_____和包装卫生这四方面的内容。

20. 利用霉变牧草和粮食等饲料喂养奶牛，其中_____在奶牛体内转化为黄曲霉毒素 M_1 从乳腺排到乳中，这种毒素对人类也是很强的致癌物质。

二、判断题

1. 酒中的乙醇可以为人体提供能量。（　　　）

2. 酒中可以导致失明的嫌忌成分是甲醛。（　　　）

3. 甲酸的毒性大于甲醇的毒性。（　　　）

4. 味精在以谷氨酸单钠形式存在时鲜味最强。（　　　）

5. 酸奶中的乳酸菌可以进入肠道抑制腐败菌的生长，调整肠道菌群。（　　　）

6. 活鱼腐败变质的表现为：体表浑浊，鱼鳞脱落。（　　　）

7. 消毒牛奶的卫生质量应达到巴氏杀菌乳的要求。（　　　）

8. 鸡蛋中的蛋白质与人体蛋白质最为接近，可以大量食用。（　　　）

9. 食盐溶液能杀死寄生虫卵和细菌，食用腌制咸菜是较卫生的。（　　　）

10. 改用微波炉烧烤肉类，可减少多环芳烃化合物对肉类的污染。（　　　）

11. 鱼类脂肪与其他动物脂肪相似，饱和脂肪酸含量较高，但易氧化酸败。（　　　）

12. 鱼体冻结冷藏过程中，因冷藏温度的波动，易引起鱼体干缩和脂肪的氧化。（　　　）

13. 在引起粮食霉变的真菌中，其中以赭曲霉产生的赭曲霉毒素毒性最强。（　　　）

14. 在众多的微生物中，就其对粮食品质的危害程度而言，其序列为细菌、霉菌、放线菌、酵母菌。（　　　）

15. 毛油是指经水洗、碱炼等加工处理后的油，一般色泽较浅，澄清。（　　　）

16. 许多食品中都含有天然的抗氧化剂，并且耐热性极强，长时间加热也不失活。（　　　）

17. 与一般化学反应相同，温度上升油脂的自动氧化速率加快，温度每升高 10℃，氧化酸败反应速率增大 6～7 倍。（　　　）

18. 强烈的热杀菌不会使豆腐发生收缩失水现象，不会影响产品的风味和色泽，因此强烈的热杀菌对豆腐的防腐保鲜可以起到很好的效果。（　　　）

19. 根据食品卫生抽样调查报告，各类食品中，合格率最低的是酱油，主要原因是包装不合格。（　　　）

20. "自溶"变化的肉类食品对人体无害，人们可以放心食用。（　　　）

21. 多环芳烃污染是由于在肉类加工过程中滥用添加剂造成的。（　　　）

22. 大肠杆菌、酵母菌、梭状芽孢杆菌等可以产生蛋白酶，分解酪蛋白，使牛奶胨化，同时产生苦味。（　　　）

23. 天然牛奶中含有一些抑菌物质，可保护牛奶在离开乳房后很长时间内都免受细菌干扰，延缓变质。（　　　）

三、选择题

1. 下列不属于水产品卫生问题的是（　　　）。

A. 腐败变质　　　　B. 寄生虫病　　　　C. 工业废水污染　　　D. 病毒

2. 蛋与蛋制品的卫生问题是（　　　）。

A. 病毒污染　　　B. 致病菌污染　　　C. 寄生虫污染　　　D. 霉菌污染

3. 奶与奶制品的主要卫生问题是（　　　）。

A. 农药残留　　　B. 致病菌污染　　　C. 虫卵污染　　　D. 兽药残留

4. 罐头食品是指密封包装，经严格（　　　）能在常温贮存的食品。

A. 冷冻　　　　B. 烘干　　　　C. 压榨　　　　D. 加热

5. 肉及肉制品发生腐败变质的主要原因是（　　　）。

A. 微生物污染　　　B. 农药残留　　　C. 食用亚硝酸盐　　　D. 加工方法不当

6. 粮食污染黄曲霉毒素后，可采取的去毒方法是（　　　）。

A. 挑出霉粒　　　B. 研磨加工　　　C. 加水反复搓洗　　　D. 加碱破坏

E. 活性炭吸附

7. 酒中的嫌忌成分有（　　　）。

A. 丙酮　　　　　　　　B. 甲醇　　　　　　　　C. 甲醛　　　　　　　　D. 杂醇油

E. 酚类化合物

8. 食醋具有腐蚀性，故不应贮存于（　　　）。

A. 玻璃容器　　　　　　B. 金属容器　　　　　　C. 易腐蚀的塑料容器

D. 耐酸的塑料容器　　　E. 陶瓷容器

9. 油脂中天然存在的，能够引起人类中毒的有害物质是（　　　）。

A. 棉酚　　　　　　　　B. 芥子苷　　　　　　　C. 芥酸　　　　　　　　D. 大豆皂苷

E. 大豆异黄酮

10. 肉与肉制品的主要卫生问题是（　　　）。

A. 人畜共患传染病与寄生虫病　　　　　　B. 亚硝酸盐

C. 微生物污染　　　　　　　　　　　　　D. 药物残留　　　　E. 宰前原因不明

11. 蛋与蛋制品的主要卫生问题是（　　　）。

A. 农药和抗生素残留　　　　　　　　　　B. 沙门菌污染

C. 腐败变质　　　　D. 有害金属污染　　　　E. 亚硝酸盐

12. 油脂酸败常用的卫生学指标有（　　　）。

A. 酸值　　　　　　　　B. 农药残留　　　　　　C. 过氧化值　　　　　　D. 羰基值

E. 有害金属

13. 松花蛋铅含量不得超过（　　　）。

A. 3.0mg/kg　　　　B. 4.0mg/kg　　　　C. 5.0mg/kg　　　　D. 6.0mg/kg

E. 7.0mg/kg

14. 我国规定粮食熏肉中苯并芘的含量不超过（　　　）。

A. 5μg/kg　　　　　B. 6μg/kg　　　　　C. 7μg/kg　　　　　D. 8μg/kg

E. 9μg/kg

15. 油脂酸败的主要原因是（　　　）。

A. 金属离子的污染　　　　　　　　　　　B. BHA 和 BHT 的污染

C. 油脂水分过高　　　　　　　　　　　　D. 贮存的温度过高，存放的容器选择不当

E. 外界微生物污染

16. 有关食盐叙述不正确的是（　　　）。

A. 食盐中的氯离子对维持细胞交换起重要作用

B. 食盐经高温加热，碘会损失

C. 一般正常人每日摄入量不用控制

D. 味精与食盐一起使用效果最好

17. 刚屠宰的肉品通过后熟产酸，可杀死（　　　）。

A. 猪瘟病毒　　　　B. 丹毒杆菌　　　　　C. 口蹄疫病毒　　　　D. 布氏杆菌

E. 炭疽杆菌

18. 对市场出售的一批鲜猪肉进行鉴定，判断其是否腐败变质最敏感的化学指标是（　　　）。

A. 过氧化物值　　　B. K 值　　　　　　C. 皂化值　　　　　　D. 折射率

E. 挥发性碱性总氮

19. 畜肉在下列时期风味最佳（　　　）。

A. 僵直期　　　　　B. 自溶期　　　　　C. 后熟期　　　　　D. 腐败期

E. 变质期

20. 大豆制品中所含对人体健康有益的植物化学物质主要是（　　　）。

A. 茶多酚　　　　　B. 皂苷　　　　　C. 花色苷　　　　　D. 植物固醇

E. 异黄酮

21. 肉及肉制品发生腐败变质的最主要原因是（　　　）。

A. 微生物污染　　　B. 农药残留　　　C. 使用亚硝酸盐　　D. 加工方法粗糙

22. 食物中亚硝基化合物含量最高的是（　　　）。

A. 蔬菜水果　　　　B. 酸菜　　　　　C. 罐头食品　　　　D. 鱼类食品

E. 蛋奶类食品

23. 花生仁被黄曲霉污染，最好的去毒方法是（　　　）。

A. 碾轧加工法　　　B. 紫外线照射法　C. 挑选霉粒法　　　D. 加水搓洗法

E. 加碱去毒

24. 下列水体"富营养化"现象中，说法错误的是（　　　）。

A. 水中氮磷含量增加　　　　　　　　B. 水质感官性状恶化

C. 溶解氧急剧减少　　D. 水藻类大量减少　　E. 水中微生物死亡

25. 饮水中DDT标准制定的依据是（　　　）。

A. 慢性蓄积作用及致癌作用　　　　　B. 慢性蓄积作用及致敏作用

C. 神经毒性作用　　　　　　　　　　D. 恶化水质感官性状

E. 急性毒作用

26. 饮用水用氯消毒时，接触30min后，游离性余氯不得低于（　　　）。

A. 1.0mg/L　　　　B. 0.5mg/L　　　　C. 0.3mg/L　　　　D. 0.05mg/L

E. 1.5mg/L

27. 饮用水消毒的主要目的是（　　　）。

A. 去除水中有机物　　　　　　　　　B. 保证感官性状良好

C. 去除部分悬浮粒子　　　　　　　　D. 杀灭病原体

E. 以上都不是

28. 城市污水可以按下列哪项要求加以利用（　　　）。

A. 可以作为肥料灌溉农田　　　　　　B. 处理后才能灌溉

C. 达到灌溉标准后才能灌溉使用　　　D. 不能用于灌溉

E. 消毒处理后才能灌溉

29. 控制粮堆温度是防霉的重要措施之一，粮温控制在（　　　）温度，可以使大多数微生物生长发育缓慢，甚至停滞。

A. 20~40℃　　　　B. 15~20℃　　　　C. 10~15℃　　　　D. 5~15℃

30. 粮食上曲霉属霉菌孢子萌发最低 a_w 值为（　　　）；青霉属霉菌为（　　　）。一般说来，粮食水分降至13%以下 a_w 为（　　　），才能完全抑制微生物的活动。

A. 0.65　　　　　　B. 0.65~0.78　　　C. 0.79~0.81　　　D. 0.82~0.91

31. 根据食用油的卫生标准，要求玉米油中的黄曲霉毒素 B_1 的含量应在（　　　）范围内（单位：$\mu g/kg$）。

A. ≤50　　　　　　B. ≤30　　　　　　C. ≤20　　　　　　D. ≤10

32. 以下豆制品中属于发酵豆制品的是（　　　）。

A. 豆腐　　　　　　　B. 卤制豆制品　　　C. 酱油　　　　　　　D. 熏制豆制品

33. 按照豆制品卫生标准，腐竹中金黄色葡萄球菌的含量应该在（　　）范围内。

A. ≤100000cfu/g　　B. ≤750cfu/g　　　C. ≤30MPN/100g　D. 不得检出

34. 原料肉腌制间的室温应控制在（　　　），从而防止腌制过程中半成品或成品腐败变质。

A. 2～4℃　　　　　　B. 5～10℃　　　　　C. 10～15℃　　　　　D. 20℃

35. 肉类加工处理时，一般肉中心温度达到（　　　）℃，无血色即可。

A. 50　　　　　　　　B. 60　　　　　　　　C. 70　　　　　　　　D. 80

36. 根据肉及肉制品的卫生标准，冷冻鸡肉中的挥发性碱性氮含量应在（　　　）范围内。

A. ≤10mg/100g　　B. ≤15mg/100g　　C. ≤20mg/100g　　D. 不得检出

37. 原料奶的低温巴氏消毒法采用的温度是（　　　）；高温瞬时杀菌法采用的温度是（　　　）。

A. 62～65℃　　　　　B. 72～85℃　　　　　C. 85～95℃　　　　　D. 130～150℃

四、简答题

1. 简述蔬菜类主要卫生问题。

2. 简述畜禽肉类主要卫生问题。

3. 水产类主要卫生问题有哪些？

4. 简述奶制品类主要卫生问题。

5. 蒸馏酒中有害物质是什么？简述蒸馏酒中存在的主要卫生问题。

6. 简述果蔬的主要卫生问题。

7. 对调味品的保管要注意哪些问题？

8. 如何提高冷饮制品的卫生质量？

五、论述题

1. 运用所学的知识阐述粮豆类食物主要卫生问题及卫生要求。

2. 比较鱼类与畜禽类腐败变质过程的异同。

第七章
食品安全性评价概述与毒理学基本知识

第一节　概　述

应用食品毒理学的方法对食品进行安全性评价，对食品生产中的各种原料及添加剂进行安全性分析是安全性评价的主要内容，进行安全性评价的对象主要有：①用于食品生产、加工和保藏的化学和生物物质，如原料、食品添加剂、食品加工用的微生物等；②食品在生产、加工、运输、销售和保藏过程中产生和污染的有害物质，如农药兽药残留、重金属、生物及其毒素以及其他化学物质；③新技术、新工艺、新资源加工食品。

一、基本概念

毒物：在一定条件下，较小剂量就能够对生物体产生损害作用或使生物体出现异常反应的外源化学物称为毒物。食物中的毒物来源有：天然的或食品变质后产生的毒素、环境污染物、农兽药残留、生物毒素以及食品接触所造成的污染。

毒危害：是指外源化学物与机体接触或进入体内的易感部位后，能引起损害作用的相对能力，或简称为损伤生物体的能力。也可简述为外源化学物在一定条件下损伤生物体的能力。毒性较高的物质只要相对较小的量，即可对机体造成损害。物质毒性的高低仅具有相对意义，只要达到一定的数量，任何物质对机体都具有毒性。除此之外，还与物质本身的理化性质、与机体接触的途径等因素有关。

外源化学物：也称为外源生物活性物质，是在人类生活的外界环境中存在、可能与机体接触并进入机体，在体内呈现一定的生物学作用的一些化学物质。

毒理学：研究环境物理、化学和生物因素对生物体毒作用性质、量化机理和防治措施。

食品毒理学：应用毒理学方法研究食品中外源化学物的性质、来源与形成，它们的不良作用与可能的有益作用及其机制，并确定这些物质的安全限量和评定食品的安全性的科学。

食品毒理学的作用就是从毒理学的角度，研究食品中可能含有的外源化学物质对食用者的毒作用机理，检验和评价食品（包括食品添加剂）的安全性或安全范围，从而达到确保人类健康的目的。

半数致死量（LD_{50}）：较为简单的定义是指引起一群受试对象 50% 个体死亡所需的剂量。因为 LD_{50} 并不是实验测得的某一剂量，而是根据不同剂量组而求得的数据。故精确的定义是指统计学上获得的，预计引起动物半数死亡的单一剂量。LD_{50} 的单位为 $mg/kg_{体重}$，LD_{50} 的数值越小，表示毒物的毒性越强；反之，LD_{50} 数值越大，毒物的毒性越低。

毒理学最早用于评价急性毒性的指标就是死亡，因为死亡是各种化学物共同的、最严重的效应，它易于观察，不需特殊的检测设备。长期以来，急性致死毒性是比较、衡量毒性大小的公认方法。LD_{50} 在毒理中是最常用于表示化学物毒性分级的指标。因为剂量-反应关系的"S"形曲线在中段趋于直线，直线中点为 50%，故 LD_{50} 值最具有代表性。

绝对致死剂量（LD_{100}）：指某实验总体中引起一组受试动物全部死亡的最低剂量。

最小致死剂量：指某实验总体的一组受试动物中仅引起个别动物死亡的剂量，其低一档的剂量即不再引起动物死亡。

最大耐受剂量：指某实验总体的一组受试动物中不引起动物死亡的最大剂量。

最小有作用剂量或称阈剂量或阈浓度：是指在一定时间内，一种毒物按一定方式或途径与机体接触，能使某项灵敏的观察指标开始出现异常变化或使机体开始出现损害作用所需的最低剂量，也称中毒阈剂量。

最大无作用剂量：是指在一定时间内，一种外源化学物按一定方式或途径与机体接触，用最灵敏的实验方法和观察指标，未能观察到任何对机体的损害作用的最高剂量，也称为未观察到损害作用的剂量。最大无作用剂量是根据亚慢性试验的结果确定的，是评定毒物对机体损害作用的主要依据。

食品安全性评价：是运用毒理学动物试验结果，并结合人群流行病学调查资料来阐述食品中某种特定物质的毒性及潜在危害，对人体健康的影响性质和强度，预测人类接触后的安全程度。

二、食品安全性评价意义和目的

食品安全性与食品中所含的有害成分的毒性作用分不开，因此，食品安全性评价是以毒理学评价为基础，必要时还要进行化学性评价、微生物学评价和营养学评价。食品安全评价是一个复杂的过程，涉及毒理学、流行病学、临床医学、化学、生物统计学、微生物学、计算机模拟、人体试验等，其中毒理学和流行病学较为重要。目前，食品安全性评价还是一个新兴的领域，其原理和方法都处于不断发展和完善中。

食品毒理学是应用毒理学方法研究食品中可能存在或混入的有毒、有害物质对人体健康的潜在危害及其作用机理的一门学科，包括急性食源性疾病以及具有长期效应的慢性食源性危害，涉及从食物的生产、加工、运输、贮存及销售的全过程的各个环节，食物生产的工业化和新技术的采用，以及对食物中有害因素的新认识。所研究的外源化学物，除包括工业品及工业使用的原材料、食品色素与添加剂、农药等传统的物质外，近来又出现了氯丙醇、丙烯酰胺、疯牛病、兽药（包括激素）残留、霉菌毒素污染等新的毒理学问题。在食品加工过程中，有时可以形成多种污染物，如烤鸭和烤羊肉串可以产生某些致癌物和致突变物（如多环芳烃和杂环胺等）；腌制和腊肉、腊鱼食品中可以产生致癌物（如亚硝胺）。另外，还须指出的是维持人类正常生理所必需的营养素，如各种维生素、必需微量元素，甚至脂肪、蛋白质和糖等的过量摄取也可以引发某些毒副作用，尤其是一些微量元素，如锌、硒、锰等。因此，在食品毒理学领域研究外源化学物的同时，也应研究必需营养素过量摄入所引起的毒性作用。传统的毒理学研究一般是以实验动物为模型，研究实验动物接触外源化学物质后所发生的毒性效应，然后将动物试验的结果外推至人进行评价。现在科学家们已越来越认识到获得人体资料对于最终毒理学评价的重要性。然而，由于伦理道德方面的限制以及毒性终点往往需要很长时间才能见到变化，所以生物学标志物在人体试验中作为中间终点的研究与应用已成为当前研究的前沿方向。此外，近来食品毒理学在体外试验方面发展迅速，尽管体外试验尚不能代替体内试验，但在化学物的毒性筛选以及作用机理的研究方面具有很大的优越性和发展前途。

第二节　毒理学评价程序

为了保障食品安全，有必要对食品安全性评价进行规范管理。因此，世界各国都制定了毒理学评价标准程序和方法，中国也于 1994 年颁发了国家标准《食品安全性毒理学评价程序》。2003 年、2014 年进行了标准更新。

进行毒理学评价时首先要对毒理学试验设计进行方法学评价，包括试验项目、顺序与方法等。然后进行毒理学试验并对试验结果进行解释与评价，分析资料包括被评价物质的化学结构、理化性质、纯度、动物毒理试验数据等。最后根据被评价物质的作用强度、残留动态、靶器官和人类可能摄入量作出对人体的安全性评价，并说明被评价的物质允许存在于食品中的限量。

我国食品安全性毒理学评价程序中对不同受试物进行几个阶段试验原则规定为：①凡属我国创新的物质，特别是其化学结构提示有慢性毒性、遗传毒性或致癌性可能的，或产量大、使用面广、摄入机会多的，必须进行全部四个阶段的毒性试验；②凡属与已知物质（指经过安全性评价并允许使用者）的化学结构基本相同的衍生物或类似物，则可进行前三阶段试验，并按试验结果判断是否需要进行第四阶段试验；③凡属已知的化学物质，世界卫生组织对其已公布每人每日允许摄入量的，同时能证明我国产品的质量规格与国外产品一致，则可先进行第一、第二阶段试验，如果产品质量或试验结果与国外资料一致，一般不要求进行进一步的毒性试验，否则尚应该进行第三阶段试验。

一、初步工作

（1）了解受试物的物理、化学性质，与受试物类似的或有关物质的毒性资料，以及所获得样品的代表性如何，要求受试物能代表人体进食的样品。

（2）估计人体可能的摄入量。例如，每人每日平均摄入量或某些特殊人群的最高摄入量。

二、第一阶段：急性毒性试验

急性毒性试验是指一次给予受试物或在短期内多次给予受试物对机体所产生的毒性反应（中毒或死亡）。

1. 试验目的

（1）测定 LD_{50}，了解受试物的毒性强度、性质和靶器官。

（2）为以后的蓄积性试验和亚慢性毒性试验的剂量和毒性判定指标的选择提供依据。

2. 试验要求

分别用两种性别的小鼠和/或大鼠进行。

3. 试验项目

（1）LD_{50}　即半数致死量，它是指受试动物经口一次或在 24h 内多次染毒后，能使受试动物中有半数死亡的剂量，单位为 mg/kg。

（2）7d 毒性试验　7d 喂养试验是以 7d 向几组动物每日分别重复给予一定剂量，一般可设 3～4 个剂量组，在试验中可得一最小有作用剂量，通过公式可即可估计 90d 以至二年喂养试验的最小有作用剂量，再在此剂量上下各设几个剂量组，就可以进行 90d 或二年毒性试验了。

4. 结果判定

（1）如 LD_{50} 剂量或 7d 喂养试验后最小有作用剂量小于人的可能摄入量的 10 倍者，则放弃该受试物用于食品，不再继续其他毒性试验。

（2）如大于 10 倍者，可进行下一阶段的毒理学试验。

（3）凡在 10 倍左右时，应进行重复试验，或用另外一种方法验证。

三、第二阶段：遗传毒性试验

遗传毒性试验包括蓄积毒性试验和致突变试验。

1. 蓄积毒性试验

试验目的是了解受试物在体内的蓄积情况。分为物质蓄积和功能蓄积。试验内容为蓄积系数法或 20 天试验法。

（1）蓄积系数法　以低于 LD_{50} 的剂量每日给予实验动物，直至出现预计的毒性效应为止，计算达到预计效应的总累积剂量，求出累积剂量与一次接触该受试物产生相同效应的剂量之比值，此比值即为蓄积系数 K 值。

（2）20 天试验法　给药共 20 天。成年大鼠，每组 10 只，雌雄分别同时进行，共五组。各组剂量分别为 LD_{50} 的 1/20、1/10、1/5、1/2，另设对照组。

（3）结果判定　$K<1$，高度蓄积；$1 \leqslant K < 3$，明显蓄积；$3 \leqslant K < 5$，中等蓄积；$K \geqslant 5$，轻度蓄积。20 天试验法 $1/20LD_{50}$ 组动物有死亡，且有剂量反应关系，为强蓄积性；如 $1/20LD_{50}$ 组动物无死亡，为弱蓄积性。强蓄积性者放弃。

2. 致突变试验

（1）细菌致突变试验——Ames 试验　亦称鼠伤寒沙门菌/哺乳动物微粒体酶试验法。

基本原理是以一种致突变微生物与受试化学物质接触，并以哺乳动物肝微粒体进行受试化学物的代谢活化，如受试物经活化代谢后具有致突变性，则可使突变型微生物恢复突变而重新成为野生型微生物。一般主要以沙门菌的组氨酸缺陷型的菌株，在被检物质存在下，就又回到组氨酸的非缺陷型的野生菌。

（2）小鼠微核试验和骨髓细胞染色体畸变分析试验　微核是在细胞的有丝分裂后期染色体有规律地进入子细胞形成细胞核时，仍然留在细胞质中的染色体单体或染色体的断片或环，由于比正常的细胞核小很多，所以称为微核，微核的形成是由于染色全断裂剂（致突变物）作用的结果。其测定方法比较简便可靠，所以已经成为致突变试验的一种常用检测方法。骨髓细胞染色体畸变分析试验是在体细胞或生殖细胞内，直接观察在化学致突变物作用下，生物细胞染色体所发生的结构或数目的改变。一般多以骨髓细胞或外周细胞代表体细胞，以睾丸精原细胞代表生殖细胞。染色体的数目和形态在有丝分裂中期最易观察，所以染色体畸变分析多在有丝分裂中期细胞进行。

（3）睾丸生殖细胞染色体畸变分析试验和精子畸形试验　睾丸生殖细胞染色体畸变分析其基本原理与方法同骨髓细胞染色体畸变分析。实验结束后取出动物睾丸，用低渗氯化钾溶液进行处理后，固定、制片、染色，最后观察精原细胞染色体畸变情况。精子畸形试验根据受试化学物如能影响实验动物的精子成熟过程，则可观察到精子头部或尾部的形态变化。

（4）显性致死试验和DNA修复合成试验　显性致死试验是通过哺乳动物生殖细胞染色体畸变进行的致突变试验。所谓显性致死或显性致死突变，是由于双亲中某一方面的配子的染色体畸变，从而使受精卵在发育中途中断，已出现受精卵着床前死亡和胚胎早期死亡。显性致死突变试验的特点是哺乳动物以早期胚胎死亡数为观察指标。

DNA修复合成主要是程序外的修复合成，因为在正常情况下，在细胞的有丝分裂周期中，仅S期为DNA合成期，如果受突变物作用受损伤时，可能在其他细胞周期内也进行修复合成，因此称为程序外DNA修复合成，因此可用程序外DNA修复合成的数量来判断致突变性的强弱。

总之，遗传毒性试验（致突变试验）可根据受试物的化学结构、理化性质的不同，并兼顾体外和体内试验以及体细胞和生殖细胞的原则，在以上内容中选择四项试验进行判定。

（5）结果判定

① 如果其中三项试验均为阳性，则无论蓄积性如何，均表示受试物很可能具有致癌作用，除非受试物具有十分重要的价值，一般应予以放弃，不需要进行其他项目的毒理学试验。

② 如果其中两项为阳性，而又有强蓄积性，则应予以放弃，如为弱蓄积性，由有关专家进行评议，根据受试物的重要性和可能摄入量等，综合权衡利弊再作决定。

四、第三阶段：亚慢性毒性试验

亚慢性毒性是指实验动物连续多日接触较大剂量的外来化合物所出现的中毒效应。能了解试验动物在多次给予受试物时所引起的毒性作用。

1. 试验目的

（1）观察受试物以不同剂量水平较长期喂养，确定动物的毒性作用和靶器官，并初步确定最大无作用剂量。

（2）了解受试物对动物繁殖及对仔代的致畸作用。

（3）为慢性毒性和致癌试验的剂量选择提供依据。

（4）为评价受试物能否应用于食品提供依据。

2. 试验项目

（1）90天喂养试验。

（2）繁殖试验。

（3）代谢试验。

根据这三项试验中所采用的最敏感指标所得的最大无作用剂量进行评价。

3. 代谢试验

代谢试验是一种阐明外来化学物质进入机体后在体内吸收、分布与排泄等生物转运过程和转变为代谢物的生物转化过程的试验。其目的是：

（1）了解受试物在体内的吸收、分布和排泄速度以及蓄积性。

（2）寻找可能的靶器官。

（3）为选择慢性毒性试验的合适动物种系提供依据。

（4）了解有无毒性代谢产物的形成。

4. 结果判定方法

（1）试验项目中任何一项的最敏感指标的最大无作用剂量（MNL）小于或等于人体可能摄入量的100倍者，表示毒性较强，应放弃受试物用于食品。

（2）最大无作用剂量大于100倍而小于300倍者，应进行慢性毒性试验。

（3）最大无作用剂量大于或等于300倍者，则不必进行慢性毒性试验，可进行安全性评价。

五、第四阶段：慢性毒性试验

慢性毒性试验包括致癌试验。慢性毒性是指外源化学物长时间少量反复作用于机体后所引起的损害作用。能观察动物长期摄入受试物所产生的毒性反应，尤其是进行性和不可逆毒性作用及致癌作用，最后确定最大无作用剂量。为受试物能否用于食品的最终评价提供依据。

1. 试验项目

用两种性别的大鼠和/或小鼠进行两年期慢性毒性试验和致癌试验，并结合在一个动物试验中。

2. 结果判断

（1）如果慢性毒性试验所得的最大无作用剂量小于或等于人的可能摄入量的50倍者，表示毒性较强，应予以放弃。

（2）最大无作用剂量大于50倍而小于100倍者，需由有关专家共同评议，经安全评价后，决定该受试物能否用于食品。

（3）最大无作用剂量大于或等于100倍者，可考虑用于食品中，并制定每日允许摄入量。

第三节 食品安全性的风险分析

现代食品安全性评价除了进行传统的毒理学评价研究外，还需有人体研究、残留量研究、暴露量研究、消费水平（膳食结构）和摄入风险评价等。食品法典委员会（CAC）将风险分析引入食品安全性评价中，并把风险分析分为风险评价、风险控制和风险信息交流三个必要部分，其中风险评价在食品安全性评价中占有中心位置。可见，食品中危害成分的风险控制是一个复杂的过程，需要以风险评价为依据，并以风险信息交流为保证才能完成。在进行整体的食品安全性评价过程中，要进行食品中某危害成分的单项评价、某食品综合评价、膳食结构的综合评价以及最终的风险评价，同时要把化学物质评价、毒理学评价、微生物学评价和营养学评价统一起来得出结论，这也是目前食品安全性评价的发展趋势。

一、基本概念

食品危害：食品所含有的对健康有潜在不良影响的生物、化学或物理的因素或食品存在状况。有导致对健康不利作用的潜在可能。

食品风险：是食品暴露于特定危害时对健康产生不良影响的概率与影响的严重程度，是危害发生的概率及其严重程度这两项指标的综合描述。

食品风险分析：是风险分析在食品安全管理中的应用，是分析食源性危害，确定食品安全性保护水平，采取风险管理措施，使消费的食品在食品安全性风险方面处于可接受的水平。由风险评估、风险管理和风险交流三部分共同构成的一个过程。

食品危害评估：某一种食品中的某一大类危害物作为评估对象，找出显著的需要进行风险评估的对象，确定风险评估的范围。

风险评估：风险评估就是通过现有的资料包括毒理学数据、污染物残留数据、统计手段、暴露量及相关参数的评估等系统的、科学的步骤，对食品中生物、化学或物理因素对人体健康产生的不良后果进行识别、确认和定量，决定某种食品有害物质的风险。

危害识别：识别可能产生健康不良效果并且可能存在于某种或某类特别食品中的生物、化学和物理因素，并对其特性进行定性描述。

危害特征描述：对与食品中可能存在的与生物、化学和物理因素有关的、引起健康不良效果的因素的定性或定量评价。

暴露评估：对于通过食品的摄入或其他有关途径可能暴露于人体或环境的生物、化学和物理因子的定性或定量评价。

风险描述：是就暴露对人群产生健康不良效果的可能性进行定量或定性估计。

风险管理：就是根据风险评估的结果，选择和实施适当的预防和监测措施，尽可能有效地控制食品风险，从而保障公众健康和促进公平贸易。

风险交流：就是在风险评估人员、风险管理人员、消费者和其他有关的团体之间就与风险有关的信息和意见进行相互交流。

二、食品风险分析的内容

食品风险分析包括三个部分：风险评估、风险管理与风险情况交流，它的总体目标在于确保公众健康得到保护。风险评估是整个风险分析体系的核心和基础，也是有关国际组织今后工作的重点。

1. 风险评估

（1）风险评估原则 ①依赖动物模型确立潜在的人体效应；②采用体重进行种间比较；③假设动物和人的吸收大致相同；④采用100倍的安全系数来调整种间和种内可能存在的易感性差异，在特定的情况下允许偏差的存在；⑤对发现属于遗传毒性致癌物的食品添加剂、兽药和农药，不制定ADI值，对这些物质，不进行定量的风险评估；⑥允许污染物达到"尽可能低的"水平；⑦在等待提交要求的资料期间，对食品添加剂和兽药残留可制定暂定的ADI值。

（2）风险评估的内容 风险评估的内容包括：危害识别、危害特征描述、暴露评估以及风险描述。

① 危害识别。在于确定人体摄入化学物的潜在不良作用，这种不良作用产生的可能性，以及产生这种不良作用的确定性和不确定性。危害识别不是对暴露人群的危险性进行定量的外推，而是对暴露人群发生不良作用的可能性作定性的评价。

危害信息可以由相关数据资料进行鉴定，其资料可以从科学文献以及食品工业、政府机构和相关国际组织的数据库中获得，也可以通过向专家咨询得到。由于资料往往不足，实际工作中，危害识别一般以毒理学评价试验资料作为依据。最好的方法是流行病学研究、动物毒理学研究、体外试验、定量结构-反应关系、对致癌物质的识别与分类。

食品中的危害有农药残留、兽药残留、生物制剂、烹饪和加工过程中加入的人工制品、环境污染物、食品添加剂、食品加工助剂、微生物制剂、包装迁移物、物理危害、植物毒素、海产品毒素、真菌菌素、放射性核素、营养失衡、新型食品、转基因食品、辐照食品。

② 危害特征描述。一般是由毒理学试验获得的数据外推到人，计算人体的每日容许摄入量（ADI值）。由于食品中所研究的化学物质的实际含量很低，而一般毒理学试验的剂量很高，因此在进行危害描述时，就需要根据动物试验的结论对人类的影响进行估计。人体健康风险评估多数都是基于动物试验的毒理资料。

③ 暴露评估。主要根据膳食调查和各种食品中化学物质暴露水平调查的数据进行，通过计算可以得到人体对于该种化学物质的暴露量。暴露评估的目的在于求得某危害物的剂量、暴露频率、时间长短、途径及范围，进行暴露评估还需要有关食品的消费量和这些食品中相关化学物质浓度两方面的资料，因此，进行膳食调查和国家食品污染监测计划是准确进行暴露评估的基础。膳食暴露评价以 mg/kg 体重或 μg/kg 体重表示。

④ 风险描述。对于化学物质风险评估，如果是有阈值的化学物，则对人群风险可以摄入量与 ADI 值（或其他测量值）比较作为风险描述。如果所评价的物质的摄入量比 ADI 值小，则对人体健康产生不良作用的可能性为零。如果所评价的化学物质没有阈值，对人群的风险是摄入量和危害程度的综合结果。需要说明风险评估过程中每一步所涉及的不确定性。将动物试验的结果外推到人可能产生两种类型的不确定性：第一，动物试验结果外推到人时的不确定性；第二，人体对某种化学物质的特异易感性未必能在试验动物上发现。在实际工作中，这些不确定性可以通过专家判断和进行额外的试验（特别是人体试验）加以克服。在

风险描述时必须说明风险评估过程中每一步所涉及的不确定性。风险描述中的不确定性反映了前几个阶段评价中的不确定性。人体试验可以在产品上市前或产品上市后进行。对于微生物危害而言其风险描述依据危害识别、危害描述、暴露评估等的考虑和数据。风险描述提供特定菌体对特定人群产生损害作用的能力的定性或定量估计。

2. 风险管理

（1）风险管理的目标　通过选择和实施适当的措施（定性/定量的估计；已知/潜在有害作用的可能性和严重性；特定的人群明确相关的不确定性），把食品风险降低到可接受的水平；尽可能有效地控制食品风险；鉴定食源性危害的相对重要性；建立措施框架，使风险降低到可接受水平；对食源性危害引起的风险评估决策的效率进行评价，从而保证公众健康。

（2）风险管理的措施　制定最高限量；制定食品标签标准；实施公众教育计划；使用替代品或改善农业或生产规范以减少某些化学物质的使用等。

（3）风险管理的原则　风险管理应当遵循一个具有结构化的方法，即包括风险评价、风险管理选择评估、执行管理决定以及监控和审查。在某些情况下并非所有这些情况都必须包括在风险管理中。

a. 在风险管理决策中应当首先考虑保护人体健康。对风险的可接受水平应主要根据对人体健康的考虑决定，同时应避免风险水平上随意性的和不合理的差别。在某些风险管理情况下，尤其是决定将采取的措施时，应适当考虑其他因素（如经济费用、效益、技术可行性和社会习俗）。这些考虑不应是随意性的，而应当保持清楚和明确。

b. 风险管理的决策和执行应当透明。风险管理应当包含风险管理过程（包括决策）所有方面的鉴定和系统文件，从而保证决策和执行的理由对所有有关团体是透明的。

c. 风险评估政策的决定应当作为风险管理的一个特殊的组成部分。风险评估政策是为价值判断和政策选择制定准则，这些准则将在风险评估的特定决定点上应用，因此最好在风险评估之前，与风险评估人员共同制定。从某种意义上来讲，决定风险评估政策往往成为进行风险分析实际工作的第一步。

d. 风险管理应当通过保持风险管理与风险评估功能的分离，确保风险评估过程的科学完整性，减少风险评估和风险管理之间的利益冲突。但是应当意识到，风险分析是一个循环反复的过程，风险管理人员和风险评估人员之间的相互作用在实际应用中是至关重要的。

e. 风险管理决策应当考虑风险评估结果的不确定性。如有可能，风险的估计应包括将不确定性量化，并且以易于理解的形式提交给风险管理人员，以便他们在决策时能充分考虑不确定性的范围。例如，如果风险的估计很不确定，风险管理决策将更加保守；决策者不能以科学上的不确定性和变异性作为不针对某种食品风险采取行动的借口。也就是说，如果开始出现某种潜在危险和无法逆转的情况，而又缺乏科学证据进行充分的科学评估，风险管理人员在法律和政治上有理由采取预防措施，不必等待科学上的确证。事实上，决策者有责任采取必要措施保护消费者。

f. 在风险管理过程的所有方面，都应当包括与消费者和其他有关团体进行清楚的相互交流。在所有有关团体之间进行持续的相互交流是风险管理过程的一个组成部分。风险情况交流不仅仅是信息的传播，而更重要的功能是将有效进行风险管理至关重要的信息和意见并入决策的过程。

g. 风险管理应当是一个考虑在风险管理决策的评价和审查过程中所有新产生资料的持续过程。在应用风险管理决策后，为确定其在实现食品安全目标方面的有效性，应对决定进行定期评价。为进行有效的审查，监控和其他活动是必需的。

（4）风险管理的内容　风险管理分为四个部分：风险评价、风险管理选择评价、执行风险管理决定、监控和审查。

① 风险评价。风险评价的基本内容包括确认食品安全问题、描述风险概况、就风险评估和风险管理的优先性对危害进行排序、制定风险评估政策、管理决定以及对风险评估结果的审议。

② 风险管理选择评估。风险管理选择评估包括确定现有的管理选项、选择最佳的管理选项、做出最终的管理决定。

③ 执行风险管理决定。即制定和实施控制措施，包括制定最高限量，制定食品标签标准，实施公众教育计划，通过使用其他物质，或者改善农业或生产规范以减少某些化学物质的使用等。

④ 监控和审查。监控和审查指的是对实施措施的有效性进行评估以及在必要时对风险管理或评估进行审查、补充和修改，以确保食品安全目标的实现。

3. 风险情况交流

风险情况交流是食品安全性风险分析过程中三大组成部分之一，风险评估是定性或定量地描述风险的过程。风险管理是为确保适当的保护水平而权衡、选择各种措施，并实施控制手段，因此风险情况交流作为风险分析的重要组成部分，是恰当地明确风险问题以及制定、理解和作出最佳风险管理决策的必要和关键的途径。通过风险交流所提供的一种综合考虑所有相关信息和数据的方法，为风险评估过程中应用某项决策及相应的政策措施提供指导，在明确和应用这一领域的政策时，风险管理者和风险评估者之间，以及他们与其他有关各方之间保持公开的交流，这是极其重要的。

在风险管理的全过程（风险管理政策制定过程的每个阶段，包括评价和审查）中，都应当包括与消费者和其他有关团体进行全面的、持续的相互交流，这是风险管理过程的一个组成部分。风险情况交流不仅仅是信息的传播，而更重要的功能是将对进行有效风险管理的重要信息和意见纳入决策的过程。

进行风险情况交流的组织和人员包括国际组织（CAC、FAO、WHO 以及 WTO 等）、政府机构、企业、消费者和消费者组织、学术界和研究机构以及大众传播媒介（媒体）。

（1）风险情况交流的目的　通过所有的参与者，在风险分析过程中提高对所研究的特定问题的认识和理解；在达成和执行风险管理决定时增加一致化和透明度；为理解建议的或执行中的风险管理决定提供坚实的基础；改善风险分析过程中的整体效果和效率；制定和实施作为风险管理选项的有效的信息和教育计划；培养公众对于食品供应安全性的信任和信心。

（2）风险交流的目标　确保将所有关于有效风险管理的信息和意见考虑进决策过程中，促进各机构进一步参与风险分析的过程；促进作出一致的、透明的和有效的决策；增进对决策及决策过程的了解。

（3）风险情况交流的要素　风险情况交流的要素包括：风险的性质；风险及相关不确定性和限制性的评估；风险管理选择；风险管理措施如何在控制风险中发挥作用。

（4）风险情况交流的内容

① 风险的性质。即危害的特征和重要性、风险的大小和严重程度、情况的紧迫性、风险的变化趋势、危害暴露的可能性、暴露量的分布、能够构成显著风险的暴露量、风险人群的性质和规模、最高风险人群。

② 利益的性质。即与每种风险有关的实际或者预期利益、受益者和受益方式、风险和利益的平衡点、利益的大小和重要性、所有受影响人群的全部利益。

③ 风险评估的不确定性。即评估风险的方法、每种不确定性的重要性、所得资料的缺点或不准确度、估计所依据的假设、估计对假设变化的敏感度、有关风险管理决定估计变化的效果。

④ 风险管理的选择。即控制或管理风险的行动、可能减少个人风险的个人行动、选择一个特定风险管理选项的理由、特定选择的有效性、特定选择的利益、风险管理的费用和来源、执行风险管理选择后仍然存在的风险。

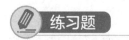

一、判断题

1. 两种 LD_{50} 相同或相似的化学毒物的致死毒性相同。（ ）

2. 接触时间、速率和频率是影响化学毒物毒性的关键因素。（ ）

3. 致癌试验中，随着苯并[a]芘的浓度增高，各试验组的小鼠肿瘤发生率也相应增高，表明二者之间存在剂量反应关系。（ ）

二、选择题

1. LD_0 指的是（ ）。

A. 慢性阈剂量　　　　　B. 观察到有害作用的最低剂量　　　C. 最大耐受量

D. 最大无作用剂量　　　E. 未观察到有害作用的剂量

2. 绝对致死剂量是（ ）。

A. 化学毒物引起受试对象一半死亡所需的最低剂量

B. 化学毒物引起受试对象大部分死亡所需的最低剂量

C. 化学毒物引起受试对象全部死亡所需的最低剂量

D. 化学毒物引起受试对象一半死亡所需的最高剂量

E. 化学毒物引起受试对象一半死亡所需的最高剂量

3. LD_{50} 表示的是（ ）。

A. 每日允许摄入量　　　B. 半数致死量　　　C. 最大允许摄入量　　　D. 致死剂量

4. 选择一个能恰当地概括、描述定群研究基本特征的最佳答案（ ）。

A. 调查者必须在调查开始时就分清人群和队列

B. 调查者必须在研究人群发病或死亡发生前就开始研究，同时确定暴露状况

C. 调查者必须得到病例和做适当的对照，并确定暴露组发病的危险是否大于非暴露组

D. 调查者必须根据疾病或死亡发生前就已存在的暴露因素，对研究人群进行分层，并能发现人群中的新发病例或死亡

E. 调查者必须比较队列中暴露组和非暴露组的发病率

5. 影响环境污染物对健康危害程度的因素有以下各项，但不包括（ ）。

A. 剂量或强度　　　　　B. 受害的人群数量作用　　　　　C. 持续时间

D. 个体差异　　　　　　E. 多种因素综合作用

三、论述题

试述食品中有毒物质限量标准制定的程序。

附录 1　中华人民共和国食品安全法修订情况

2009 年 2 月 28 日第十一届全国人民代表大会常务委员会第七次会议通过；

2015 年 4 月 24 日第十二届全国人民代表大会常务委员会第十四次会议修订；

根据 2018 年 12 月 29 日第十三届全国人民代表大会常务委员会第七次会议《关于修改〈中华人民共和国产品质量法〉等五部法律的决定》修正；

根据 2021 年 4 月 29 日第十三届全国人民代表大会常务委员会第二十八次会议修改《中华人民共和国道路交通安全法》等八部法律。

目　　录

第一章　总　　则

第一条　为了保证食品安全，保障公众身体健康和生命安全，制定本法。

第二条　在中华人民共和国境内从事下列活动，应当遵守本法：

（一）食品生产和加工（以下称食品生产），食品销售和餐饮服务（以下称食品经营）；

（二）食品添加剂的生产经营；

（三）用于食品的包装材料、容器、洗涤剂、消毒剂和用于食品生产经营的工具、设备（以下称食品相关产品）的生产经营；

（四）食品生产经营者使用食品添加剂、食品相关产品；

（五）食品的贮存和运输；

（六）对食品、食品添加剂、食品相关产品的安全管理。

供食用的源于农业的初级产品（以下称食用农产品）的质量安全管理，遵守《中华人民共和国农产品质量安全法》的规定。但是，食用农产品的市场销售、有关质量安全标准的制定、有关安全信息的公布和本法对农业投入品作出规定的，应当遵守本法的规定。

第三条　食品安全工作实行预防为主、风险管理、全程控制、社会共治，建立科学、严格的监督管理制度。

第四条 食品生产经营者对其生产经营食品的安全负责。

食品生产经营者应当依照法律、法规和食品安全标准从事生产经营活动，保证食品安全，诚信自律，对社会和公众负责，接受社会监督，承担社会责任。

第五条 国务院设立食品安全委员会，其职责由国务院规定。

国务院食品安全监督管理部门依照本法和国务院规定的职责，对食品生产经营活动实施监督管理。

国务院卫生行政部门依照本法和国务院规定的职责，组织开展食品安全风险监测和风险评估，会同国务院食品安全监督管理部门制定并公布食品安全国家标准。

国务院其他有关部门依照本法和国务院规定的职责，承担有关食品安全工作。

第六条 县级以上地方人民政府对本行政区域的食品安全监督管理工作负责，统一领导、组织、协调本行政区域的食品安全监督管理工作以及食品安全突发事件应对工作，建立健全食品安全全程监督管理工作机制和信息共享机制。

县级以上地方人民政府依照本法和国务院的规定，确定本级食品安全监督管理、卫生行政部门和其他有关部门的职责。有关部门在各自职责范围内负责本行政区域的食品安全监督管理工作。

县级人民政府食品安全监督管理部门可以在乡镇或者特定区域设立派出机构。

第七条 县级以上地方人民政府实行食品安全监督管理责任制。上级人民政府负责对下一级人民政府的食品安全监督管理工作进行评议、考核。县级以上地方人民政府负责对本级食品安全监督管理部门和其他有关部门的食品安全监督管理工作进行评议、考核。

第八条 县级以上人民政府应当将食品安全工作纳入本级国民经济和社会发展规划，将食品安全工作经费列入本级政府财政预算，加强食品安全监督管理能力建设，为食品安全工作提供保障。

县级以上人民政府食品安全监督管理部门和其他有关部门应当加强沟通、密切配合，按照各自职责分工，依法行使职权，承担责任。

第九条 食品行业协会应当加强行业自律，按照章程建立健全行业规范和奖惩机制，提供食品安全信息、技术等服务，引导和督促食品生产经营者依法生产经营，推动行业诚信建设，宣传、普及食品安全知识。

消费者协会和其他消费者组织对违反本法规定，损害消费者合法权益的行为，依法进行社会监督。

第十条 各级人民政府应当加强食品安全的宣传教育，普及食品安全知识，鼓励社会组织、基层群众性自治组织、食品生产经营者开展食品安全法律、法规以及食品安全标准和知识的普及工作，倡导健康的饮食方式，增强消费者食品安全意识和自我保护能力。

新闻媒体应当开展食品安全法律、法规以及食品安全标准和知识的公益宣传，并对食品安全违法行为进行舆论监督。有关食品安全的宣传报道应当真实、公正。

第十一条 国家鼓励和支持开展与食品安全有关的基础研究、应用研究，鼓励和支持食品生产经营者为提高食品安全水平采用先进技术和先进管理规范。

国家对农药的使用实行严格的管理制度，加快淘汰剧毒、高毒、高残留农药，推动替代产品的研发和应用，鼓励使用高效低毒低残留农药。

第十二条 任何组织或者个人有权举报食品安全违法行为，依法向有关部门了解食品安全信息，对食品安全监督管理工作提出意见和建议。

第十三条 对在食品安全工作中做出突出贡献的单位和个人，按照国家有关规定给予表彰、奖励。

第二章　食品安全风险监测和评估

第十四条 国家建立食品安全风险监测制度，对食源性疾病、食品污染以及食品中的有害因素进行监测。

国务院卫生行政部门会同国务院食品安全监督管理等部门，制定、实施国家食品安全风险监测计划。

国务院食品安全监督管理部门和其他有关部门获知有关食品安全风险信息后，应当立即核实并向国务院卫生行政部门通报。对有关部门通报的食品安全风险信息以及医疗机构报告的食源性疾病等有关疾病信息，国务院卫生行政部门应当会同国务院有关部门分析研究，认为必要的，及时调整国家食品安全风险监测计划。

省、自治区、直辖市人民政府卫生行政部门会同同级食品安全监督管理等部门，根据国家食品安全风险监测计划，结合本行政区域的具体情况，制定、调整本行政区域的食品安全风险监测方案，报国务院卫生行政部门备案并实施。

第十五条 承担食品安全风险监测工作的技术机构应当根据食品安全风险监测计划和监测方案开展监测工作，保证监测数据真实、准确，并按照食品安全风险监测计划和监测方案的要求报送监测数据和分析结果。

食品安全风险监测工作人员有权进入相关食用农产品种植养殖、食品生产经营场所采集样品、收集相关数据。采集样品应当按照市场价格支付费用。

第十六条 食品安全风险监测结果表明可能存在食品安全隐患的，县级以上人民政府卫生行政部门应当及时将相关信息通报同级食品安全监督管理等部门，并报告本级人民政府和上级人民政府卫生行政部门。食品安全监督管理等部门应当组织开展进一步调查。

第十七条 国家建立食品安全风险评估制度，运用科学方法，根据食品安全风险监测信息、科学数据以及有关信息，对食品、食品添加剂、食品相关产品中生物性、化学性和物理性危害因素进行风险评估。

国务院卫生行政部门负责组织食品安全风险评估工作，成立由医学、农业、食品、营养、生物、环境等方面的专家组成的食品安全风险评估专家委员会进行食品安全风险评估。食品安全风险评估结果由国务院卫生行政部门公布。

对农药、肥料、兽药、饲料和饲料添加剂等的安全性评估，应当有食品安全风险评估专家委员会的专家参加。

食品安全风险评估不得向生产经营者收取费用，采集样品应当按照市场价格支付费用。

第十八条 有下列情形之一的，应当进行食品安全风险评估：

（一）通过食品安全风险监测或者接到举报发现食品、食品添加剂、食品相关产品可能存在安全隐患的；

（二）为制定或者修订食品安全国家标准提供科学依据需要进行风险评估的；

（三）为确定监督管理的重点领域、重点品种需要进行风险评估的；

（四）发现新的可能危害食品安全因素的；

（五）需要判断某一因素是否构成食品安全隐患的；

（六）国务院卫生行政部门认为需要进行风险评估的其他情形。

第十九条 国务院食品安全监督管理、农业行政等部门在监督管理工作中发现需要进行食品安全风险评估的，应当向国务院卫生行政部门提出食品安全风险评估的建议，并提供风险来源、相关检验数据和结论等信息、资料。属于本法第十八条规定情形的，国务院卫生行政部门应当及时进行食品安全风险评估，并向国务院有关部门通报评估结果。

第二十条 省级以上人民政府卫生行政、农业行政部门应当及时相互通报食品、食用农产品安全风险监测信息。

国务院卫生行政、农业行政部门应当及时相互通报食品、食用农产品安全风险评估结果等信息。

第二十一条 食品安全风险评估结果是制定、修订食品安全标准和实施食品安全监督管理的科学依据。

经食品安全风险评估，得出食品、食品添加剂、食品相关产品不安全结论的，国务院食品安全监督管理等部门应当依据各自职责立即向社会公告，告知消费者停止食用或者使用，并采取相应措施，确保该食品、食品添加剂、食品相关产品停止生产经营；需要制定、修订相关食品安全国家标准的，国务院卫生行政部门应当会同国务院食品安全监督管理部门立即制定、修订。

第二十二条 国务院食品安全监督管理部门应当会同国务院有关部门，根据食品安全风险评估结果、食品安全监督管理信息，对食品安全状况进行综合分析。对经综合分析表明可能具有较高程度安全风险的食品，国务院食品安全监督管理部门应当及时提出食品安全风险警示，并向社会公布。

第二十三条 县级以上人民政府食品安全监督管理部门和其他有关部门、食品安全风险评估专家委员会及其技术机构，应当按照科学、客观、及时、公开的原则，组织食品生产经营者、食品检验机构、认证机构、食品行业协会、消费者协会以及新闻媒体等，就食品安全风险评估信息和食品安全监督管理信息进行交流沟通。

<h2 style="text-align:center">第三章 食品安全标准</h2>

第二十四条 制定食品安全标准，应当以保障公众身体健康为宗旨，做到科学合理、安全可靠。

第二十五条 食品安全标准是强制执行的标准。除食品安全标准外，不得制定其他食品强制性标准。

第二十六条 食品安全标准应当包括下列内容：

（一）食品、食品添加剂、食品相关产品中的致病性微生物，农药残留、兽药残留、生物毒素、重金属等污染物质以及其他危害人体健康物质的限量规定；

（二）食品添加剂的品种、使用范围、用量；

（三）专供婴幼儿和其他特定人群的主辅食品的营养成分要求；

（四）对与卫生、营养等食品安全要求有关的标签、标志、说明书的要求；

（五）食品生产经营过程的卫生要求；

（六）与食品安全有关的质量要求；

（七）与食品安全有关的食品检验方法与规程；

（八）其他需要制定为食品安全标准的内容。

第二十七条 食品安全国家标准由国务院卫生行政部门会同国务院食品安全监督管理部门制定、公布，国务院标准化行政部门提供国家标准编号。

食品中农药残留、兽药残留的限量规定及其检验方法与规程由国务院卫生行政部门、国务院农业行政部门会同国务院食品安全监督管理部门制定。

屠宰畜、禽的检验规程由国务院农业行政部门会同国务院卫生行政部门制定。

第二十八条 制定食品安全国家标准，应当依据食品安全风险评估结果并充分考虑食用农产品安全风险评估结果，参照相关的国际标准和国际食品安全风险评估结果，并将食品安全国家标准草案向社会公布，广泛听取食品生产经营者、消费者、有关部门等方面的意见。

食品安全国家标准应当经国务院卫生行政部门组织的食品安全国家标准审评委员会审查通过。食品安全国家标准审评委员会由医学、农业、食品、营养、生物、环境等方面的专家以及国务院有关部门、食品行业协会、消费者协会的代表组成，对食品安全国家标准草案的科学性和实用性等进行审查。

第二十九条 对地方特色食品，没有食品安全国家标准的，省、自治区、直辖市人民政府卫生行政部门可以制定并公布食品安全地方标准，报国务院卫生行政部门备案。食品安全国家标准制定后，该地方标准即行废止。

第三十条 国家鼓励食品生产企业制定严于食品安全国家标准或者地方标准的企业标准，在本企业适用，并报省、自治区、直辖市人民政府卫生行政部门备案。

第三十一条 省级以上人民政府卫生行政部门应当在其网站上公布制定和备案的食品安全国家标准、地方标准和企业标准，供公众免费查阅、下载。

对食品安全标准执行过程中的问题，县级以上人民政府卫生行政部门应当会同有关部门及时给予指导、解答。

第三十二条 省级以上人民政府卫生行政部门应当会同同级食品安全监督管理、农业行政等部门，分别对食品安全国家标准和地方标准的执行情况进行跟踪评价，并根据评价结果及时修订食品安全标准。

省级以上人民政府食品安全监督管理、农业行政等部门应当对食品安全标准执行中存在的问题进行收集、汇总，并及时向同级卫生行政部门通报。

食品生产经营者、食品行业协会发现食品安全标准在执行中存在问题的，应当立即向卫生行政部门报告。

<h2 style="text-align:center">第四章 食品生产经营</h2>

<h3 style="text-align:center">第一节 一般规定</h3>

第三十三条 食品生产经营应当符合食品安全标准，并符合下列要求：

（一）具有与生产经营的食品品种、数量相适应的食品原料处理和食品加工、包装、贮存等场所，保持该场所环境整洁，并与有毒、有害场所以及其他污染源保持规定的距离；

（二）具有与生产经营的食品品种、数量相适应的生产经营设备或者设施，有相应的消毒、更衣、盥洗、采光、照明、通风、防腐、防尘、防蝇、防鼠、防虫、洗涤以及处理废水、存放垃圾和废弃物的设备或者设施；

（三）有专职或者兼职的食品安全专业技术人员、食品安全管理人员和保证食品安全的规章制度；

（四）具有合理的设备布局和工艺流程，防止待加工食品与直接入口食品、原料与成品交叉污染，避免食品接触有毒物、不洁物；

（五）餐具、饮具和盛放直接入口食品的容器，使用前应当洗净、消毒，炊具、用具用后应当洗净，保持清洁；

（六）贮存、运输和装卸食品的容器、工具和设备应当安全、无害，保持清洁，防止食品污染，并符合保证食品安全所需的温度、湿度等特殊要求，不得将食品与有毒、有害物品一同贮存、运输；

（七）直接入口的食品应当使用无毒、清洁的包装材料、餐具、饮具和容器；

（八）食品生产经营人员应当保持个人卫生，生产经营食品时，应当将手洗净，穿戴清洁的工作衣、帽等；销售无包装的直接入口食品时，应当使用无毒、清洁的容器、售货工具和设备；

（九）用水应当符合国家规定的生活饮用水卫生标准；

（十）使用的洗涤剂、消毒剂应当对人体安全、无害；

（十一）法律、法规规定的其他要求。

非食品生产经营者从事食品贮存、运输和装卸的，应当符合前款第六项的规定。

第三十四条 禁止生产经营下列食品、食品添加剂、食品相关产品：

（一）用非食品原料生产的食品或者添加食品添加剂以外的化学物质和其他可能危害人体健康物质的食品，或者用回收食品作为原料生产的食品；

（二）致病性微生物，农药残留、兽药残留、生物毒素、重金属等污染物质以及其他危害人体健康的物质含量超过食品安全标准限量的食品、食品添加剂、食品相关产品；

（三）用超过保质期的食品原料、食品添加剂生产的食品、食品添加剂；

（四）超范围、超限量使用食品添加剂的食品；

（五）营养成分不符合食品安全标准的专供婴幼儿和其他特定人群的主辅食品；

（六）腐败变质、油脂酸败、霉变生虫、污秽不洁、混有异物、掺假掺杂或者感官性状异常的食品、食品添加剂；

（七）病死、毒死或者死因不明的禽、畜、兽、水产动物肉类及其制品；

（八）未按规定进行检疫或者检疫不合格的肉类，或者未经检验或者检验不合格的肉类制品；

（九）被包装材料、容器、运输工具等污染的食品、食品添加剂；

（十）标注虚假生产日期、保质期或者超过保质期的食品、食品添加剂；

（十一）无标签的预包装食品、食品添加剂；

（十二）国家为防病等特殊需要明令禁止生产经营的食品；

（十三）其他不符合法律、法规或者食品安全标准的食品、食品添加剂、食品相关产品。

第三十五条 国家对食品生产经营实行许可制度。从事食品生产、食品销售、餐饮服务，应当依法取得许可。但是，销售食用农产品和仅销售预包装食品的，不需要取得许可。仅销售预包装食品的，应当报所在地县级以上地方人民政府食品安全监督管理部门备案。

县级以上地方人民政府食品安全监督管理部门应当依照《中华人民共和国行政许可法》的规定，审核申请人提交的本法第三十三条第一款第一项至第四项规定要求的相关资料，必要时对申请人的生产经营场所进行现场核查；对符合规定条件的，准予许可；对不符合规定条件的，不予许可并书面说明理由。

第三十六条 食品生产加工小作坊和食品摊贩等从事食品生产经营活动，应当符合本法规定的与其生产经营规模、条件相适应的食品安全要求，保证所生产经营的食品卫生、无毒、无害，食品安全监督管理部门应当对其加强监督管理。

县级以上地方人民政府应当对食品生产加工小作坊、食品摊贩等进行综合治理，加强服务和统一规划，改善其生产经营环境，鼓励和支持其改进生产经营条件，进入集中交易市场、店铺等固定场所经营，或者在指定的临时经营区域、时段经营。

食品生产加工小作坊和食品摊贩等的具体管理办法由省、自治区、直辖市制定。

第三十七条　利用新的食品原料生产食品，或者生产食品添加剂新品种、食品相关产品新品种，应当向国务院卫生行政部门提交相关产品的安全性评估材料。国务院卫生行政部门应当自收到申请之日起六十日内组织审查；对符合食品安全要求的，准予许可并公布；对不符合食品安全要求的，不予许可并书面说明理由。

第三十八条　生产经营的食品中不得添加药品，但是可以添加按照传统既是食品又是中药材的物质。按照传统既是食品又是中药材的物质目录由国务院卫生行政部门会同国务院食品安全监督管理部门制定、公布。

第三十九条　国家对食品添加剂生产实行许可制度。从事食品添加剂生产，应当具有与所生产食品添加剂品种相适应的场所、生产设备或者设施、专业技术人员和管理制度，并依照本法第三十五条第二款规定的程序，取得食品添加剂生产许可。

生产食品添加剂应当符合法律、法规和食品安全国家标准。

第四十条　食品添加剂应当在技术上确有必要且经过风险评估证明安全可靠，方可列入允许使用的范围；有关食品安全国家标准应当根据技术必要性和食品安全风险评估结果及时修订。

食品生产经营者应当按照食品安全国家标准使用食品添加剂。

第四十一条　生产食品相关产品应当符合法律、法规和食品安全国家标准。对直接接触食品的包装材料等具有较高风险的食品相关产品，按照国家有关工业产品生产许可证管理的规定实施生产许可。食品安全监督管理部门应当加强对食品相关产品生产活动的监督管理。

第四十二条　国家建立食品安全全程追溯制度。

食品生产经营者应当依照本法的规定，建立食品安全追溯体系，保证食品可追溯。国家鼓励食品生产经营者采用信息化手段采集、留存生产经营信息，建立食品安全追溯体系。

国务院食品安全监督管理部门会同国务院农业行政等有关部门建立食品安全全程追溯协作机制。

第四十三条　地方各级人民政府应当采取措施鼓励食品规模化生产和连锁经营、配送。

国家鼓励食品生产经营企业参加食品安全责任保险。

第二节　生产经营过程控制

第四十四条　食品生产经营企业应当建立健全食品安全管理制度，对职工进行食品安全知识培训，加强食品检验工作，依法从事生产经营活动。

食品生产经营企业的主要负责人应当落实企业食品安全管理制度，对本企业的食品安全工作全面负责。

食品生产经营企业应当配备食品安全管理人员，加强对其培训和考核。经考核不具备食品安全管理能力的，不得上岗。食品安全监督管理部门应当对企业食品安全管理人员随机进行监督抽查考核并公布考核情况。监督抽查考核不得收取费用。

第四十五条　食品生产经营者应当建立并执行从业人员健康管理制度。患有国务院卫生行政部门规定的有碍食品安全疾病的人员，不得从事接触直接入口食品的工作。

从事接触直接入口食品工作的食品生产经营人员应当每年进行健康检查，取得健康证明后方可上岗工作。

第四十六条　食品生产企业应当就下列事项制定并实施控制要求，保证所生产的食品符合食品安全标准：

（一）原料采购、原料验收、投料等原料控制；

（二）生产工序、设备、贮存、包装等生产关键环节控制；

（三）原料检验、半成品检验、成品出厂检验等检验控制；

（四）运输和交付控制。

第四十七条　食品生产经营者应当建立食品安全自查制度，定期对食品安全状况进行检查评价。生产经营条件发生变化，不再符合食品安全要求的，食品生产经营者应当立即采取整改措施；有发生食品安全事故潜在风险的，应当立即停止食品生产经营活动，并向所在地县级人民政府食品安全监督管理部门报告。

第四十八条　国家鼓励食品生产经营企业符合良好生产规范要求，实施危害分析与关键控制点体系，提高食品安全管理水平。

对通过良好生产规范、危害分析与关键控制点体系认证的食品生产经营企业，认证机构应当依法实施跟踪调查；对不再符合认证要求的企业，应当依法撤销认证，及时向县级以上人民政府食品安全监督管理部门通报，并向社会公布。认证机构实施跟踪调查不得收取费用。

第四十九条　食用农产品生产者应当按照食品安全标准和国家有关规定使用农药、肥料、兽药、饲料和饲料添加剂等农业投入品，严格执行农业投入品使用安全间隔期或者休药期的规定，不得使用国家明令禁止的农业投入品。禁止将剧毒、高毒农药用于蔬菜、瓜果、茶叶和中草药材等国家规定的农作物。

食用农产品的生产企业和农民专业合作经济组织应当建立农业投入品使用记录制度。

县级以上人民政府农业行政部门应当加强对农业投入品使用的监督管理和指导，建立健全农业投入品安全使用制度。

第五十条　食品生产者采购食品原料、食品添加剂、食品相关产品，应当查验供货者的许可证和产品合格证明；对无法提供合格证明的食品原料，应当按照食品安全标准进行检验；不得采购或者使用不符合食品安全标准的食品原料、食品添加剂、食品相关产品。

食品生产企业应当建立食品原料、食品添加剂、食品相关产品进货查验记录制度，如实记录食品原料、食品添加剂、食品相关产品的名称、规格、数量、生产日期或者生产批号、保质期、进货日期以及供货者名称、地址、联系方式等内容，并保存相关凭证。记录和凭证保存期限不得少于产品保质期满后六个月；没有明确保质期的，保存期限不得少于二年。

第五十一条　食品生产企业应当建立食品出厂检验记录制度，查验出厂食品的检验合格证和安全状况，如实记录食品的名称、规格、数量、生产日期或者生产批号、保质期、检验合格证号、销售日期以及购货者名称、地址、联系方式等内容，并保存相关凭证。记录和凭证保存期限应当符合本法第五十条第二款的规定。

第五十二条　食品、食品添加剂、食品相关产品的生产者，应当按照食品安全标准对所生产的食品、食品添加剂、食品相关产品进行检验，检验合格后方可出厂或者销售。

第五十三条　食品经营者采购食品，应当查验供货者的许可证和食品出厂检验合格证或者其他合格证明（以下称合格证明文件）。

食品经营企业应当建立食品进货查验记录制度，如实记录食品的名称、规格、数量、生产日期或者生产批号、保质期、进货日期以及供货者名称、地址、联系方式等内容，并保存相关凭证。记录和凭证保存期限应当符合本法第五十条第二款的规定。

实行统一配送经营方式的食品经营企业，可以由企业总部统一查验供货者的许可证和食品合格证明文件，进行食品进货查验记录。

从事食品批发业务的经营企业应当建立食品销售记录制度，如实记录批发食品的名称、规格、数量、生产日期或者生产批号、保质期、销售日期以及购货者名称、地址、联系方式等内容，并保存相关凭证。记录和凭证保存期限应当符合本法第五十条第二款的规定。

第五十四条　食品经营者应当按照保证食品安全的要求贮存食品，定期检查库存食品，及时清理变质或者超过保质期的食品。

食品经营者贮存散装食品，应当在贮存位置标明食品的名称、生产日期或者生产批号、保质期、生产者名称及联系方式等内容。

第五十五条　餐饮服务提供者应当制定并实施原料控制要求，不得采购不符合食品安全标准的食品原料。倡导餐饮服务提供者公开加工过程，公示食品原料及其来源等信息。

餐饮服务提供者在加工过程中应当检查待加工的食品及原料，发现有本法第三十四条第六项规定情形的，不得加工或者使用。

第五十六条　餐饮服务提供者应当定期维护食品加工、贮存、陈列等设施、设备；定期清洗、校验保温设施及冷藏、冷冻设施。

餐饮服务提供者应当按照要求对餐具、饮具进行清洗消毒，不得使用未经清洗消毒的餐具、饮具；餐饮服务提供者委托清洗消毒餐具、饮具的，应当委托符合本法规定条件的餐具、饮具集中消毒服务单位。

第五十七条 学校、托幼机构、养老机构、建筑工地等集中用餐单位的食堂应当严格遵守法律、法规和食品安全标准；从供餐单位订餐的，应当从取得食品生产经营许可的企业订购，并按照要求对订购的食品进行查验。供餐单位应当严格遵守法律、法规和食品安全标准，当餐加工，确保食品安全。

学校、托幼机构、养老机构、建筑工地等集中用餐单位的主管部门应当加强对集中用餐单位的食品安全教育和日常管理，降低食品安全风险，及时消除食品安全隐患。

第五十八条 餐具、饮具集中消毒服务单位应当具备相应的作业场所、清洗消毒设备或者设施，用水和使用的洗涤剂、消毒剂应当符合相关食品安全国家标准和其他国家标准、卫生规范。

餐具、饮具集中消毒服务单位应当对消毒餐具、饮具进行逐批检验，检验合格后方可出厂，并应当随附消毒合格证明。消毒后的餐具、饮具应当在独立包装上标注单位名称、地址、联系方式、消毒日期以及使用期限等内容。

第五十九条 食品添加剂生产者应当建立食品添加剂出厂检验记录制度，查验出厂产品的检验合格证和安全状况，如实记录食品添加剂的名称、规格、数量、生产日期或者生产批号、保质期、检验合格证号、销售日期以及购货者名称、地址、联系方式等相关内容，并保存相关凭证。记录和凭证保存期限应当符合本法第五十条第二款的规定。

第六十条 食品添加剂经营者采购食品添加剂，应当依法查验供货者的许可证和产品合格证明文件，如实记录食品添加剂的名称、规格、数量、生产日期或者生产批号、保质期、进货日期以及供货者名称、地址、联系方式等内容，并保存相关凭证。记录和凭证保存期限应当符合本法第五十条第二款的规定。

第六十一条 集中交易市场的开办者、柜台出租者和展销会举办者，应当依法审查入场食品经营者的许可证，明确其食品安全管理责任，定期对其经营环境和条件进行检查，发现其有违反本法规定行为的，应当及时制止并立即报告所在地县级人民政府食品安全监督管理部门。

第六十二条 网络食品交易第三方平台提供者应当对入网食品经营者进行实名登记，明确其食品安全管理责任；依法应当取得许可证的，还应当审查其许可证。

网络食品交易第三方平台提供者发现入网食品经营者有违反本法规定行为的，应当及时制止并立即报告所在地县级人民政府食品安全监督管理部门；发现严重违法行为的，应当立即停止提供网络交易平台服务。

第六十三条 国家建立食品召回制度。食品生产者发现其生产的食品不符合食品安全标准或者有证据证明可能危害人体健康的，应当立即停止生产，召回已经上市销售的食品，通知相关生产经营者和消费者，并记录召回和通知情况。

食品经营者发现其经营的食品有前款规定情形的，应当立即停止经营，通知相关生产经营者和消费者，并记录停止经营和通知情况。食品生产者认为应当召回的，应当立即召回。由于食品经营者的原因造成其经营的食品有前款规定情形的，食品经营者应当召回。

食品生产经营者应当对召回的食品采取无害化处理、销毁等措施，防止其再次流入市场。但是，对因标签、标志或者说明书不符合食品安全标准而被召回的食品，食品生产者在采取补救措施且能保证食品安全的情况下可以继续销售；销售时应当向消费者明示补救措施。

食品生产经营者应当将食品召回和处理情况向所在地县级人民政府食品安全监督管理部门报告；需要对召回的食品进行无害化处理、销毁的，应当提前报告时间、地点。食品安全监督管理部门认为必要的，可以实施现场监督。

食品生产经营者未依照本条规定召回或者停止经营的，县级以上人民政府食品安全监督管理部门可以责令其召回或者停止经营。

第六十四条 食用农产品批发市场应当配备检验设备和检验人员或者委托符合本法规定的食品检验机构，对进入该批发市场销售的食用农产品进行抽样检验；发现不符合食品安全标准的，应当要求销售者立即停止销售，并向食品安全监督管理部门报告。

第六十五条 食用农产品销售者应当建立食用农产品进货查验记录制度，如实记录食用农产品的名称、数量、进货日期以及供货者名称、地址、联系方式等内容，并保存相关凭证。记录和凭证保存期限不得少于六个月。

第六十六条 进入市场销售的食用农产品在包装、保鲜、贮存、运输中使用保鲜剂、防腐剂等食品添加剂和包装材料等食品相关产品，应当符合食品安全国家标准。

第三节　标签、说明书和广告

第六十七条 预包装食品的包装上应当有标签。标签应当标明下列事项：

（一）名称、规格、净含量、生产日期；

（二）成分或者配料表；

（三）生产者的名称、地址、联系方式；

（四）保质期；

（五）产品标准代号；

（六）贮存条件；

（七）所使用的食品添加剂在国家标准中的通用名称；

（八）生产许可证编号；

（九）法律、法规或者食品安全标准规定应当标明的其他事项。

专供婴幼儿和其他特定人群的主辅食品，其标签还应当标明主要营养成分及其含量。

食品安全国家标准对标签标注事项另有规定的，从其规定。

第六十八条 食品经营者销售散装食品，应当在散装食品的容器、外包装上标明食品的名称、生产日期或者生产批号、保质期以及生产经营者名称、地址、联系方式等内容。

第六十九条 生产经营转基因食品应当按照规定显著标示。

第七十条 食品添加剂应当有标签、说明书和包装。标签、说明书应当载明本法第六十七条第一款第一项至第六项、第八项、第九项规定的事项，以及食品添加剂的使用范围、用量、使用方法，并在标签上载明"食品添加剂"字样。

第七十一条 食品和食品添加剂的标签、说明书，不得含有虚假内容，不得涉及疾病预防、治疗功能。生产经营者对其提供的标签、说明书的内容负责。

食品和食品添加剂的标签、说明书应当清楚、明显，生产日期、保质期等事项应当显著标注，容易辨识。

食品和食品添加剂与其标签、说明书的内容不符的，不得上市销售。

第七十二条 食品经营者应当按照食品标签标示的警示标志、警示说明或者注意事项的要求销售食品。

第七十三条 食品广告的内容应当真实合法，不得含有虚假内容，不得涉及疾病预防、治疗功能。食品生产经营者对食品广告内容的真实性、合法性负责。

县级以上人民政府食品安全监督管理部门和其他有关部门以及食品检验机构、食品行业协会不得以广告或者其他形式向消费者推荐食品。消费者组织不得以收取费用或者其他牟取利益的方式向消费者推荐食品。

第四节　特殊食品

第七十四条 国家对保健食品、特殊医学用途配方食品和婴幼儿配方食品等特殊食品实行严格监督管理。

第七十五条 保健食品声称保健功能，应当具有科学依据，不得对人体产生急性、亚急性或者慢性危害。

保健食品原料目录和允许保健食品声称的保健功能目录，由国务院食品安全监督管理部门会同国务院卫生行政部门、国家中医药管理部门制定、调整并公布。

保健食品原料目录应当包括原料名称、用量及其对应的功效；列入保健食品原料目录的原料只能用于保健食品生产，不得用于其他食品生产。

第七十六条　使用保健食品原料目录以外原料的保健食品和首次进口的保健食品应当经国务院食品安全监督管理部门注册。但是，首次进口的保健食品中属于补充维生素、矿物质等营养物质的，应当报国务院食品安全监督管理部门备案。其他保健食品应当报省、自治区、直辖市人民政府食品安全监督管理部门备案。

进口的保健食品应当是出口国（地区）主管部门准许上市销售的产品。

第七十七条　依法应当注册的保健食品，注册时应当提交保健食品的研发报告、产品配方、生产工艺、安全性和保健功能评价、标签、说明书等材料及样品，并提供相关证明文件。国务院食品安全监督管理部门经组织技术审评，对符合安全和功能声称要求的，准予注册；对不符合要求的，不予注册并书面说明理由。对使用保健食品原料目录以外原料的保健食品作出准予注册决定的，应当及时将该原料纳入保健食品原料目录。

依法应当备案的保健食品，备案时应当提交产品配方、生产工艺、标签、说明书以及表明产品安全性和保健功能的材料。

第七十八条　保健食品的标签、说明书不得涉及疾病预防、治疗功能，内容应当真实，与注册或者备案的内容相一致，载明适宜人群、不适宜人群、功效成分或者标志性成分及其含量等，并声明"本品不能代替药物"。保健食品的功能和成分应当与标签、说明书相一致。

第七十九条　保健食品广告除应当符合本法第七十三条第一款的规定外，还应当声明"本品不能代替药物"；其内容应当经生产企业所在地省、自治区、直辖市人民政府食品安全监督管理部门审查批准，取得保健食品广告批准文件。省、自治区、直辖市人民政府食品安全监督管理部门应当公布并及时更新已经批准的保健食品广告目录以及批准的广告内容。

第八十条　特殊医学用途配方食品应当经国务院食品安全监督管理部门注册。注册时，应当提交产品配方、生产工艺、标签、说明书以及表明产品安全性、营养充足性和特殊医学用途临床效果的材料。

特殊医学用途配方食品广告适用《中华人民共和国广告法》和其他法律、行政法规关于药品广告管理的规定。

第八十一条　婴幼儿配方食品生产企业应当实施从原料进厂到成品出厂的全过程质量控制，对出厂的婴幼儿配方食品实施逐批检验，保证食品安全。

生产婴幼儿配方食品使用的生鲜乳、辅料等食品原料、食品添加剂等，应当符合法律、行政法规的规定和食品安全国家标准，保证婴幼儿生长发育所需的营养成分。

婴幼儿配方食品生产企业应当将食品原料、食品添加剂、产品配方及标签等事项向省、自治区、直辖市人民政府食品安全监督管理部门备案。

婴幼儿配方乳粉的产品配方应当经国务院食品安全监督管理部门注册。注册时，应当提交配方研发报告和其他表明配方科学性、安全性的材料。

不得以分装方式生产婴幼儿配方乳粉，同一企业不得用同一配方生产不同品牌的婴幼儿配方乳粉。

第八十二条　保健食品、特殊医学用途配方食品、婴幼儿配方乳粉的注册人或者备案人应当对其提交材料的真实性负责。

省级以上人民政府食品安全监督管理部门应当及时公布注册或者备案的保健食品、特殊医学用途配方食品、婴幼儿配方乳粉目录，并对注册或者备案中获知的企业商业秘密予以保密。

保健食品、特殊医学用途配方食品、婴幼儿配方乳粉生产企业应当按照注册或者备案的产品配方、生产工艺等技术要求组织生产。

第八十三条　生产保健食品，特殊医学用途配方食品、婴幼儿配方食品和其他专供特定人群的主辅食品的企业，应当按照良好生产规范的要求建立与所生产食品相适应的生产质量管理体系，定期对该体系的运行情况进行自查，保证其有效运行，并向所在地县级人民政府食品安全监督管理部门提交自查报告。

第五章　食品检验

第八十四条　食品检验机构按照国家有关认证认可的规定取得资质认定后，方可从事食品检验活动。但是，法律另有规定的除外。

食品检验机构的资质认定条件和检验规范，由国务院食品安全监督管理部门规定。

符合本法规定的食品检验机构出具的检验报告具有同等效力。

县级以上人民政府应当整合食品检验资源，实现资源共享。

第八十五条 食品检验由食品检验机构指定的检验人独立进行。

检验人应当依照有关法律、法规的规定，并按照食品安全标准和检验规范对食品进行检验，尊重科学，恪守职业道德，保证出具的检验数据和结论客观、公正，不得出具虚假检验报告。

第八十六条 食品检验实行食品检验机构与检验人负责制。食品检验报告应当加盖食品检验机构公章，并有检验人的签名或者盖章。食品检验机构和检验人对出具的食品检验报告负责。

第八十七条 县级以上人民政府食品安全监督管理部门应当对食品进行定期或者不定期的抽样检验，并依据有关规定公布检验结果，不得免检。进行抽样检验，应当购买抽取的样品，委托符合本法规定的食品检验机构进行检验，并支付相关费用；不得向食品生产经营者收取检验费和其他费用。

第八十八条 对依照本法规定实施的检验结论有异议的，食品生产经营者可以自收到检验结论之日起七个工作日内向实施抽样检验的食品安全监督管理部门或者其上一级食品安全监督管理部门提出复检申请，由受理复检申请的食品安全监督管理部门在公布的复检机构名录中随机确定复检机构进行复检。复检机构出具的复检结论为最终检验结论。复检机构与初检机构不得为同一机构。复检机构名录由国务院认证认可监督管理、食品安全监督管理、卫生行政、农业行政等部门共同公布。

采用国家规定的快速检测方法对食用农产品进行抽查检测，被抽查人对检测结果有异议的，可以自收到检测结果时起四小时内申请复检。复检不得采用快速检测方法。

第八十九条 食品生产企业可以自行对所生产的食品进行检验，也可以委托符合本法规定的食品检验机构进行检验。

食品行业协会和消费者协会等组织、消费者需要委托食品检验机构对食品进行检验的，应当委托符合本法规定的食品检验机构进行。

第九十条 食品添加剂的检验，适用本法有关食品检验的规定。

第六章 食品进出口

第九十一条 国家出入境检验检疫部门对进出口食品安全实施监督管理。

第九十二条 进口的食品、食品添加剂、食品相关产品应当符合我国食品安全国家标准。

进口的食品、食品添加剂应当经出入境检验检疫机构依照进出口商品检验相关法律、行政法规的规定检验合格。

进口的食品、食品添加剂应当按照国家出入境检验检疫部门的要求随附合格证明材料。

第九十三条 进口尚无食品安全国家标准的食品，由境外出口商、境外生产企业或者其委托的进口商向国务院卫生行政部门提交所执行的相关国家（地区）标准或者国际标准。国务院卫生行政部门对相关标准进行审查，认为符合食品安全要求的，决定暂予适用，并及时制定相应的食品安全国家标准。进口利用新的食品原料生产的食品或者进口食品添加剂新品种、食品相关产品新品种，依照本法第三十七条的规定办理。

出入境检验检疫机构按照国务院卫生行政部门的要求，对前款规定的食品、食品添加剂、食品相关产品进行检验。检验结果应当公开。

第九十四条 境外出口商、境外生产企业应当保证向我国出口的食品、食品添加剂、食品相关产品符合本法以及我国其他有关法律、行政法规的规定和食品安全国家标准的要求，并对标签、说明书的内容负责。

进口商应当建立境外出口商、境外生产企业审核制度，重点审核前款规定的内容；审核不合格的，不得进口。

发现进口食品不符合我国食品安全国家标准或者有证据证明可能危害人体健康的，进口商应当立即停止进口，并依照本法第六十三条的规定召回。

第九十五条 境外发生的食品安全事件可能对我国境内造成影响，或者在进口食品、食品添加剂、食品相关产品中发现严重食品安全问题的，国家出入境检验检疫部门应当及时采取风险预警或者控制措施，并向国务院食品安全监督管理、卫生行政、农业行政部门通报。接到通报的部门应当及时采取相应措施。

县级以上人民政府食品安全监督管理部门对国内市场上销售的进口食品、食品添加剂实施监督管理。发现存在严重食品安全问题的，国务院食品安全监督管理部门应当及时向国家出入境检验检疫部门通报。国家出入境检验检疫部门应当及时采取相应措施。

第九十六条 向我国境内出口食品的境外出口商或者代理商、进口食品的进口商应当向国家出入境检验检疫部门备案。向我国境内出口食品的境外食品生产企业应当经国家出入境检验检疫部门注册。已经注册的境外食品生产企业提供虚假材料，或者因其自身的原因致使进口食品发生重大食品安全事故的，国家出入境检验检疫部门应当撤销注册并公告。

国家出入境检验检疫部门应当定期公布已经备案的境外出口商、代理商、进口商和已经注册的境外食品生产企业名单。

第九十七条 进口的预包装食品、食品添加剂应当有中文标签；依法应当有说明书的，还应当有中文说明书。标签、说明书应当符合本法以及我国其他有关法律、行政法规的规定和食品安全国家标准的要求，并载明食品的原产地以及境内代理商的名称、地址、联系方式。预包装食品没有中文标签、中文说明书或者标签、说明书不符合本条规定的，不得进口。

第九十八条 进口商应当建立食品、食品添加剂进口和销售记录制度，如实记录食品、食品添加剂的名称、规格、数量、生产日期、生产或者进口批号、保质期、境外出口商和购货者名称、地址及联系方式、交货日期等内容，并保存相关凭证。记录和凭证保存期限应当符合本法第五十条第二款的规定。

第九十九条 出口食品生产企业应当保证其出口食品符合进口国（地区）的标准或者合同要求。

出口食品生产企业和出口食品原料种植、养殖场应当向国家出入境检验检疫部门备案。

第一百条 国家出入境检验检疫部门应当收集、汇总下列进出口食品安全信息，并及时通报相关部门、机构和企业：

（一）出入境检验检疫机构对进出口食品实施检验检疫发现的食品安全信息；

（二）食品行业协会和消费者协会等组织、消费者反映的进口食品安全信息；

（三）国际组织、境外政府机构发布的风险预警信息及其他食品安全信息，以及境外食品行业协会等组织、消费者反映的食品安全信息；

（四）其他食品安全信息。

国家出入境检验检疫部门应当对进出口食品的进口商、出口商和出口食品生产企业实施信用管理，建立信用记录，并依法向社会公布。对有不良记录的进口商、出口商和出口食品生产企业，应当加强对其进出口食品的检验检疫。

第一百零一条 国家出入境检验检疫部门可以对向我国境内出口食品的国家（地区）的食品安全管理体系和食品安全状况进行评估和审查，并根据评估和审查结果，确定相应检验检疫要求。

第七章 食品安全事故处置

第一百零二条 国务院组织制定国家食品安全事故应急预案。

县级以上地方人民政府应当根据有关法律、法规的规定和上级人民政府的食品安全事故应急预案以及本行政区域的实际情况，制定本行政区域的食品安全事故应急预案，并报上一级人民政府备案。

食品安全事故应急预案应当对食品安全事故分级、事故处置组织指挥体系与职责、预防预警机制、处置程序、应急保障措施等作出规定。

食品生产经营企业应当制定食品安全事故处置方案，定期检查本企业各项食品安全防范措施的落实情况，及时消除事故隐患。

第一百零三条 发生食品安全事故的单位应当立即采取措施，防止事故扩大。事故单位和接收病人进行治疗的单位应当及时向事故发生地县级人民政府食品安全监督管理、卫生行政部门报告。

县级以上人民政府农业行政等部门在日常监督管理中发现食品安全事故或者接到事故举报，应当立即向同级食品安全监督管理部门通报。

发生食品安全事故，接到报告的县级人民政府食品安全监督管理部门应当按照应急预案的规定向本级人民政府和上级人民政府食品安全监督管理部门报告。县级人民政府和上级人民政府食品安全监督管理部门应当按照应急预案的规定上报。

任何单位和个人不得对食品安全事故隐瞒、谎报、缓报，不得隐匿、伪造、毁灭有关证据。

第一百零四条 医疗机构发现其接收的病人属于食源性疾病病人或者疑似病人的，应当按照规定及时将相关信息向所在地县级人民政府卫生行政部门报告。县级人民政府卫生行政部门认为与食品安全有关的，应当及时通报同级食品安全监督管理部门。

县级以上人民政府卫生行政部门在调查处理传染病或者其他突发公共卫生事件中发现与食品安全相关的信息，应当及时通报同级食品安全监督管理部门。

第一百零五条 县级以上人民政府食品安全监督管理部门接到食品安全事故的报告后，应当立即会同同级卫生行政、农业行政等部门进行调查处理，并采取下列措施，防止或者减轻社会危害：

（一）开展应急救援工作，组织救治因食品安全事故导致人身伤害的人员；

（二）封存可能导致食品安全事故的食品及其原料，并立即进行检验；对确认属于被污染的食品及其原料，责令食品生产经营者依照本法第六十三条的规定召回或者停止经营；

（三）封存被污染的食品相关产品，并责令进行清洗消毒；

（四）做好信息发布工作，依法对食品安全事故及其处理情况进行发布，并对可能产生的危害加以解释、说明。

发生食品安全事故需要启动应急预案的，县级以上人民政府应当立即成立事故处置指挥机构，启动应急预案，依照前款和应急预案的规定进行处置。

发生食品安全事故，县级以上疾病预防控制机构应当对事故现场进行卫生处理，并对与事故有关的因素开展流行病学调查，有关部门应当予以协助。县级以上疾病预防控制机构应当向同级食品安全监督管理、卫生行政部门提交流行病学调查报告。

第一百零六条 发生食品安全事故，设区的市级以上人民政府食品安全监督管理部门应当立即会同有关部门进行事故责任调查，督促有关部门履行职责，向本级人民政府和上一级人民政府食品安全监督管理部门提出事故责任调查处理报告。

涉及两个以上省、自治区、直辖市的重大食品安全事故由国务院食品安全监督管理部门依照前款规定组织事故责任调查。

第一百零七条 调查食品安全事故，应当坚持实事求是、尊重科学的原则，及时、准确查清事故性质和原因，认定事故责任，提出整改措施。

调查食品安全事故，除了查明事故单位的责任，还应当查明有关监督管理部门、食品检验机构、认证机构及其工作人员的责任。

第一百零八条 食品安全事故调查部门有权向有关单位和个人了解与事故有关的情况，并要求提供相关资料和样品。有关单位和个人应当予以配合，按照要求提供相关资料和样品，不得拒绝。

任何单位和个人不得阻挠、干涉食品安全事故的调查处理。

第八章 监督管理

第一百零九条 县级以上人民政府食品安全监督管理部门根据食品安全风险监测、风险评估结果和食品安全状况等，确定监督管理的重点、方式和频次，实施风险分级管理。

县级以上地方人民政府组织本级食品安全监督管理、农业行政等部门制定本行政区域的食品安全年度监督管理计划，向社会公布并组织实施。

食品安全年度监督管理计划应当将下列事项作为监督管理的重点：

（一）专供婴幼儿和其他特定人群的主辅食品；

（二）保健食品生产过程中的添加行为和按照注册或者备案的技术要求组织生产的情况，保健食品标签、说明书以及宣传材料中有关功能宣传的情况；

（三）发生食品安全事故风险较高的食品生产经营者；

（四）食品安全风险监测结果表明可能存在食品安全隐患的事项。

第一百一十条　县级以上人民政府食品安全监督管理部门履行食品安全监督管理职责，有权采取下列措施，对生产经营者遵守本法的情况进行监督检查：

（一）进入生产经营场所实施现场检查；

（二）对生产经营的食品、食品添加剂、食品相关产品进行抽样检验；

（三）查阅、复制有关合同、票据、账簿以及其他有关资料；

（四）查封、扣押有证据证明不符合食品安全标准或者有证据证明存在安全隐患以及用于违法生产经营的食品、食品添加剂、食品相关产品；

（五）查封违法从事生产经营活动的场所。

第一百一十一条　对食品安全风险评估结果证明食品存在安全隐患，需要制定、修订食品安全标准的，在制定、修订食品安全标准前，国务院卫生行政部门应当及时会同国务院有关部门规定食品中有害物质的临时限量值和临时检验方法，作为生产经营和监督管理的依据。

第一百一十二条　县级以上人民政府食品安全监督管理部门在食品安全监督管理工作中可以采用国家规定的快速检测方法对食品进行抽查检测。

对抽查检测结果表明可能不符合食品安全标准的食品，应当依照本法第八十七条的规定进行检验。抽查检测结果确定有关食品不符合食品安全标准的，可以作为行政处罚的依据。

第一百一十三条　县级以上人民政府食品安全监督管理部门应当建立食品生产经营者食品安全信用档案，记录许可颁发、日常监督检查结果、违法行为查处等情况，依法向社会公布并实时更新；对有不良信用记录的食品生产经营者增加监督检查频次，对违法行为情节严重的食品生产经营者，可以通报投资主管部门、证券监督管理机构和有关的金融机构。

第一百一十四条　食品生产经营过程中存在食品安全隐患，未及时采取措施消除的，县级以上人民政府食品安全监督管理部门可以对食品生产经营者的法定代表人或者主要负责人进行责任约谈。食品生产经营者应当立即采取措施，进行整改，消除隐患。责任约谈情况和整改情况应当纳入食品生产经营者食品安全信用档案。

第一百一十五条　县级以上人民政府食品安全监督管理等部门应当公布本部门的电子邮件地址或者电话，接受咨询、投诉、举报。接到咨询、投诉、举报，对属于本部门职责的，应当受理并在法定期限内及时答复、核实、处理；对不属于本部门职责的，应当移交有权处理的部门并书面通知咨询、投诉、举报人。有权处理的部门应当在法定期限内及时处理，不得推诿。对查证属实的举报，给予举报人奖励。

有关部门应当对举报人的信息予以保密，保护举报人的合法权益。举报人举报所在企业的，该企业不得以解除、变更劳动合同或者其他方式对举报人进行打击报复。

第一百一十六条　县级以上人民政府食品安全监督管理等部门应当加强对执法人员食品安全法律、法规、标准和专业知识与执法能力等的培训，并组织考核。不具备相应知识和能力的，不得从事食品安全执法工作。

食品生产经营者、食品行业协会、消费者协会等发现食品安全执法人员在执法过程中有违反法律、法规规定的行为以及不规范执法行为的，可以向本级或者上级人民政府食品安全监督管理等部门或者监察机关投诉、举报。接到投诉、举报的部门或者机关应当进行核实，并将经核实的情况向食品安全执法人员所在部门通报；涉嫌违法违纪的，按照本法和有关规定处理。

第一百一十七条　县级以上人民政府食品安全监督管理等部门未及时发现食品安全系统性风险，未及时消除监督管理区域内的食品安全隐患的，本级人民政府可以对其主要负责人进行责任约谈。

地方人民政府未履行食品安全职责，未及时消除区域性重大食品安全隐患的，上级人民政府可以对其主要负责人进行责任约谈。

被约谈的食品安全监督管理等部门、地方人民政府应当立即采取措施，对食品安全监督管理工作进行整改。

责任约谈情况和整改情况应当纳入地方人民政府和有关部门食品安全监督管理工作评议、考核记录。

第一百一十八条　国家建立统一的食品安全信息平台，实行食品安全信息统一公布制度。国家食品安全总体情况、食品安全风险警示信息、重大食品安全事故及其调查处理信息和国务院确定需要统一公布的其他信息由国务院食品安全监督管理部门统一公布。食品安全风险警示信息和重大食品安全事故及其调查处理信息的影响限于特定区域的，也可以由有关省、自治区、直辖市人民政府食品安全监督管理部门公布。未经授权不得发布上述信息。

县级以上人民政府食品安全监督管理、农业行政部门依据各自职责公布食品安全日常监督管理信息。

公布食品安全信息，应当做到准确、及时，并进行必要的解释说明，避免误导消费者和社会舆论。

第一百一十九条　县级以上地方人民政府食品安全监督管理、卫生行政、农业行政部门获知本法规定需要统一公布的信息，应当向上级主管部门报告，由上级主管部门立即报告国务院食品安全监督管理部门；必要时，可以直接向国务院食品安全监督管理部门报告。

县级以上人民政府食品安全监督管理、卫生行政、农业行政部门应当相互通报获知的食品安全信息。

第一百二十条　任何单位和个人不得编造、散布虚假食品安全信息。

县级以上人民政府食品安全监督管理部门发现可能误导消费者和社会舆论的食品安全信息，应当立即组织有关部门、专业机构、相关食品生产经营者等进行核实、分析，并及时公布结果。

第一百二十一条　县级以上人民政府食品安全监督管理等部门发现涉嫌食品安全犯罪的，应当按照有关规定及时将案件移送公安机关。对移送的案件，公安机关应当及时审查；认为有犯罪事实需要追究刑事责任的，应当立案侦查。

公安机关在食品安全犯罪案件侦查过程中认为没有犯罪事实，或者犯罪事实显著轻微，不需要追究刑事责任，但依法应当追究行政责任的，应当及时将案件移送食品安全监督管理等部门和监察机关，有关部门应当依法处理。

公安机关商请食品安全监督管理、生态环境等部门提供检验结论、认定意见以及对涉案物品进行无害化处理等协助的，有关部门应当及时提供，予以协助。

第九章　法律责任

第一百二十二条　违反本法规定，未取得食品生产经营许可从事食品生产经营活动，或者未取得食品添加剂生产许可从事食品添加剂生产活动的，由县级以上人民政府食品安全监督管理部门没收违法所得和违法生产经营的食品、食品添加剂以及用于违法生产经营的工具、设备、原料等物品；违法生产经营的食品、食品添加剂货值金额不足一万元的，并处五万元以上十万元以下罚款；货值金额一万元以上的，并处货值金额十倍以上二十倍以下罚款。

明知从事前款规定的违法行为，仍为其提供生产经营场所或者其他条件的，由县级以上人民政府食品安全监督管理部门责令停止违法行为，没收违法所得，并处五万元以上十万元以下罚款；使消费者的合法权益受到损害的，应当与食品、食品添加剂生产经营者承担连带责任。

第一百二十三条　违反本法规定，有下列情形之一，尚不构成犯罪的，由县级以上人民政府食品安全监督管理部门没收违法所得和违法生产经营的食品，并可以没收用于违法生产经营的工具、设备、原料等物品；违法生产经营的食品货值金额不足一万元的，并处十万元以上十五万元以下罚款；货值金额一万元以上的，并处货值金额十五倍以上三十倍以下罚款；情节严重的，吊销许可证，并可以由公安机关对其直接负责的主管人员和其他直接责任人员处五日以上十五日以下拘留：

（一）用非食品原料生产食品、在食品中添加食品添加剂以外的化学物质和其他可能危害人体健康的物质，或者用回收食品作为原料生产食品，或者经营上述食品；

（二）生产经营营养成分不符合食品安全标准的专供婴幼儿和其他特定人群的主辅食品；

（三）经营病死、毒死或者死因不明的禽、畜、兽、水产动物肉类，或者生产经营其制品；

（四）经营未按规定进行检疫或者检疫不合格的肉类，或者生产经营未经检验或者检验不合格的肉类制品；

（五）生产经营国家为防病等特殊需要明令禁止生产经营的食品；

（六）生产经营添加药品的食品。

明知从事前款规定的违法行为，仍为其提供生产经营场所或者其他条件的，由县级以上人民政府食品安全监督管理部门责令停止违法行为，没收违法所得，并处十万元以上二十万元以下罚款；使消费者的合法权益受到损害的，应当与食品生产经营者承担连带责任。

违法使用剧毒、高毒农药的，除依照有关法律、法规规定给予处罚外，可以由公安机关依照第一款规定给予拘留。

第一百二十四条 违反本法规定，有下列情形之一，尚不构成犯罪的，由县级以上人民政府食品安全监督管理部门没收违法所得和违法生产经营的食品、食品添加剂，并可以没收用于违法生产经营的工具、设备、原料等物品；违法生产经营的食品、食品添加剂货值金额不足一万元的，并处五万元以上十万元以下罚款；货值金额一万元以上的，并处货值金额十倍以上二十倍以下罚款；情节严重的，吊销许可证：

（一）生产经营致病性微生物，农药残留、兽药残留、生物毒素、重金属等污染物质以及其他危害人体健康的物质含量超过食品安全标准限量的食品、食品添加剂；

（二）用超过保质期的食品原料、食品添加剂生产食品、食品添加剂，或者经营上述食品、食品添加剂；

（三）生产经营超范围、超限量使用食品添加剂的食品；

（四）生产经营腐败变质、油脂酸败、霉变生虫、污秽不洁、混有异物、掺假掺杂或者感官性状异常的食品、食品添加剂；

（五）生产经营标注虚假生产日期、保质期或者超过保质期的食品、食品添加剂；

（六）生产经营未按规定注册的保健食品、特殊医学用途配方食品、婴幼儿配方乳粉，或者未按注册的产品配方、生产工艺等技术要求组织生产；

（七）以分装方式生产婴幼儿配方乳粉，或者同一企业以同一配方生产不同品牌的婴幼儿配方乳粉；

（八）利用新的食品原料生产食品，或者生产食品添加剂新品种，未通过安全性评估；

（九）食品生产经营者在食品安全监督管理部门责令其召回或者停止经营后，仍拒不召回或者停止经营。

除前款和本法第一百二十三条、第一百二十五条规定的情形外，生产经营不符合法律、法规或者食品安全标准的食品、食品添加剂的，依照前款规定给予处罚。

生产食品相关产品新品种，未通过安全性评估，或者生产不符合食品安全标准的食品相关产品的，由县级以上人民政府食品安全监督管理部门依照第一款规定给予处罚。

第一百二十五条 违反本法规定，有下列情形之一的，由县级以上人民政府食品安全监督管理部门没收违法所得和违法生产经营的食品、食品添加剂，并可以没收用于违法生产经营的工具、设备、原料等物品；违法生产经营的食品、食品添加剂货值金额不足一万元的，并处五千元以上五万元以下罚款；货值金额一万元以上的，并处货值金额五倍以上十倍以下罚款；情节严重的，责令停产停业，直至吊销许可证：

（一）生产经营被包装材料、容器、运输工具等污染的食品、食品添加剂；

（二）生产经营无标签的预包装食品、食品添加剂或者标签、说明书不符合本法规定的食品、食品添加剂；

（三）生产经营转基因食品未按规定进行标示；

（四）食品生产经营者采购或者使用不符合食品安全标准的食品原料、食品添加剂、食品相关产品。

生产经营的食品、食品添加剂的标签、说明书存在瑕疵但不影响食品安全且不会对消费者造成误导的，由县级以上人民政府食品安全监督管理部门责令改正；拒不改正的，处二千元以下罚款。

第一百二十六条 违反本法规定，有下列情形之一的，由县级以上人民政府食品安全监督管理部门责令改正，给予警告；拒不改正的，处五千元以上五万元以下罚款；情节严重的，责令停产停业，直至吊销许可证：

（一）食品、食品添加剂生产者未按规定对采购的食品原料和生产的食品、食品添加剂进行检验；

（二）食品生产经营企业未按规定建立食品安全管理制度，或者未按规定配备或者培训、考核食品安全管理人员；

（三）食品、食品添加剂生产经营者进货时未查验许可证和相关证明文件，或者未按规定建立并遵守进货查验记录、出厂检验记录和销售记录制度；

（四）食品生产经营企业未制定食品安全事故处置方案；

（五）餐具、饮具和盛放直接入口食品的容器，使用前未经洗净、消毒或者清洗消毒不合格，或者餐饮服务设施、设备未按规定定期维护、清洗、校验；

（六）食品生产经营者安排未取得健康证明或者患有国务院卫生行政部门规定的有碍食品安全疾病的人员从事接触直接入口食品的工作；

（七）食品经营者未按规定要求销售食品；

（八）保健食品生产企业未按规定向食品安全监督管理部门备案，或者未按备案的产品配方、生产工艺等技术要求组织生产；

（九）婴幼儿配方食品生产企业未将食品原料、食品添加剂、产品配方、标签等向食品安全监督管理部门备案；

（十）特殊食品生产企业未按规定建立生产质量管理体系并有效运行，或者未定期提交自查报告；

（十一）食品生产经营者未定期对食品安全状况进行检查评价，或者生产经营条件发生变化，未按规定处理；

（十二）学校、托幼机构、养老机构、建筑工地等集中用餐单位未按规定履行食品安全管理责任；

（十三）食品生产企业、餐饮服务提供者未按规定制定、实施生产经营过程控制要求。

餐具、饮具集中消毒服务单位违反本法规定用水，使用洗涤剂、消毒剂，或者出厂的餐具、饮具未按规定检验合格并随附消毒合格证明，或者未按规定在独立包装上标注相关内容的，由县级以上人民政府卫生行政部门依照前款规定给予处罚。

食品相关产品生产者未按规定对生产的食品相关产品进行检验的，由县级以上人民政府食品安全监督管理部门依照第一款规定给予处罚。

食用农产品销售者违反本法第六十五条规定的，由县级以上人民政府食品安全监督管理部门依照第一款规定给予处罚。

第一百二十七条 对食品生产加工小作坊、食品摊贩等的违法行为的处罚，依照省、自治区、直辖市制定的具体管理办法执行。

第一百二十八条 违反本法规定，事故单位在发生食品安全事故后未进行处置、报告的，由有关主管部门按照各自职责责令改正，给予警告；隐匿、伪造、毁灭有关证据的，责令停产停业，没收违法所得，并处十万元以上五十万元以下罚款；造成严重后果的，吊销许可证。

第一百二十九条 违反本法规定，有下列情形之一的，由出入境检验检疫机构依照本法第一百二十四条的规定给予处罚：

（一）提供虚假材料，进口不符合我国食品安全国家标准的食品、食品添加剂、食品相关产品；

（二）进口尚无食品安全国家标准的食品，未提交所执行的标准并经国务院卫生行政部门审查，或者进口利用新的食品原料生产的食品或者进口食品添加剂新品种、食品相关产品新品种，未通过安全性评估；

（三）未遵守本法的规定出口食品；

（四）进口商在有关主管部门责令其依照本法规定召回进口的食品后，仍拒不召回。

违反本法规定，进口商未建立并遵守食品、食品添加剂进口和销售记录制度、境外出口商或者生产企业审核制度的，由出入境检验检疫机构依照本法第一百二十六条的规定给予处罚。

第一百三十条 违反本法规定，集中交易市场的开办者、柜台出租者、展销会的举办者允许未依法取得许可的食品经营者进入市场销售食品，或者未履行检查、报告等义务的，由县级以上人民政府食品安全监督管理部门责令改正，没收违法所得，并处五万元以上二十万元以下罚款；造成严重后果的，责令停业，直至由原发证部门吊销许可证；使消费者的合法权益受到损害的，应当与食品经营者承担连带责任。

食用农产品批发市场违反本法第六十四条规定的，依照前款规定承担责任。

第一百三十一条 违反本法规定，网络食品交易第三方平台提供者未对入网食品经营者进行实名登记、审查许可证，或者未履行报告、停止提供网络交易平台服务等义务的，由县级以上人民政府食品安全监督管理部门责令改正，没收违法所得，并处五万元以上二十万元以下罚款；造成严重后果的，责令停业，直至由原发证部门吊销许可证；使消费者的合法权益受到损害的，应当与食品经营者承担连带责任。

消费者通过网络食品交易第三方平台购买食品，其合法权益受到损害的，可以向入网食品经营者或者食品生产者要求赔偿。网络食品交易第三方平台提供者不能提供入网食品经营者的真实名称、地址和有效联系方式的，由网络食品交易第三方平台提供者赔偿。网络食品交易第三方平台提供者赔偿后，有权向入网食品经营者或者食品生产者追偿。网络食品交易第三方平台提供者作出更有利于消费者承诺的，应当履行其承诺。

第一百三十二条　违反本法规定，未按要求进行食品贮存、运输和装卸的，由县级以上人民政府食品安全监督管理等部门按照各自职责分工责令改正，给予警告；拒不改正的，责令停产停业，并处一万元以上五万元以下罚款；情节严重的，吊销许可证。

第一百三十三条　违反本法规定，拒绝、阻挠、干涉有关部门、机构及其工作人员依法开展食品安全监督检查、事故调查处理、风险监测和风险评估的，由有关主管部门按照各自职责分工责令停产停业，并处二千元以上五万元以下罚款；情节严重的，吊销许可证；构成违反治安管理行为的，由公安机关依法给予治安管理处罚。

违反本法规定，对举报人以解除、变更劳动合同或者其他方式打击报复的，应当依照有关法律的规定承担责任。

第一百三十四条　食品生产经营者在一年内累计三次因违反本法规定受到责令停产停业、吊销许可证以外处罚的，由食品安全监督管理部门责令停产停业，直至吊销许可证。

第一百三十五条　被吊销许可证的食品生产经营者及其法定代表人、直接负责的主管人员和其他直接责任人员自处罚决定作出之日起五年内不得申请食品生产经营许可，或者从事食品生产经营管理工作、担任食品生产经营企业食品安全管理人员。

因食品安全犯罪被判处有期徒刑以上刑罚的，终身不得从事食品生产经营管理工作，也不得担任食品生产经营企业食品安全管理人员。

食品生产经营者聘用人员违反前两款规定的，由县级以上人民政府食品安全监督管理部门吊销许可证。

第一百三十六条　食品经营者履行了本法规定的进货查验等义务，有充分证据证明其不知道所采购的食品不符合食品安全标准，并能如实说明其进货来源的，可以免予处罚，但应当依法没收其不符合食品安全标准的食品；造成人身、财产或者其他损害的，依法承担赔偿责任。

第一百三十七条　违反本法规定，承担食品安全风险监测、风险评估工作的技术机构、技术人员提供虚假监测、评估信息的，依法对技术机构直接负责的主管人员和技术人员给予撤职、开除处分；有执业资格的，由授予其资格的主管部门吊销执业证书。

第一百三十八条　违反本法规定，食品检验机构、食品检验人员出具虚假检验报告的，由授予其资质的主管部门或者机构撤销该食品检验机构的检验资质，没收所收取的检验费用，并处检验费用五倍以上十倍以下罚款，检验费用不足一万元的，并处五万元以上十万元以下罚款；依法对食品检验机构直接负责的主管人员和食品检验人员给予撤职或者开除处分；导致发生重大食品安全事故的，对直接负责的主管人员和食品检验人员给予开除处分。

违反本法规定，受到开除处分的食品检验机构人员，自处分决定作出之日起十年内不得从事食品检验工作；因食品安全违法行为受到刑事处罚或者因出具虚假检验报告导致发生重大食品安全事故受到开除处分的食品检验机构人员，终身不得从事食品检验工作。食品检验机构聘用不得从事食品检验工作的人员的，由授予其资质的主管部门或者机构撤销该食品检验机构的检验资质。

食品检验机构出具虚假检验报告，使消费者的合法权益受到损害的，应当与食品生产经营者承担连带责任。

第一百三十九条　违反本法规定，认证机构出具虚假认证结论，由认证认可监督管理部门没收所收取的认证费用，并处认证费用五倍以上十倍以下罚款，认证费用不足一万元的，并处五万元以上十万元以下罚款；情节严重的，责令停业，直至撤销认证机构批准文件，并向社会公布；对直接负责的主管人员和负有直接责任的认证人员，撤销其执业资格。

认证机构出具虚假认证结论，使消费者的合法权益受到损害的，应当与食品生产经营者承担连带责任。

第一百四十条　违反本法规定，在广告中对食品作虚假宣传，欺骗消费者，或者发布未取得批准文件、广告内容与批准文件不一致的保健食品广告的，依照《中华人民共和国广告法》的规定给予处罚。

广告经营者、发布者设计、制作、发布虚假食品广告，使消费者的合法权益受到损害的，应当与食品生产经营者承担连带责任。

社会团体或者其他组织、个人在虚假广告或者其他虚假宣传中向消费者推荐食品，使消费者的合法权益受到损害的，应当与食品生产经营者承担连带责任。

违反本法规定，食品安全监督管理等部门、食品检验机构、食品行业协会以广告或者其他形式向消费者推荐食品，消费者组织以收取费用或者其他牟取利益的方式向消费者推荐食品的，由有关主管部门没收违法所得，依法对直接负责的主管人员和其他直接责任人员给予记大过、降级或者撤职处分；情节严重的，给予开除处分。

对食品作虚假宣传且情节严重的，由省级以上人民政府食品安全监督管理部门决定暂停销售该食品，并向社会公布；仍然销售该食品的，由县级以上人民政府食品安全监督管理部门没收违法所得和违法销售的食品，并处二万元以上五万元以下罚款。

第一百四十一条 违反本法规定，编造、散布虚假食品安全信息，构成违反治安管理行为的，由公安机关依法给予治安管理处罚。

媒体编造、散布虚假食品安全信息的，由有关主管部门依法给予处罚，并对直接负责的主管人员和其他直接责任人员给予处分；使公民、法人或者其他组织的合法权益受到损害的，依法承担消除影响、恢复名誉、赔偿损失、赔礼道歉等民事责任。

第一百四十二条 违反本法规定，县级以上地方人民政府有下列行为之一的，对直接负责的主管人员和其他直接责任人员给予记大过处分；情节较重的，给予降级或者撤职处分；情节严重的，给予开除处分；造成严重后果的，其主要负责人还应当引咎辞职：

（一）对发生在本行政区域内的食品安全事故，未及时组织协调有关部门开展有效处置，造成不良影响或者损失；

（二）对本行政区域内涉及多环节的区域性食品安全问题，未及时组织整治，造成不良影响或者损失；

（三）隐瞒、谎报、缓报食品安全事故；

（四）本行政区域内发生特别重大食品安全事故，或者连续发生重大食品安全事故。

第一百四十三条 违反本法规定，县级以上地方人民政府有下列行为之一的，对直接负责的主管人员和其他直接责任人员给予警告、记过或记大过处分；造成严重后果的，给予降级或者撤职处分：

（一）未确定有关部门的食品安全监督管理职责，未建立健全食品安全全程监督管理工作机制和信息共享机制，未落实食品安全监督管理责任制；

（二）未制定本行政区域的食品安全事故应急预案，或者发生食品安全事故后未按规定立即成立事故处置指挥机构、启动应急预案。

第一百四十四条 违反本法规定，县级以上人民政府食品安全监督管理、卫生行政、农业行政等部门有下列行为之一的，对直接负责的主管人员和其他直接责任人员给予记大过处分；情节较重的，给予降级或者撤职处分；情节严重的，给予开除处分；造成严重后果的，其主要负责人还应当引咎辞职：

（一）隐瞒、谎报、缓报食品安全事故；

（二）未按规定查处食品安全事故，或者接到食品安全事故报告未及时处理，造成事故扩大或者蔓延；

（三）经食品安全风险评估得出食品、食品添加剂、食品相关产品不安全结论后，未及时采取相应措施，造成食品安全事故或者不良社会影响；

（四）对不符合条件的申请人准予许可，或者超越法定职权准予许可；

（五）不履行食品安全监督管理职责，导致发生食品安全事故。

第一百四十五条 违反本法规定，县级以上人民政府食品安全监督管理、卫生行政、农业行政等部门有下列行为之一，造成不良后果的，对直接负责的主管人员和其他直接责任人员给予警告、记过或者记大过处分；情节较重的，给予降级或者撤职处分；情节严重的，给予开除处分：

（一）在获知有关食品安全信息后，未按规定向上级主管部门和本级人民政府报告，或者未按规定相互通报；

（二）未按规定公布食品安全信息；

（三）不履行法定职责，对查处食品安全违法行为不配合，或者滥用职权、玩忽职守、徇私舞弊。

第一百四十六条 食品安全监督管理等部门在履行食品安全监督管理职责过程中，违法实施检查、强制等执法措施，给生产经营者造成损失的，应当依法予以赔偿，对直接负责的主管人员和其他直接责任人员依法给予处分。

第一百四十七条 违反本法规定，造成人身、财产或者其他损害的，依法承担赔偿责任。生产经营者财产不足以同时承担民事赔偿责任和缴纳罚款、罚金时，先承担民事赔偿责任。

第一百四十八条 消费者因不符合食品安全标准的食品受到损害的，可以向经营者要求赔偿损失，也可以向生产者要求赔偿损失。接到消费者赔偿要求的生产经营者，应当实行首负责任制，先行赔付，不得推诿；属于生产者责任的，经营者赔偿后有权向生产者追偿；属于经营者责任的，生产者赔偿后有权向经营者追偿。

生产不符合食品安全标准的食品或者经营明知是不符合食品安全标准的食品，消费者除要求赔偿损失外，还可以向生产者或者经营者要求支付价款十倍或者损失三倍的赔偿金；增加赔偿的金额不足一千元的，为一千元。但是，食品的标签、说明书存在不影响食品安全且不会对消费者造成误导的瑕疵的除外。

第一百四十九条 违反本法规定，构成犯罪的，依法追究刑事责任。

第十章 附 则

第一百五十条 本法下列用语的含义：

食品，指各种供人食用或者饮用的成品和原料以及按照传统既是食品又是中药材的物品，但是不包括以治疗为目的的物品。

食品安全，指食品无毒、无害，符合应当有的营养要求，对人体健康不造成任何急性、亚急性或者慢性危害。

预包装食品，指预先定量包装或者制作在包装材料、容器中的食品。

食品添加剂，指为改善食品品质和色、香、味以及为防腐、保鲜和加工工艺的需要而加入食品中的人工合成或者天然物质，包括营养强化剂。

用于食品的包装材料和容器，指包装、盛放食品或者食品添加剂用的纸、竹、木、金属、搪瓷、陶瓷、塑料、橡胶、天然纤维、化学纤维、玻璃等制品和直接接触食品或者食品添加剂的涂料。

用于食品生产经营的工具、设备，指在食品或者食品添加剂生产、销售、使用过程中直接接触食品或者食品添加剂的机械、管道、传送带、容器、用具、餐具等。

用于食品的洗涤剂、消毒剂，指直接用于洗涤或者消毒食品、餐具、饮具以及直接接触食品的工具、设备或者食品包装材料和容器的物质。

食品保质期，指食品在标明的贮存条件下保持品质的期限。

食源性疾病，指食品中致病因素进入人体引起的感染性、中毒性等疾病，包括食物中毒。

食品安全事故，指食源性疾病、食品污染等源于食品，对人体健康有危害或者可能有危害的事故。

第一百五十一条 转基因食品和食盐的食品安全管理，本法未作规定的，适用其他法律、行政法规的规定。

第一百五十二条 铁路、民航运营中食品安全的管理办法由国务院食品安全监督管理部门会同国务院有关部门依照本法制定。

保健食品的具体管理办法由国务院食品安全监督管理部门依照本法制定。

食品相关产品生产活动的具体管理办法由国务院食品安全监督管理部门依照本法制定。

国境口岸食品的监督管理由出入境检验检疫机构依照本法以及有关法律、行政法规的规定实施。

军队专用食品和自供食品的食品安全管理办法由中央军事委员会依照本法制定。

第一百五十三条 国务院根据实际需要，可以对食品安全监督管理体制作出调整。

第一百五十四条 本法自 2015 年 10 月 1 日起施行。

附录2 食品生产通用卫生规范
（GB 14881—2013）

1 范围

本标准规定了食品生产过程中原料采购、加工、包装、贮存和运输等环节的场所、设施、人员的基本要求和管理准则。

本标准适用于各类食品的生产，如确有必要制定某类食品生产的专项卫生规范，应当以本标准作为基础。

2 术语和定义

2.1 污染

在食品生产过程中发生的生物、化学、物理污染因素传入的过程。

2.2 虫害

由昆虫、鸟类、啮齿类动物等生物（包括苍蝇、蟑螂、麻雀、老鼠等）造成的不良影响。

2.3 食品加工人员

直接接触包装或未包装的食品、食品设备和器具、食品接触面的操作人员。

2.4 接触表面

设备、工器具、人体等可被接触到的表面。

2.5 分离

通过在物品、设施、区域之间留有一定空间，而非通过设置物理阻断的方式进行隔离。

2.6 分隔

通过设置物理阻断如墙壁、卫生屏障、遮罩或独立房间等进行隔离。

2.7 食品加工场所

用于食品加工处理的建筑物和场地，以及按照相同方式管理的其他建筑物、场地和周围环境等。

2.8 监控

按照预设的方式和参数进行观察或测定，以评估控制环节是否处于受控状态。

2.9 工作服

根据不同生产区域的要求，为降低食品加工人员对食品的污染风险而配备的专用服装。

3 选址及厂区环境

3.1 选址

3.1.1 厂区不应选择对食品有显著污染的区域。如某地对食品安全和食品宜食用性存在明显的不利影响，且无法通过采取措施加以改善，应避免在该地址建厂。

3.1.2 厂区不应选择有害废弃物以及粉尘、有害气体、放射性物质和其他扩散性污染源不能有效清除的地址。

3.1.3 厂区不宜择易发生洪涝灾害的地区，难以避开时应设计必要的防范措施。

3.1.4 厂区周围不宜有虫害大量滋生的潜在场所，难以避开时应设计必要的防范措施。

3.2 厂区环境

3.2.1 应考虑环境给食品生产带来的潜在的污染风险，并采取适当的措施将其降至最低水平。

3.2.2 厂区应合理布局，各功能区域划分明显，并有适当的分离或分隔措施，防止交叉污染。

3.2.3 厂区内的道路应铺设混凝土、沥青，或者其他硬质材料；空地应采取必要措施，如铺设水泥、地砖或铺设草坪等方式，保持环境清洁，防止正常天气下扬尘和积水等现象的发生。

3.2.4 厂区绿化应与生产车间保持适当距离，植被应定期维护，以防止虫害的滋生。

3.2.5 厂区应有适当的排水系统。

3.2.6 宿舍、食堂、职工娱乐设施等生活区应与生产区保持适当距离或分隔。

4 厂房和车间

4.1 设计和布局

4.1.1 厂房和车间的内部设计和布局应满足食品卫生操作要求,避免食品生产中发生交叉污染。

4.1.2 厂房和车间的设计应根据生产工艺合理布局,预防和降低产品受污染的风险。

4.1.3 厂房和车间应根据产品特点、生产工艺、生产特性以及生产过程对清洁程度的要求合理划分作业区,并采取有效分离或分隔。如:通常可划分为清洁作业区、准清洁作业区和一般作业区;或清洁作业区和一般作业区等。一般作业区应与其他作业区域分隔。

4.1.4 厂房内设置的检验室应与生产区域分隔。

4.1.5 厂房的面积和空间应与生产能力相适应,便于设备安置、清洁消毒、物料存储及人员操作。

4.2 建筑内部结构与材料

4.2.1 内部结构

建筑内部结构应易于维护、清洁或消毒。应采用适当的耐用材料建造。

4.2.2 顶棚

4.2.2.1 顶棚应使用无毒、无味、与生产需求相适应、易于观察清洁状况的材料建造;若直接在屋顶内层喷涂涂料作为顶棚,应使用无毒、无味、防霉、不易脱落、易于清洁的涂料。

4.2.2.2 顶棚应易于清洁、消毒,在结构上不利于冷凝水垂直滴下,防止虫害和霉菌滋生。

4.2.2.3 蒸汽、水、电等配件管路应避免设置于暴露食品的上方;如确需设置,应有能防止灰尘散落及水滴掉落的装置或措施。

4.2.3 墙壁

4.2.3.1 墙面、隔断应使用无毒、无味的防渗透材料建造,在操作高度范围内的墙面应光滑、不易积累污垢且易于清洁;若使用涂料,应无毒、无味、防霉、不易脱落、易于清洁。

4.2.3.2 墙壁、隔断和地面交界处应结构合理、易于清洁,能有效避免污垢积存。例如设置漫弯形交界面等。

4.2.4 门窗

4.2.4.1 门窗应闭合严密。门的表面应平滑、防吸附、不渗透,并易于清洁、消毒。应使用不透水、坚固、不变形的材料制成。

4.2.4.2 清洁作业区和准清洁作业区与其他区域之间的门应能及时关闭。

4.2.4.3 窗户玻璃应使用不易碎材料。若使用普通玻璃,应采取必要的措施防止玻璃破碎后对原料、包装材料及食品造成污染。

4.2.4.4 窗户如设置窗台,其结构应能避免灰尘积存且易于清洁。可开启的窗户应装有易于清洁的防虫害窗纱。

4.2.5 地面

4.2.5.1 地面应使用无毒、无味、不渗透、耐腐蚀的材料建造。地面的结构应有利于排污和清洗的需要。

4.2.5.2 地面应平坦防滑、无裂缝、并易于清洁、消毒,并有适当的措施防止积水。

5 设施与设备

5.1 设施

5.1.1 供水设施

5.1.1.1 应能保证水质、水压、水量及其他要求符合生产需要。

5.1.1.2 食品加工用水的水质应符合 GB 5749 的规定,对加工用水水质有特殊要求的食品应符合相应规定。间接冷却水、锅炉用水等食品生产用水的水质应符合生产需要。

5.1.1.3 食品加工用水与其他不与食品接触的用水(如间接冷却水、污水或废水等)应以完全分离的管路输送,避免交叉污染。各管路系统应明确标识以便区分。

5.1.1.4 自备水源及供水设施应符合有关规定。供水设施中使用的涉及饮用水卫生安全产品还应符合国家相关规定。

5.1.2 排水设施

5.1.2.1 排水系统的设计和建造应保证排水畅通、便于清洁维护；应适应食品生产的需要，保证食品及生产、清洁用水不受污染。

5.1.2.2 排水系统入口应安装带水封的地漏等装置，以防止固体废弃物进入及浊气逸出。

5.1.2.3 排水系统出口应有适当措施以降低虫害风险。

5.1.2.4 室内排水的流向应由清洁程度要求高的区域流向清洁程度要求低的区域，且应有防止逆流的设计。

5.1.2.5 污水在排放前应经适当方式处理，以符合国家污水排放的相关规定。

5.1.3 清洁消毒设施

应配备足够的食品、工器具和设备的专用清洁设施，必要时应配备适宜的消毒设施。应采取措施避免清洁、消毒工器具带来的交叉污染。

5.1.4 废弃物存放设施

应配备设计合理、防止渗漏、易于清洁的存放废弃物的专用设施；车间内存放废弃物的设施和容器应标识清晰。必要时应在适当地点设置废弃物临时存放设施，并依废弃物特性分类存放。

5.1.5 个人卫生设施

5.1.5.1 生产场所或生产车间入口处应设置更衣室；必要时特定的作业区入口处可按需要设置更衣室。更衣室应保证工作服与个人服装及其他物品分开放置。

5.1.5.2 生产车间入口及车间内必要处，应按需设置换鞋（穿戴鞋套）设施或工作鞋靴消毒设施。如设置工作鞋靴消毒设施，其规格尺寸应能满足消毒需要。

5.1.5.3 应根据需要设置卫生间，卫生间的结构、设施与内部材质应易于保持清洁；卫生间内的适当位置应设置洗手设施。卫生间不得与食品生产、包装或贮存等区域直接连通。

5.1.5.4 应在清洁作业区入口设置洗手、干手和消毒设施；如有需要，应在作业区内适当位置加设洗手和（或）消毒设施；与消毒设施配套的水龙头其开关应为非手动式。

5.1.5.5 洗手设施的水龙头数量应与同班次食品加工人员数量相匹配，必要时应设置冷热水混合器。洗手池应采用光滑、不透水、易清洁的材质制成，其设计及构造应易于清洁消毒。应在临近洗手设施的显著位置标示简明易懂的洗手方法。

5.1.5.6 根据对食品加工人员清洁程度的要求，必要时应可设置风淋室、淋浴室等设施。

5.1.6 通风设施

5.1.6.1 应具有适宜的自然通风或人工通风措施；必要时应通过自然通风或机械设施有效控制生产环境的温度和湿度。通风设施应避免空气从清洁度要求低的作业区域流向清洁度要求高的作业区域。

5.1.6.2 应合理设置进气口位置，进气口与排气口和户外垃圾存放装置等污染源保持适宜的距离和角度。进、排气口应装有防止虫害侵入的网罩等设施。通风排气设施应易于清洁、维修或更换。

5.1.6.3 若生产过程需要对空气进行过滤净化处理，应加装空气过滤装置并定期清洁。

5.1.6.4 根据生产需要，必要时应安装除尘设施。

5.1.7 照明设施

5.1.7.1 厂房内应有充足的自然采光或人工照明，光泽和亮度应能满足生产和操作需要；光源应使食品呈现真实的颜色。

5.1.7.2 如需在暴露食品和原料的正上方安装照明设施，应使用安全型照明设施或采取防护措施。

5.1.8 仓储设施

5.1.8.1 应具有与所生产产品的数量、贮存要求相适应的仓储设施。

5.1.8.2 仓库应以无毒、坚固的材料建成；仓库地面应平整，便于通风换气。仓库的设计应能易于维护和清洁，防止虫害藏匿，并应有防止虫害侵入的装置。

5.1.8.3 原料、半成品、成品、包装材料等应依据性质的不同分设贮存场所、或分区域码放，并有明确标识，防止交叉污染。必要时仓库应设有温、湿度控制设施。

5.1.8.4　贮存物品应与墙壁、地面保持适当距离，以利于空气流通及物品搬运。

5.1.8.5　清洁剂、消毒剂、杀虫剂、润滑剂、燃料等物质应分别安全包装，明确标识，并应与原料、半成品、成品、包装材料等分隔放置。

5.1.9　温控设施

5.1.9.1　应根据食品生产的特点，配备适宜的加热、冷却、冷冻等设施，以及用于监测温度的设施。

5.1.9.2　根据生产需要，可设置控制室温的设施。

5.2　设备

5.2.1　生产设备

5.2.1.1　一般要求

应配备与生产能力相适应的生产设备，并按工艺流程有序排列，避免引起交叉污染。

5.2.1.2　材质

5.2.1.2.1　与原料、半成品、成品接触的设备与用具，应使用无毒、无味、抗腐蚀、不易脱落的材料制作，并应易于清洁和保养。

5.2.1.2.2　设备、工器具等与食品接触的表面应使用光滑、无吸收性、易于清洁保养和消毒的材料制成，在正常生产条件下不会与食品、清洁剂和消毒剂发生反应，并应保持完好无损。

5.2.1.3　设计

5.2.1.3.1　所有生产设备应从设计和结构上避免零件、金属碎屑、润滑油、或其他污染因素混入食品，并应易于清洁消毒、易于检查和维护。

5.2.1.3.2　设备应不留空隙地固定在墙壁或地板上，或在安装时与地面和墙壁间保留足够空间，以便清洁和维护。

5.2.2　监控设备

用于监测、控制、记录的设备，如压力表、温度计、记录仪等，应定期校准、维护。

5.2.3　设备的保养和维修

应建立设备保养和维修制度，加强设备的日常维护和保养，定期检修，及时记录。

6　卫生管理

6.1　卫生管理制度

6.1.1　应制定食品加工人员和食品生产卫生管理制度以及相应的考核标准，明确岗位职责，实行岗位责任制。

6.1.2　应根据食品的特点以及生产、贮存过程的卫生要求，建立对保证食品安全具有显著意义的关键控制环节的监控制度，良好实施并定期检查，发现问题及时纠正。

6.1.3　应制定针对生产环境、食品加工人员、设备及设施等的卫生监控制度，确立内部监控的范围、对象和频率。记录并存档监控结果，定期对执行情况和效果进行检查，发现问题及时整改。

6.1.4　应建立清洁消毒制度和清洁消毒用具管理制度。清洁消毒前后的设备和工器具应分开放置妥善保管，避免交叉污染。

6.2　厂房及设施卫生管理

6.2.1　厂房内各项设施应保持清洁，出现问题及时维修或更新；厂房地面、屋顶、天花板及墙壁有破损时，应及时修补。

6.2.2　生产、包装、贮存等设备及工器具、生产用管道、裸露食品接触表面等应定期清洁消毒。

6.3　食品加工人员健康管理与卫生要求

6.3.1　食品加工人员健康管理

6.3.1.1　应建立并执行食品加工人员健康管理制度。

6.3.1.2　食品加工人员每年应进行健康检查，取得健康证明；上岗前应接受卫生培训。

6.3.1.3　食品加工人员如患有痢疾、伤寒、甲型病毒性肝炎、戊型病毒性肝炎等消化道传染病，以及患有活动性肺结核、化脓性或者渗出性皮肤病等有碍食品安全的疾病，或有明显皮肤损伤未愈合的，应当调整到其他不影响食品安全的工作岗位。

6.3.2 食品加工人员卫生要求

6.3.2.1 进入食品生产场所前应整理个人卫生，防止污染食品。

6.3.2.2 进入作业区域应规范穿着洁净的工作服，并按要求洗手、消毒；头发应藏于工作帽内或使用发网约束。

6.3.2.3 进入作业区域不应佩戴饰物、手表，不应化妆、染指甲、喷洒香水；不得携带或存放与食品生产无关的个人用品。

6.3.2.4 使用卫生间、接触可能污染食品的物品、或从事与食品生产无关的其他活动后，再次从事接触食品、食品工器具、食品设备等与食品生产相关的活动前应洗手消毒。

6.3.3 来访者

非食品加工人员不得进入食品生产场所，特殊情况下进入时应遵守和食品加工人员同样的卫生要求。

6.4 虫害控制

6.4.1 应保持建筑物完好、环境整洁，防止虫害侵入及滋生。

6.4.2 应制定和执行虫害控制措施，并定期检查。生产车间及仓库应采取有效措施（如纱帘、纱网、防鼠板、防蝇灯、风幕等），防止鼠类昆虫等侵入。若发现有虫鼠害痕迹时，应追查来源，消除隐患。

6.4.3 应准确绘制虫害控制平面图，标明捕鼠器、粘鼠板、灭蝇灯、室外诱饵投放点、生化信息素捕杀装置等放置的位置。

6.4.4 厂区应定期进行除虫灭害工作。

6.4.5 采用物理、化学或生物制剂进行处理时，不应影响食品安全和食品应有的品质，不应污染食品接触表面、设备、工器具及包装材料。除虫灭害工作应有相应的记录。

6.4.6 使用各类杀虫剂或其他药剂前，应做好预防措施避免对人身、食品、设备工具造成污染；不慎污染时，应及时将被污染的设备、工具彻底清洁，消除污染。

6.5 废弃物处理

6.5.1 应制定废弃物存放和清除制度，有特殊要求的废弃物其处理方式应符合有关规定。废弃物应定期清除；易腐败的废弃物应尽快清除；必要时应及时清除废弃物。

6.5.2 车间外废弃物放置场所应与食品加工场所隔离防止污染；应防止不良气味或有害有毒气体溢出；应防止虫害滋生。

6.6 工作服管理

6.6.1 进入作业区域应穿着工作服。

6.6.2 应根据食品的特点及生产工艺的要求配备专用工作服，如衣、裤、鞋靴、帽和发网等，必要时还可配备口罩、围裙、套袖、手套等。

6.6.3 应制定工作服的清洗保洁制度，必要时应及时更换；生产中应注意保持工作服干净完好。

6.6.4 工作服的设计、选材和制作应适应不同作业区的要求，降低交叉污染食品的风险；应合理选择工作服口袋的位置、使用的连接扣件等，降低内容物或扣件掉落污染食品的风险。

7 食品原料、食品添加剂和食品相关产品

7.1 一般要求

应建立食品原料、食品添加剂和食品相关产品的采购、验收、运输和贮存管理制度，确保所使用的食品原料、食品添加剂和食品相关产品符合国家有关要求。不得将任何危害人体健康和生命安全的物质添加到食品中。

7.2 食品原料

7.2.1 采购的食品原料应当查验供货者的许可证和产品合格证明文件；对无法提供合格证明文件的食品原料，应当依照食品安全标准进行检验。

7.2.2 食品原料必须经过验收合格后方可使用。经验收不合格的食品原料应在指定区域与合格品分开放置并明显标记，并应及时进行退、换货等处理。

7.2.3 加工前宜进行感官检验，必要时应进行实验室检验；检验发现涉及食品安全项目指标异常的，不得使用；只应使用确定适用的食品原料。

7.2.4 食品原料运输及贮存中应避免日光直射、备有防雨防尘设施；根据食品原料的特点和卫生需要，必要时还应具备保温、冷藏、保鲜等设施。

7.2.5 食品原料运输工具和容器应保持清洁、维护良好，必要时应进行消毒。食品原料不得与有毒、有害物品同时装运，避免污染食品原料。

7.2.6 食品原料仓库应设专人管理，建立管理制度，定期检查质量和卫生情况，及时清理变质或超过保质期的食品原料。仓库出货顺序应遵循先进先出的原则，必要时应根据不同食品原料的特性确定出货顺序。

7.3 食品添加剂

7.3.1 采购食品添加剂应当查验供货者的许可证和产品合格证明文件。食品添加剂必须经过验收合格后方可使用。

7.3.2 运输食品添加剂的工具和容器应保持清洁、维护良好，并能提供必要的保护，避免污染食品添加剂。

7.3.3 食品添加剂的贮藏应有专人管理，定期检查质量和卫生情况，及时清理变质或超过保质期的食品添加剂。仓库出货顺序应遵循先进先出的原则，必要时应根据食品添加剂的特性确定出货顺序。

7.4 食品相关产品

7.4.1 采购食品包装材料、容器、洗涤剂、消毒剂等食品相关产品应当查验产品的合格证明文件，实行许可管理的食品相关产品还应查验供货者的许可证。食品包装材料等食品相关产品必须经过验收合格后方可使用。

7.4.2 运输食品相关产品的工具和容器应保持清洁、维护良好，并能提供必要的保护，避免污染食品原料和交叉污染。

7.4.3 食品相关产品的贮藏应有专人管理，定期检查质量和卫生情况，及时清理变质或超过保质期的食品相关产品。仓库出货顺序应遵循先进先出的原则。

7.5 其他

盛装食品原料、食品添加剂、直接接触食品的包装材料的包装或容器，其材质应稳定、无毒无害，不易受污染，符合卫生要求。

食品原料、食品添加剂和食品包装材料等进入生产区域时应有一定的缓冲区域或外包装清洁措施，以降低污染风险。

8 生产过程的食品安全控制

8.1 产品污染风险控制

8.1.1 应通过危害分析方法明确生产过程中的食品安全关键环节，并设立食品安全关键环节的控制措施。在关键环节所在区域，应配备相关的文件以落实控制措施，如配料（投料）表、岗位操作规程等。

8.1.2 鼓励采用危害分析与关键控制点体系（HACCP）对生产过程进行食品安全控制。

8.2 生物污染的控制

8.2.1 清洁和消毒

8.2.1.1 应根据原料、产品和工艺的特点，针对生产设备和环境制定有效的清洁消毒制度，降低微生物污染的风险。

8.2.1.2 清洁消毒制度应包括以下内容：清洁消毒的区域、设备或器具名称；清洁消毒工作的职责；使用的洗涤、消毒剂；清洁消毒方法和频率；清洁消毒效果的验证及不符合的处理；清洁消毒工作及监控记录。

8.2.1.3 应确保实施清洁消毒制度，如实记录；及时验证消毒效果，发现问题及时纠正。

8.2.2 食品加工过程的微生物监控

8.2.2.1 根据产品特点确定关键控制环节进行微生物监控；必要时应建立食品加工过程的微生物监控

程序，包括生产环境的微生物监控和过程产品的微生物监控。

8.2.2.2 食品加工过程的微生物监控程序应包括：微生物监控指标、取样点、监控频率、取样和检测方法、评判原则和整改措施等，具体可参照附录 A 的要求，结合生产工艺及产品特点制定。

8.2.2.3 微生物监控应包括致病菌监控和指示菌监控，食品加工过程的微生物监控结果应能反映食品加工过程中对微生物污染的控制水平。

8.3 化学污染的控制

8.3.1 应建立防止化学污染的管理制度，分析可能的污染源和污染途径，制定适当的控制计划和控制程序。

8.3.2 应当建立食品添加剂和食品工业用加工助剂的使用制度，按照 GB 2760 的要求使用食品添加剂。

8.3.3 不得在食品加工中添加食品添加剂以外的非食用化学物质和其他可能危害人体健康的物质。

8.3.4 生产设备上可能直接或间接接触食品的活动部件若需润滑，应当使用食用油脂或能保证食品安全要求的其他油脂。

8.3.5 建立清洁剂、消毒剂等化学品的使用制度。除清洁消毒必需和工艺需要，不应在生产场所使用和存放可能污染食品的化学制剂。

8.3.6 食品添加剂、清洁剂、消毒剂等均应采用适宜的容器妥善保存，且应明显标示、分类贮存；领用时应准确计量、作好使用记录。

8.3.7 应当关注食品在加工过程中可能产生有害物质的情况，鼓励采取有效措施降低其风险。

8.4 物理污染的控制

8.4.1 应建立防止异物污染的管理制度，分析可能的污染源和污染途径，并制定相应的控制计划和控制程序。

8.4.2 应通过采取设备维护、卫生管理、现场管理、外来人员管理及加工过程监督等措施，最大程度地降低食品受到玻璃、金属、塑胶等异物污染的风险。

8.4.3 应采取设置筛网、捕集器、磁铁、金属检查器等有效措施降低金属或其他异物污染食品的风险。

8.4.4 当进行现场维修、维护及施工等工作时，应采取适当措施避免异物、异味、碎屑等污染食品。

8.5 包装

8.5.1 食品包装应能在正常的贮存、运输、销售条件下最大限度地保护食品的安全性和食品品质。

8.5.2 使用包装材料时应核对标识，避免误用；应如实记录包装材料的使用情况。

9 检验

9.1 应通过自行检验或委托具备相应资质的食品检验机构对原料和产品进行检验，建立食品出厂检验记录制度。

9.2 自行检验应具备与所检项目适应的检验室和检验能力；由具有相应资质的检验人员按规定的检验方法检验；检验仪器设备应按期检定。

9.3 检验室应有完善的管理制度，妥善保存各项检验的原始记录和检验报告。应建立产品留样制度，及时保留样品。

9.4 应综合考虑产品特性、工艺特点、原料控制情况等因素合理确定检验项目和检验频次以有效验证生产过程中的控制措施。净含量、感官要求以及其他容易受生产过程影响而变化的检验项目的检验频次应大于其他检验项目。

9.5 同一品种不同包装的产品，不受包装规格和包装形式影响的检验项目可以一并检验。

10 食品的贮存和运输

10.1 根据食品的特点和卫生需要选择适宜的贮存和运输条件，必要时应配备保温、冷藏、保鲜等设施。不得将食品与有毒、有害或有异味的物品一同贮存运输。

10.2 应建立和执行适当的仓储制度，发现异常应及时处理。

10.3 贮存、运输和装卸食品的容器、工器具和设备应当安全、无害，保持清洁，降低食品污染的风险。

10.4 贮存和运输过程中应避免日光直射、雨淋、显著的温湿度变化和剧烈撞击等，防止食品受到不良影响。

11 产品召回管理

11.1 应根据国家有关规定建立产品召回制度。

11.2 当发现生产的食品不符合食品安全标准或存在其他不适于食用的情况时，应当立即停止生产，召回已经上市销售的食品，通知相关生产经营者和消费者，并记录召回和通知情况。

11.3 对被召回的食品，应当进行无害化处理或者予以销毁，防止其再次流入市场。对因标签、标识或者说明书不符合食品安全标准而被召回的食品，应采取能保证食品安全、且便于重新销售时向消费者明示的补救措施。

11.4 应合理划分记录生产批次，采用产品批号等方式进行标识，便于产品追溯。

12 培训

12.1 应建立食品生产相关岗位的培训制度，对食品加工人员以及相关岗位的从业人员进行相应的食品安全知识培训。

12.2 应通过培训促进各岗位从业人员遵守食品安全相关法律法规标准和执行各项食品安全管理制度的意识和责任，提高相应的知识水平。

12.3 应根据食品生产不同岗位的实际需求，制定和实施食品安全年度培训计划并进行考核，做好培训记录。

12.4 当食品安全相关的法律法规标准更新时，应及时开展培训。

12.5 应定期审核和修订培训计划，评估培训效果，并进行常规检查，以确保培训计划的有效实施。

13 管理制度和人员

13.1 应配备食品安全专业技术人员、管理人员，并建立保障食品安全的管理制度。

13.2 食品安全管理制度应与生产规模、工艺技术水平和食品的种类特性相适应，应根据生产实际和实施经验不断完善食品安全管理制度。

13.3 管理人员应了解食品安全的基本原则和操作规范，能够判断潜在的危险，采取适当的预防和纠正措施，确保有效管理。

14 记录和文件管理

14.1 记录管理

14.1.1 应建立记录制度，对食品生产中采购、加工、贮存、检验、销售等环节详细记录。记录内容应完整、真实，确保对产品从原料采购到产品销售的所有环节都可进行有效追溯。

14.1.1.1 应如实记录食品原料、食品添加剂和食品包装材料等食品相关产品的名称、规格、数量、供货者名称及联系方式、进货日期等内容。

14.1.1.2 应如实记录食品的加工过程（包括工艺参数、环境监测等）、产品贮存情况及产品的检验批号、检验日期、检验人员、检验方法、检验结果等内容。

14.1.1.3 应如实记录出厂产品的名称、规格、数量、生产日期、生产批号、购货者名称及联系方式、检验合格单、销售日期等内容。

14.1.1.4 应如实记录发生召回的食品名称、批次、规格、数量、发生召回的原因及后续整改方案等内容。

14.1.2 食品原料、食品添加剂和食品包装材料等食品相关产品进货查验记录、食品出厂检验记录应由记录和审核人员复核签名，记录内容应完整。保存期限不得少于 2 年。

14.1.3 应建立客户投诉处理机制。对客户提出的书面或口头意见、投诉，企业相关管理部门应作记录并查找原因，妥善处理。

14.2 应建立文件的管理制度，对文件进行有效管理，确保各相关场所使用的文件均为有效版本。

14.3 鼓励采用先进技术手段（如电子计算机信息系统），进行记录和文件管理。

附录 A
食品加工过程的微生物监控程序指南

注：本附录给出了制定食品加工过程环境微生物监控程序时应当考虑的要点，实际生产中可根据产品特性和生产工艺技术水平等因素参照执行。

A.1 食品加工过程中的微生物监控是确保食品安全的重要手段，是验证或评估目标微生物控制程序的有效性、确保整个食品质量和安全体系持续改进的工具。

A.2 本附录提出了制定食品加工过程微生物监控程序时应考虑的要点。

A.3 食品加工过程的微生物监控，主要包括环境微生物监控和过程产品的微生物监控。环境微生物监控主要用于评判加工过程的卫生控制状况，以及找出可能存在的污染源。通常环境监控对象包括食品接触表面、与食品或食品接触表面邻近的接触表面以及环境空气。过程产品的微生物监控主要用于评估加工过程卫生控制能力和产品卫生状况。

A.4 食品加工过程的微生物监控涵盖了加工过程各个环节的微生物学评估、清洁消毒效果以及微生物控制效果的评价。在制定时应考虑以下内容：

a) 加工过程的微生物监控应包括微生物监控指标、取样点、监控频率、取样和检测方法、评判原则以及不符合情况的处理等。

b) 加工过程的微生物监控指标：应以能够评估加工环境卫生状况和过程控制能力的指示微生物（如菌落总数、大肠菌群、酵母霉菌或其他指示菌）为主。必要时也可采用致病菌作为监控指标。

c) 加工过程微生物监控的取样点：环境监控的取样点应为微生物可能存在或进入而导致污染的地方。可根据相关文献资料确定取样点，也可以根据经验或者积累的历史数据确定取样点。过程产品监控计划的取样点应覆盖整个加工环节中微生物水平可能发生变化且会影响产品安全性和/或食品品质的过程产品，例如微生物控制的关键控制点之后的过程产品。具体可参考表 A.1 中示例。

d) 加工过程微生物监控的监控频率：应基于污染可能发生的风险来制定监控频率。可根据相关文献资料，相关经验和专业知识或者积累的历史数据，确定合理的监控频率。具体可参考表 A.1 中示例。加工过程的微生物监控应是动态的，应根据数据变化和加工过程污染风险的高低而有所调整和定期评估。例如：当指示微生物监控结果偏高或者终产品检测出致病菌，或者重大维护施工活动后，或者卫生状况出现下降趋势时等，需要增加取样点和监控频率；当监控结果一直满足要求，可适当减少取样点或者放宽监控频率。

e) 取样和检测方法：环境监控通常以涂抹取样为主，过程产品监控通常直接取样。检测方法的选择应基于监控指标进行选择。

f) 评判原则：应依据一定的监控指标限值进行评判，监控指标限值可基于微生物控制的效果以及对产品质量和食品安全性的影响来确定。

g) 微生物监控的不符合情况处理要求：各监控点的监控结果应当符合监控指标的限值并保持稳定，当出现轻微不符合时，可通过增加取样频次等措施加强监控；当出现严重不符合时，应当立即纠正，同时查找问题原因，以确定是否需要对微生物控制程序采取相应的纠正措施。

表 A.1　食品加工过程微生物监控示例

	监控项目	建议取样点[①]	建议监控微生物[②]	建议监控频率[③]	建议监控指标限值
环境的微生物监控	食品接触表面	食品加工人员的手部、工作服、手套、传送皮带、工器具及其他直接接触食品的设备表面	菌落总数、大肠菌群等	验证清洁效果应在清洁消毒之后，其他可每周、每两周或每月	结合生产实际情况确定监控指标限值
	与食品或食品接触表面邻近的接触表面	设备外表面、支架表面、控制面板、零件车等接触表面	菌落总数、大肠菌群等卫生状况指示微生物，必要时监控致病菌	每两周或每月	结合生产实际情况确定监控指标限值
	加工区域内的环境空气	靠近裸露产品的位置	菌落总数、酵母、霉菌等	每周、每两周或每月	结合生产实际情况确定监控指标限值

监控项目	建议取样点①	建议监控微生物②	建议监控频率③	建议监控指标限值
过程产品的微生物监控	加工环节中微生物水平可能发生变化且会影响食品安全性和(或)食品品质的过程产品	卫生状况指示微生物(如菌落总数、大肠菌群、酵母霉菌或其他指示菌)	开班第一时间生产的产品及之后连续生产过程中每周(或每两周或每月)	结合生产实际情况确定监控指标限值

① 可根据食品特性以及加工过程实际情况选择取样点。

② 可根据需要选择一个或多个卫生指示微生物实施监控。

③ 可根据具体取样点的风险确定监控频率。

参考文献

［1］ 钟耀广. 食品安全学. 北京：化学工业出版社，2005.

［2］ 何计国. 食品卫生学. 北京：中国农业大学出版社，2003.

［3］ 张晓燕. 食品卫生与质量管理. 北京：化学工业出版社，2006.

［4］ 郭红卫. 营养与食品安全. 上海：复旦大学出版社，2005.

［5］ 史贤明. 食品安全与卫生学. 北京：中国农业大学出版社，2003.

［6］ 刘爱月. 食品营养与卫生. 大连：大连理工大学出版社，2009.

［7］ 莫慧平. 食品卫生与安全管理. 北京：中国轻工业出版社，2009.

［8］ 食品卫生学编写组. 食品卫生学. 北京：中国轻工业出版社，2008.

［9］ 赵笑虹. 食品安全学概论. 北京：中国轻工业出版社，2010.

［10］ 凌强. 食品营养与卫生. 大连：东北财经大学出版社，2002.

［11］ 李凤林. 食品营养与卫生学. 北京：中国轻工业出版社，2009.

［12］ 汪东风. 食品中有害成分化学. 北京：化学工业出版社，2006.

［13］ 曹斌. 食品质量管理. 北京：中国环境科学出版社，2006.

［14］ 于干千. 饮食营养与卫生. 北京：中国轻工业出版社，2000.

［15］ 朱珠. 食品安全与卫生检测. 北京：高等教育出版社，2004.

［16］ 王尔茂. 食品营养与卫生. 北京：中国轻工业出版社，1995.

［17］ 臧大存. 食品质量与安全. 北京：中国农业出版社，2006.

［18］ 李松涛. 食品微生物学检验. 北京：中国计量出版社. 2005.

［19］ 倪元颖. 粮食制品安全卫生与品质控制. 北京：化学工业出版社，2006.

［20］ 阮征. 乳制品安全生产与品质控制. 北京：化学工业出版社，2005.

［21］ 李春. 乳品分析与检验. 北京：化学工业出版社，2008.

［22］ 葛可佑. 中国营养师培训教材. 北京：人民卫生出版社，2005.